El gran libro de la homeopatía
para la familia

Vincenzo Fabrocini

EL GRAN LIBRO DE LA HOMEOPATÍA PARA LA FAMILIA

dve PUBLISHING

A pesar de haber puesto el máximo cuidado en la redacción de esta obra, el autor o el editor no pueden en modo alguno responsabilizarse por las informaciones (fórmulas, recetas, técnicas, etc.) vertidas en el texto. Se aconseja, en el caso de problemas específicos —a menudo únicos— de cada lector en particular, que se consulte con una persona cualificada para obtener las informaciones más completas, más exactas y lo más actualizadas posible. EDITORIAL DE VECCHI, S. A. U.

© Editorial De Vecchi, S. A. 2018
© [2018] Confidential Concepts International Ltd., Ireland
Subsidiary company of Confidential Concepts Inc, USA
ISBN: 978-1-68325-808-7

Índice

SEGUNDA PARTE: EL NIÑO Y EL ADOLESCENTE

Prólogo

En 1992, Editorial De Vecchi publicó mi obra *Curso de homeopatía*, gracias a la cual he tenido la oportunidad de establecer un diálogo (recíprocamente satisfactorio) con el gran público interesado en la homeopatía, tanto en Italia como en los países de lengua francesa y española.

El presente volumen es una ampliación de la labor iniciada entonces y está destinado a toda la familia, desde el lactante hasta el anciano, pasando por el adolescente y el adulto.

A cada edad, un remedio adecuado para un problema preciso.

A cada persona, un remedio que tenga en cuenta los síntomas físicos, emocionales y mentales, el carácter, el temperamento y las predisposiciones a contraer una determinada enfermedad.

Estructura del libro

La estructura de este libro permite obtener un *diagnóstico de remedio*, según los cánones homeopáticos hahnemannianos clásicos. Sin embargo, los síntomas y las enfermedades están descritos no sólo desde el punto de vista homeopático, sino sobre todo siguiendo los criterios de la medicina universitaria, hospitalaria y ambulatoria. Cualquier terapia que quiera «instaurarse» como terapia oficial, cae en la *negligencia*, la *imprudencia* y el *atrevimiento* cuando infravalora la medicina universitaria, con su inmenso bagaje de conocimientos, los descubrimientos obtenidos con instrumental sofisticado y los datos obtenidos en el laboratorio.

La homeopatía requiere conocimientos, diligencia, audacia y prudencia; no es ninguna panacea milagrosa, exclusiva e irrenunciable.

Cómo utilizar este libro

Cuando un lector desea consultar el texto referente a un síntoma o a una enfermedad, lo encontrará en el *índice analítico*.

En primer lugar, se documentará leyendo la definición de la enfermedad, los síntomas y los signos, el proceso y las complicaciones.

A continuación, examinando la lista de *medicamentos homeopáticos* propuestos para el tratamiento y que aparecen ilustrados síntoma por síntoma, deberá tener en cuenta que los síntomas o la enfermedad se curan suministrando un único remedio cada vez *(unicismo)* que sea capaz de reproducir un cuadro con una similitud total *(simillimum)* a los síntomas del enfermo, refiriéndonos tanto a síntomas *psíquicos* como *físicos*, generales y locales.

En caso de no encontrar el *simillimum*, se optará por dos remedios con similitud parcial *(símiles)*, pero que asociados reflejarán los síntomas del enfermo y que han de alternarse *(pluralismo o alternancia)*. En cada caso, para la dilución y la posología, el lector encontrará las indicaciones diferenciadas para cada remedio.

Presentación de los medicamentos homeopáticos propuestos

Los medicamentos que presentaremos al lector están avalados por siglos de experimentación patogénica y clínica internacional, y están catalogados en el *Repertorio de Kent* (1877) con 65.000 síntomas, y todavía mejor en el *Repertorio Sinthesis del doctor Frederik Schroyens* (1993), con 180.000 síntomas, el más completo y actualizado del mundo.

No se propone, como en alopatía, un único fármaco estándar válido para todas las personas con un mismo síntoma o una misma enfermedad.

El remedio debe ser personalizado homeopáticamente. Cada uno de ellos refleja por similitud un «tipo» de enfermo, entendido como un individuo que reacciona a la enfermedad de una manera determinada.

La homeopatía cura al enfermo *copiando*, en su *remedio-símil*, las modalidades y los síntomas, todos ellos personales, a través de lo que cada enfermo responde física y anímicamente a la enfermedad.

Automedicación responsable alopática

La automedicación de forma responsable sin receta médica, es decir, la compra de fármacos de venta libre en las farmacias, es una práctica usual y recomendada por la Organización Mundial de la Salud para educar a la población a autogestionarse, reduciendo así el gasto sanitario público.

Estos son los porcentajes de casos de automedicación en Italia: 86,6 % en pequeñas alteraciones; 12,6 % en las enfermedades más habituales; 49,8 % por conocimientos personales; 43,4 % por prescripciones precedentes.

Necesidad sociosanitaria de una automedicación homeopática

Uno de los motivos que me han impulsado a escribir este libro es la *necesidad sociosanitaria* de una automedicación responsable homeopática, cuya práctica quiero facilitar al lector con este texto.

En la actualidad, está prohibido que los médicos homeópatas hagan pública su competencia en homeopatía y que las empresas que comercializan productos homeopáticos incluyan junto con la medicación un folleto explicativo con todas las indicaciones necesarias para el uso.

Con el fin de asistir a los pacientes, se han publicados guías informativas aunque limitadas. Hoy en día, si un ciudadano desea curarse homeopáticamente se las tiene que arreglar como pueda, haciendo virtud de la necesidad.

La gran mayoría de médicos se niega a considerar las prácticas alternativas, entre las que se encuentra la homeopatía.

Y, sin embargo, el *Código de deontología médica* atribuye esta competencia únicamente al médico. De todos modos, el *Comentario del Código* precisa que el médico, consciente «de los límites y de la no cientificidad de las prácticas alternativas», recurrirá a ellas sólo para beneficiar al paciente, «así como el efecto placebo se justifica en relación con el consenso informado. Siendo esta la situación actual, creo que la *automedicación homeopática* es la mejor solución para las personas que deseen curarse mediante la homeopatía. También lo es para los médicos que no están convencidos de poder curar prescribiendo remedios aparentes y que sólo actúan mediante la sugestión (*efecto placebo*), quienes, después de haber informado al paciente de su estado, deberán obtener el consenso explícito (*consenso informado*) para ser curado con tratamiento homeopático.

Prescripción homeopática

Existen dos técnicas de prescripción homeopática clásica:

1. *Una dosis única 200K de un remedio unitario simillimum, seguida de prescripción placebo 35K durante 60 días.* Esta es una técnica *anacrónica*, superada por la evolución de la medicina. Se basa únicamente en *síntomas subjetivos* producto del diálogo. No considera signos de enfermedad los datos obtenidos en laboratorio o mediante instrumental clínico, y rechaza los progresos y la cooperación de la alopatía. Está fundamentada en la *prescripción rutinaria* del remedio *placebo*, deja anodino el acto médico y elude los problemas del enfermo. Desde el punto de vista penal puede dar pie a una falta por *omisión de socorro*, en el caso de que existiera una enfermedad con lesión que no se hubiera sabido diagnosticar.

2. *Prescripción unicista o alternista hasta la curación, con diluciones hahnemannianas (DH, CH, LMH) en potencia única y sin placebo.* Es la que este libro propone y ayuda a poner en práctica. Está en sintonía con la evolución científica de la medicina. Tiene en cuenta la *totalidad* sintomatológica de la persona, a la que cura a partir de una terapia puntual de la *enfermedad*, y focaliza su fin en la *recuperación energética* del enfermo.

Considera irrenunciable la aportación de la medicina convencional.

Deja el médico al margen de cualquier contencioso.

¿En qué momento tiene que ir al médico la persona que se automedica homeopáticamente?

Cuando quiere ser tratado por la medicina convencional. Cuando necesita un *diagnóstico de enfermedad* determinado según los parámetros de la medicina oficial universitaria. Cuando la exploración requiere análisis instrumentales o de laboratorio. Todos estos aspectos sólo es posible tratarlos con la medicina convencional.

Si el *médico también es homeópata*, y tiene una buena preparación en modalidades del diálogo hahnemanniano, entonces el paciente deberá hacerse visitar por el mismo facultativo también en términos homeopáticos y ser informado de la posibilidad de elegir un remedio adecuado para su caso.

El médico le informará sobre *ventajas e inconvenientes* de ambas terapias, alopatía y homeopatía.

Árbitro de su propia salud, el propio paciente decidirá finalmente la opción y firmará un *consenso informado*.

¡Un don de la providencia que ya no sirve!

«Don de la providencia»: con estas palabras había definido Hahnemann el placebo.

En una época tenebrosa en la que «la terapia se desarrollaba tomando como base suposiciones vacías e hipótesis extravagantes, sin interrogar nunca a la naturaleza con honestidad ni seguir nunca los dictados de la experiencia, en definitiva, sin ninguna objetividad» (Organon pár. 54, 1810, trad. d. A.), en aquel embrollo de prácticas rutinarias y supersticiosas, el placebo representaba una prescripción a la cual no podía renunciar ningún médico alopático ni tampoco los *pioneros de la homeopatía*, que contaba entonces con pocos remedios en su arsenal, y sí tenía, en cambio, grandes dificultades en plantear un diálogo con una población inculta, incapaz de referir de manera inteligible sus propios síntomas al médico, lo que sin duda dificultaba el diagnóstico de los trastornos.

Grandes ventajas sociales de la colaboración médico-paciente

La automedicación responsable y el consenso informado tienen innegables ventajas socioculturales y sociosanitarias, tanto para el paciente como para el médico homeópata que, actualmente, podría definirse como un valeroso pionero que avanza a contracorriente respecto a sus colegas alópatas.

El hecho de que el paciente esté preparado para la automedicación homeopática es también una excelente forma de dar al diálogo médico-paciente una colaboración recíproca, equilibrada, concreta y fecunda, evitando errores de diagnóstico y ambigüedad en el suministro.

Finalmente, pone fin a la praxis anacrónica del *remedio-placebo*, un falso fármaco ilusorio y engañoso, que incita a la pereza intelectual y a una ética profesional regida por el desinterés.

Quiero expresar, por último, mi agradecimiento al lector que tendrá la amabilidad de leer atentamente este libro.

Introducción

Necesidad de un botiquín familiar

Un consejo para los lectores previsores es que se organicen un pequeño botiquín. Es una precaución inteligente tener a mano remedios de acción puntual, listos para ser usados, evitando así que cualquier emergencia nos coja de improvisto. En los *niños* y en los *jóvenes*, por ejemplo, la actividad de la fuerza vital, junto a la vivacidad y a la vehemencia de la circulación, da lugar a una fuerte propensión a las inflamaciones. La enfermedad se extiende rápidamente por todo el organismo y provoca alteraciones súbitas y alarmantes, y a veces incluso graves si no se interviene con rapidez. La acción de la terapia homeopática, remedio energético por excelencia, es proporcional a la inmediatez con la que se suministra.

En el caso de los ancianos con enfermedades crónicas, a menudo degenerativas, no se puede evitar, cuando la edad lo exige, el suministro de remedios naturales que, también en un estado de salud bueno, son esenciales para el mantenimiento del tono vital, de la rapidez de reflejos y del estado anímico positivo.

Modalidades de suministro

Por sentido práctico, proponemos la toma de *gránulos* o de *glóbulos*, absorbibles a través de la mucosa lingual, que actúa como una esponja, o de *tabletas* que se chupan tranquilamente, sin masticar. En cualquier caso, gránulos, glóbulos y tabletas pueden ser disueltos en agua o leche, para ser absorbidos lentamente a pequeños tragos de unos veinte segundos cada uno.

Los remedios también pueden estar presentados en *forma líquida,* en pequeños frascos, y se toman en gotas que habrá que diluir en un poco de agua o de leche.

Dosis, horarios y tiempo entre tomas

Dosis: 5 gránulos o una dosis única de glóbulos o 1-2 tabletas o 10-20 gotas cada vez.

Horario preferible: por la mañana, al levantarse y al final del día, antes de acostarse; también media hora antes de las comidas, cuando se necesite una mayor frecuencia de suministro.

Enfermedades agudas: requieren tomas cada 10-20-30 minutos; en casos no urgentes cada 2-3-4 horas.

Enfermedades crónicas: requieren tomas cada 12-24-48 horas.

Hay que tener en cuenta el *tipo de dilución* (decimal o centesimal) y la dinamización o potencia del remedio. Las diluciones *decimales (DH)* actúan rápida y superficialmente. Las tomas son más seguidas que en las *centesimales (CH)*, cuya acción resulta más lenta, aunque más incisiva y duradera.

Potencias bajas, medias y altas necesitan tomas proporcionalmente más separadas, de las más bajas a las más altas. Las *tomas* se separan paulatinamente, según el grado de mejoría, hasta que se suspenden al producirse la curación.

Aclaración respecto a las potencias indicadas en el texto

Con vistas a despejar las posibles dudas por parte del lector, considero oportuno indicar en cada ocasión la potencia o dinamización del medicamento.

Así, cuando indico *Antimonium crudum (de 4CH a 7CH a 12 CH),* se empezará por la dinamización inferior *(4CH),* que se utilizará por espacio de unas horas o de unos días, según la duración de la enfermedad; a continuación se pasará a la *7CH,* para potenciar en pro-

fundidad la respuesta del organismo; por último, pasados ya algunos días, se concluirá con la *12CH*, con el objetivo de consolidar y asegurar la curación a nivel energético global.

Esta técnica es el resultado de la aplicación del método terapéutico de las *potencias de escalonamiento* progresivo, de inferiores a superiores. Dicho método interpreta la curación del enfermo como una *mejoría continuada y ascendente,* en la que se pasa del síntoma físico, localizado en el tejido y en el órgano, al síntoma físico general, que afecta al conjunto del organismo y, finalmente, al síntoma psíquico, mental y emocional, que repercute en la totalidad energética de la persona, curada en el alma y el cuerpo indisolublemente.

Esta técnica modula y suaviza las reacciones excesivas (el llamado *empeoramiento homeopático*) que pueden aparecer después de las primeras tomas del remedio, siempre que haya una reactividad positiva por parte del enfermo al propio remedio.

PRIMERA PARTE
EL LACTANTE

Diarrea del lactante

Diarrea aguda

Es normal que un lactante alimentado con leche materna defeque entre cuatro y siete veces al día, de un color amarillo verdoso y de consistencia semilíquida. En el bebé que toma leche artificial pueden presentarse heces semilíquidas, de cuatro a seis veces al día. Lo más importante es que el desarrollo constitucional sea correcto y que las emisiones fecales vayan disminuyendo hasta cesar en el momento en el que empieza la toma de alimentos sólidos, hacia los cuatro o cinco meses. En cambio, sí es motivo de preocupación cuando dichas emisiones se producen asociadas con síntomas de anorexia, vómitos, pérdida o estancamiento de peso, o cuando en ellas se aprecia la presencia de mucosidades o de sangre.

Tratamiento homeopático de la diarrea aguda

Se suministrará, entre los siguientes medicamentos, el remedio *simillimum*, es decir, el más similar (similitud total) a los síntomas del lactante. Si ello no fuera posible, es decir, si no hubiera ningún remedio capaz de «cubrir» o de reflejar por sí sólo todos los síntomas del cuadro clínico en curso, habrá que suministrar, alternando las tomas, dos remedios complementarios de similitud parcial *(símiles)*. Entre los dos constituirán una similitud total o casi; en cualquier caso, cubrirán al máximo la similitud.

Remedios homeopáticos disponibles

Prescribir el *simillimum*, que se tomará una vez al día y por la mañana, o dos similares que se tomarán dos veces al día alternados.

ANTIMONIUM CRUDUM
DE 4CH A 7CH A 15CH

- Diarrea acuosa entremezclada con leche cuajada.
  - Diarrea por exceso alimentario.
  - Diarrea abundante con emisión de alimentos no digeridos.
  - El bebé se muestra goloso, irritable.

ARSENICUM ALBUM
DE 7CH A 9CH A 15CH

- Diarrea infecciosa o poco clara.
  - Diarrea acuosa, de color parecido al agua oscura.
  - Bebé ansioso, que se despierta por la noche y/o por la mañana.
  - Bebé agitado, que se lamenta durante el sueño.
  - Bebé que empeora día a día.
  - Mejillas pálidas, hundidas, enjutas; expresión afligida.
  - Empeoramiento general durante la noche.

IPECA
DE 4CH A 7CH A 9CH

- Heces diarreicas estriadas de sangre.
  - Heces diarreicas por sobrecarga gástrica.
  - Heces diarreicas por calor estival.
  - Malestar desproporcionado con el cuadro diarreico.

CALCAREA CARBONICA
DE 4CH A 7CH A 9CH

- Bebé adenopático, linfático.
  - Diarrea durante la dentición.
  - Heces incoloras, con alimentos no digeridos.
  - Heces ácidas, irritantes.
  - Empeoramiento por la mañana.

CHAMOMILLA
DE 4CH A 7CH A 15CH

- Diarrea causada por el frío.
  - Diarrea durante la dentición.
  - Diarrea con dolores cólicos.
  - Diarrea acuosa o espumosa, verdosa, fétida.
  - Diarrea de olor ácido o fétido.
  - Bebé muy irritable, caprichoso, lunático.
  - Bebé que por la noche no duerme y que quiere ser mecido.

CHINA
DE 4CH A 7CH A 15CH

- Diarrea después del destete del recién nacido.
  - Diarrea que suele producirse de noche, provocando postración y decaimiento.
  - Excrementos abundantes, que producen escozor, biliosos, flatulentos.
  - El bebé tiene frío y está muy irritable.
  - Empeoramiento con el frío.

NICCOLUM METALLICUM
DE 4CH A 7CH A 15CH

- Diarrea causada por dieta láctica no tolerada.
  - Bebé con abdomen terso, timpánico, flatulento.
  - Sufre cólicos flatulentos periódicamente.
  - Bebé nervioso, que empeora con el movimiento y pasada la medianoche.

PODOPHYLLUM PELTATUM
DE 4CH A 7CH A 15CH

- Diarrea a las cuatro de la mañana, con dolores abdominales.
  - Diarrea durante la madrugada.
  - Diarrea durante la dentición.
  - Excrementos diarreicos durante el sueño.

- Diarrea fétida, repentina, abundante, acuosa.
  - Prolapso rectal durante la diarrea.
  - Bebé soñoliento, inquieto, que empeora por la mañana.

Diarrea crónica

Diarrea crónica inespecífica

Una diarrea cuya duración sobrepasa las dos semanas puede tener diversas causas, más o menos conocidas. Hay casos en los que, pese a producirse entre dos y cinco veces defecaciones abundantes, el crecimiento se mantiene normal. El bebé tiene apetito, aunque en algunas ocasiones sufre molestos dolores abdominales antes de la emisión de las heces, que se presentan mal digeridas, malolientes, pero de consistencia normal al inicio de la defecación, especialmente por la mañana. La presencia de sangre es muy rara; la mucosidad es abundante.

Uno de los padres tiene problemas de irritación de colon. Este dato es importante, en tanto que factor genético predisponente.

TERAPIA DE LA DIARREA CRÓNICA
INESPECÍFICA

La terapia debe iniciarse con un tratamiento *de fondo.* Es un remedio esencial para sanar el terreno predisponente y allanar el camino hacia la curación, ayudando las reacciones del niño con otros remedios más indicados para el caso, es decir, personalizados.

Los otros remedios homeopáticos pueden tener una acción:

— **Puntual:** su papel es actuar rápidamente contra un síntoma o un síndrome concreto, como, por ejemplo, *Argentum nitricum,* que reduce los borborigmos y las flatulencias; o bien

Asa foetida, que atenúa la aerofagia (ingestión de aire);

— **De drenaje:** para favorecer la función de los órganos emuntorios (riñones, hígado, intestinos, pulmones, piel), que eliminan los residuos del metabolismo orgánico nocivos para la salud.

TRATAMIENTO HOMEOPÁTICO
«DE FONDO» PARA LA DIARREA CRÓNICA
INESPECÍFICA

Se prescribirá, entre la lista siguiente, el remedio *simillimum* a los síntomas. La toma de dosis únicas de glóbulos en potencia creciente (7CH, luego 9CH, y después 15 CH) se efectuará en tres mañanas consecutivas.

Arsenicum album

• Lactante con predisposición a problemas intestinales.

• Lengua blanca; diarrea y vómitos simultáneos.

• Diarrea abundante, disentérica, extenuante.

• Excrementos acuosos, viscosos, amarillos u oscuros, malolientes.

• Empeora después de comer y por la noche.

• Niño delgado, nervioso, susceptible, agitado.

Calcarea carbonica

• Predisposición a la diarrea, con intolerancia a la leche.

• Vómito de coágulos de leche ácida, heces blanquecinas.

• Abdomen voluminoso, lentitud de movimientos, tendencia del bebé a sentir frío.

• Consolidación ósea tardía, hiperhidrosis en cabeza y pies.

• Lactante un poco lloroso, impresionable.

Lycopodium

• Vientre hinchado, con flatulencia excesiva y borborigmos.

• Diarrea por la mañana y de las 16 h a las 20 h; después de comer.

• Heces abundantes, expulsadas con violencia repentinamente.

• Heces de olor fétido, áspero, ácido, con restos de comida.

• Hambre voraz, incluso por la noche, que se calma tras las primeras succiones.

• Humor fácilmente irritable, colérico; lágrimas fáciles.

• Empeora después de haber comido y por la tarde entre las 16 h y las 20 h.

• Mejora eructando y expeliendo gases abdominales.

Psorinum

• Lactante delgado, enfermizo, muy friolero.

• Tiene buen apetito, hasta la voracidad, especialmente por la noche.

• Hinchazón abdominal; flatulencias ardientes al defecar.

• Diarrea nocturna de la 1 h a las 4 h, incluso mientras duerme.

• Heces acuosas y muy fétidas.

Sulfur

• Lactante enérgico y con buenos colores en el rostro.

• Mejillas y orificios naturales rojos (labios, nariz, ano).

• Buen apetito, hasta la exageración, a las 11 de la mañana.

• Abdomen distendido, sensible, dolorido y doloroso.

• Borborigmos acompañados de dolores cólicos y diarrea matutina.

• Diarrea indolora por la mañana, alternada con estipsis.

• Niño que chilla cuando se le lava.

• Niño que empeora con el calor de la cama, por la noche.

Diarrea crónica específica (síndrome de malabsorción)

En el *síndrome de malabsorción* el lactante presenta signos clínicos de sufrimiento y de desnutrición.

Normalmente los excrementos son muy abundantes y grasientos. Se aprecia claramente estancamiento o pérdida de peso.

Enfermedades específicas que deben ser curadas: malabsorción, enteropatías por gluten; gastroenteropatías de etiología alérgica.

Se tiene que recurrir al médico y a la terapia alopática.

Se asocian homeoterápicos para reforzar el organismo contra el mal y para compensar efectos no deseables.

MEDICAMENTOS HOMEOPÁTICOS
PARA COADYUVAR LA TERAPIA ALOPÁTICA
EN EL TRATAMIENTO
DE LA DIARREA ESPECÍFICA

Prescribir dos remedios a la 9CH, similares a los síntomas del lactante, que se tomarán dos veces al día de forma alterna.

Antimonium crudum

• Diarrea de los niños, acuosa, con leche cuajada.
• Heces con presencia de alimentos no digeridos *(lientería).*
• Ano dolorido, protrusión rectal después de haber defecado.
• En niños tragones, quisquillosos, con escorbuto, huraños.
• Niños que no toleran ser mirados o tocados.

China

• En el neonato y en el lactante, y también después del destete, especialmente en los casos de intolerancia al gluten.

• Meteorismo intenso, borborigmos, flatulencia.
• Diarrea indolora, seguida inmediatamente de debilidad.
• Diarrea con cólicos flatulentos, nauseabundos, lientería.
• Diarrea después del sarampión y otras enfermedades exantemáticas.
• Diarrea al mínimo cambio alimentario cuantitativo.
• Niño con predisposición a problemas gástricos; aerofagia.
• Digestión difícil, atónica; eructa después de la leche.

Chamomilla

• En las crisis diarreicas dolorosas de la dentición.
• Diarrea acuosa, mucosa, verdosa.
• Diarrea en neonato colérico, caprichoso, que patalea; que se calma solamente cuando se le coge en brazos o se le mece.

Helleborus niger

• Diarrea esencialmente mucosa, gelatinosa, abundante.
• Diarrea acuosa, clara, persistente, incolora.
• Diarrea durante la dentición, seguida de estreñimiento.
• El lactante o niño débil es delicado e irritable.
• En adolestentes se retrasa la menstruación.

Magnesia carbonica

• Diarrea por intolerancia de la leche, precedida por cólicos.
• Diarrea verdosa, ácida, acuosa, espumosa, abundante.
• En niños débiles, nerviosos, flacos, extenuados.
• En niños con predisposición a las verminosis (ascárides).

Natrum carbonicum

• Diarrea por intolerancia de la leche, alternada con estipsis.

• Con dolores por calambres abdominales, necesidades urgentes.

• Diarrea a chorro, con heces flatulentas, ácidas, fétidas.

• En lactantes o niños asténicos, nerviosos, que tienen mala digestión (dispepsia atónica).

Magnesia muriatica

• Diarrea en niños nerviosos, asténicos, desmineralizados.

• Diarrea en niños predispuestos a verminosis.

• Heces acuosas, lientéricas, ácidas, amarillas, verdes.

• En lactantes y niños asténicos, nerviosos, que tienen mala digestión (dispepsia atónica).

Silicea

• Diarrea durante la dentición.

• Diarrea en niños desmineralizados, enclenques, delicados.

• Diarrea en niños muy tímidos, a quienes atemoriza la presencia de extraños.

Dentición

Una etapa importante

La aparición de los primeros dientes es una etapa importante en la vida del niño, porque significa un cambio en su alimentación y en su carácter, puesto que inicia un nuevo proceso de desarrollo y de adaptación.

Muchas creencias heredadas de la tradición popular, muy antiguas, caen en el error de atribuir numerosas alteraciones a la dentición.

Sin embargo, conviene abordar con objetividad este fenómeno natural y necesario para el organismo, para no correr el riesgo de no identificar una determinada enfermedad y también para corregir con un tratamiento adecuado los posibles problemas específicos que acompañan a la dentición.

Síntomas de la dentición

Un síntoma precoz de la inminente aparición de un diente es la salivación excesiva, el babeo persistente, la acción de llevarse las manos a la boca, chuparse el pulgar o también presionar objetos duros con las encías.

La aparición de los dientes va acompañada de un estado de malestar, inquietud y nerviosismo, de comportamientos como llorar por nada, rechazar la comida o dormir menos, e incluso de un aumento de la temperatura corporal hasta 38-38,5 °C o la aparición de una diarrea inespecífica.

No debemos olvidar en ningún momento que los problemas relacionados con la dentición a menudo coinciden con el cambio del régimen alimentario y con otras alteraciones independientes de origen gástrico, entérico, cólicos, convulsiones, etcétera.

Cuando despunta un diente

Tratamiento homeopático de fondo

Administrar a diario, con frecuencia, mientras se producen los síntomas, en solución líquida, agitándola cada vez.

CHAMOMILLA
DE 9CH A 15CH A 30CH

Remedio único para el conjunto de los síntomas:
- Fiebre con síntomas respiratorios, otitis media.
- Hipersalivación con inflamación de las encías.
- Convulsiones, diarrea, gastritis, vómito.
- Irritabilidad, intolerancia, comportamiento caprichoso.
- Un signo frecuente es una mejilla colorada y la otra pálida.

Tratamiento homeopático preferente de acción puntual

Prescribir el remedio *simillimum* al cuadro clínico.

Administrarlo cada día, con frecuencia, en solución líquida, agitándolo cada vez.

ACTAEA RACEMOSA (CIMICIFUGA)
15CH

- Nerviosismo acentuado, que incluye insomnio.
- Molestias producidas por la dentición en lactantes y niños.

BELLADONA
15CH

- En estados convulsivos.
- En congestión febril con hinchazón.

RHEUM OFFICINALE
9CH

• Cuando la diarrea es el síntoma dominante y persistente.
  • Si el lactante emana olor ácido a pesar de la higiene.

Diarrea aguda, síntoma clave

Prescribir una vez por semana el remedio correspondiente a la situación indicada.

ARSENICUM ALBUM
15CH

• En niños muy inquietos.

CALCAREA CARBONICA
15CH

• Durante el primer año de vida.

PODOPHYLLUM PELTATUM
15CH

• En la diarrea repentina, copiosa, acompañada de dolores agudos y prolapso del ano.

SILICEA
15CH

• En niños desmineralizados.

Dentición irregular

Organoterápicos de soporte

Como soporte de los tejidos y orgánico, administrar dos veces al día y de forma alterna cada uno de los siguientes organoterápicos.

DENTE
4CH

• Alteraciones del desarrollo dentario.

GENGIVA
9CH

• Gingivitis.

El organoterápico tiene una doble función:
— «nutrir» el tejido dental y gingival;
— hacer converger en el tejido específico la acción sinérgica de los otros remedios homeopáticos prescritos al niño, en la situación específica en la cual se encuentra.
    Cuando los dientes despuntan tarde, este hecho puede depender:
— de la falta de calcio y de vitamina D; el niño tiene el perímetro craneal superior a la media; por lo tanto, se necesita aplicar una terapia integrante;
— de la tendencia familiar (el perímetro craneal normal demuestra una absorción de calcio y de vitamina suficientes). En tal caso son suficientes los organoterápicos.

Medicamentos homeopáticos similares a la constitución de base del niño

Prescribir una vez al día el remedio del caso, tomando como base el *biotipo* en el cual puede clasificarse el niño.

CALCAREA CARBONICA

Biotipo carbónico:
    • Retraso en la dentición, en el caminar.
    • Convulsiones en el periodo de la dentición.
    • Fontanelas y suturas craneales que tardan en cerrarse.
    • Cabeza grande, abdomen prominente, piernas cortas.
    • Niño débil, lento, miedoso, obstinado.
    • Tendencia a la obesidad; hipersudación.
    • Constitución brevilínea, cuadrada.

CALCAREA FLUORICA

Biotipo fluórico:
- Dientes pequeños, irregulares.
- Esmalte dental deficiente o carente.
- Odontalgia por contacto con alimentos.
- Caminar descoordinado; balanceos.
- Niño ansioso, miedoso, inseguro.
- Constitución asimétrica, carácter inestable.

CALCAREA PHOSPHORICA

Biotipo fosfórico:
- Dentición difícil; caries precoz.
- Niño neurasténico, enfermizo.
- Raquitismo, alteraciones en el crecimiento, en la osificación.
- Fontanelas abiertas, retraso en la osificación.
- Constitución delgada, linfática.

Tratamiento homeopático para curar casos y defectos particulares

Prescribir, en gránulos, cápsulas o gotas, el remedio *simillimum* a los signos objetivos y a los síntomas.

ALOE SOCOTRINA
4CH

- Dientes de margen cortante.
- Dientes que provocan heridas en la lengua y en las encías.

CHINA O MERCURIUS O STAPHYSAGRIA
4CH

- Dientes negros.

KREOSOTUM
9CH

- Dientes puntiagudos, cuneiformes.
- Dolores dentales que se irradian a las sienes.

- Caries prematura, caída precoz de los dientes.
- En niños irritables, nunca contentos.
- En niños nerviosos desde las 18 h hasta las 6 de la mañana.

LUESINUM (NOSODO)
15CH

- Dientes pequeños, dientes de Hutchinson.
- En terreno etílico crónico, degenerativo.
- En niños que empeoran a la noche.

MERCURIUS SOLUBILIS
4CH

- Dientes grises.

PHOSPHORICUM ACIDUM
4CH

- Debilidad, astenia física y psíquica.
- Problemas de nutrición ósea, caries.

PSORINUM
15CH

- Dientes demasiado pegados entre sí.
- En niños delgados, enfermizos.
- En niños tranquilos de día y nerviosos por la noche.

SILICEA
4CH

- Dentición lenta, en niño desmineralizado.
- Niño grácil, raquítico, abdomen voluminoso.

SIMPHYTUM OFFICINALIS
3CH

- Mejora la constitución de los dientes.
- Incrementa la evolución de los dientes.

Costra láctea (eccema atópico del lactante)

Características

Costra láctea es un término popular para referirse al eccema del lactante, dermatitis seborreica atópica. Generalmente se localiza en el cuero cabelludo y aparece en lactantes con predisposición a manifestaciones exudativas.

Está demostrado que se trata de un signo de persistencia de un terreno atópico (eccema atópico, dermatitis atópica). La costra láctea es una enfermedad alérgica, como la urticaria, la rinitis vasomotriz, el asma bronquial, el edema de Quincke.

Se manifiesta hacia el tercer mes de vida, en el cuero cabelludo y en las mejillas, con el aspecto de eritema rojo, pruriginoso.

A continuación, la lesión tiende a descamarse, formando unas costras amarillentas y agrietadas. También puede formarse en otras regiones cutáneas, como los muslos y los brazos, aunque son casos raros. A menudo se superponen a la costra láctea lesiones causadas por la acción de rascarse y por posibles infecciones.

Fases evolutivas

La costra láctea tiene cuatro fases consecutivas, vinculadas con alteraciones de la epidermis y de la dermis, causadas por el aumento de la permeabilidad capilar.

Empieza con una fase *eritematosa,* caracterizada, como su nombre indica, por un eritema que se extiende por el cuero cabelludo y el rostro.

La segunda fase, o *vesiculosa,* está caracterizada por finas ampollas, que dan a la piel un aspecto granuloso.

En la tercera fase, o *trasudante,* aparece un líquido que se coagula formando costras mielosas sobre las lesiones, que son de un color rojo brillante.

En la cuarta fase se produce la *descamación* de la piel que se ha ido secando en costras finas.

Tratamiento homeopático de la costra láctea siguiendo las cuatro fases

Fase eritematosa

Prescripción de remedios sintomáticos de acción puntual, escogiendo el *simillimum* de los síntomas y signos de la fase, o dos símiles alternados.

APIS MELLIFICA
DE 7CH A 9CH A 15CH

• Piel tipo peladura de naranja; enrojecida, escuece: como si hubiera sufrido el efecto de muchas agujas candentes; eritema en el cuero cabelludo.
• Erupciones eritematoedematosas, pruriginosas, que escuecen.
• Empeoramiento con el calor, entre las 4 y las 6 de la tarde, y al tacto.
• Mejora algo con aplicaciones locales frías.
• Niño llorón, desconfiado, desmañado, quisquilloso.

BELLADONA
DE 4CH A 9CH A 12CH

• Piel enrojecida, cálida, tersa, pruriginosa.
• Piel con erupción fina, escarlata, opaca, escarlatinosa.
• Piel con aspecto brillante, compacto.
• Empeora a partir de las 3 de la tarde, con el frío, con el contacto.

• Mejora en una habitación caldeada, descansando.

• Niño hipersensible, muy excitado.

CALCAREA SULFURICA
9CH

• Piel malsana, con ampollas.

• Lesiones localizadas en el cuero cabelludo y en la cara.

• Erupciones escamosas, granos, pústulas, costras.

• Erupciones con trasudación lenta de pus amarillento, maloliente.

• Empeora con el tacto, y también con la humedad.

• Mejora con el calor seco y con los baños.

Fase vesiculosa

• Prescripción de remedios sintomáticos de acción puntual, escogiendo el simillimum o dos remedios en alternancia que sean similares a los síntomas y signos de la fase.

CANTHARIS
DE 9CH A 12CH A 15CH

• Cutis inflamado, ardiente, como descarnado.

• Erupciones vesiculosas con fuerte prurito y escozor.

• Rotura de las ampollas con prurito.

• Niño hipersensible, hiperestésico, hidrofóbico.

CROTON TILIUM
DE 4CH A 7CH

• Erupciones vejigopustulosas.

• Ampollas muy pruriginosas, confluentes.

• Ampollas, luego pústulas rojas, seguido de costras amarillentas.

• Alternancia de eccema y diarrea; presencia de tos.

• Empeora durante la noche, cuando duerme.

KALIUM MURIATICUM
DE 4CH A 7CH A 15CH

• Vejigas con líquido seroso, blanco, espeso.

• Vejigas serosohemorrágicas, costrosas.

• Empeora con el tacto, el calor, la humedad, el mar.

• Mejora con el aire fresco, con el movimiento.

• Niño muy irritable, colérico, muy friolero.

RHUS TOXICODENDRON
DE 4CH A 9CH A 12CH

• Cutis duro, grueso, duele en contacto con el aire fresco y con el frío.

• Ampollas pequeñísimas como puntas de agujas.

• Ampollas de color rojo amarronado con prurito y escozor.

• Ampollas con edema, escozor, picor.

• Empeora con la humedad, con el frío húmedo.

• Prurito que no mejora al rascarse.

• Prurito que mejora con aplicaciones de agua caliente.

• Niño extremadamente friolero.

Fase trasudante

Prescripción de remedios sintomáticos de acción puntual, escogiendo el *simillimum* o dos medicamentos homeopáticos en alternacia que sean parecidos a los síntomas y signos de la fase.

CALCAREA SULFURICA
DE 4CH A 7CH A 9CH

• Piel malsana, supurante.

• Ampollas con trasudación lenta de pus amarillento, maloliente, fétido.

• Empeora con la humedad, con el tacto.

• Mejora con el calor seco, con los baños.

GRAPHITES
DE 4CH A 9CH A 15CH

• Cutis pálido, seco, átono, malsano, supurante.

• Ampollas con emanación líquida viscosa, amarilla como la miel.

• Erupciones con mucosidad glutinosa, purulenta, en la cabeza.

• Empeora con el frío, con la humedad, con el calor de la cama.

• Mejora tapándose, al aire libre, comiendo.

• Niño obeso o con tendencia al sobrepeso.

• Niño tímido, emotivo, friolero.

MEZEREUM
DE 4CH A 9CH A 15CH

• Cutis que escuece, pruriginoso, con erupciones vesiculosas.

• Trasudación lenta blanquecina, amarillenta, más tarde purulenta.

• Erupciones vesiculosas costrosas, blanquecinas, espesas, con pus.

• Niño nervioso, friolero, con erupciones periódicas estivas.

Fase descamante

Prescripción de remedios sintomáticos de acción puntual, escogiendo el *simillimum* o dos medicamentos homeopáticos en alternancia que sean parecidos a los síntomas y signos de la fase. Administrar tres veces al día, cada cuatro horas.

ARSENICUM ALBUM
4CH

• Erupciones con descamaciones finas, tipo caspa.

BORAX
4CH

• Eccema seco en el cuero cabelludo.

BRYONIA
4CH

• Erupciones tardías o que evolucionan lentamente.

NATRUM SULFURICUM
4CH

• Escamas anchas, finas, transparentes.

• Escamas unas veces blanquecinas, otras amarillentas.

• La piel de debajo de las escamas es fina, rojiza y brillante.

PETROLEUM
4CH

• Erupciones vesiculosas con presencia de costras de color amarillento en la cabeza.

Tratamiento «de fondo»

Para lograr una acción radical y para personalizar la terapia de la costra láctea se pueden utilizar algunos remedios homeopáticos «de fondo».

Escoger el remedio *simillimum* al enfermo. Se suministra en gránulos a la 9CH (un tubito); a continuación se pasa a la 15CH (un tubito) para consolidar los resultados obtenidos.

Calcarea carbonica

Costra láctea seborreica:
• En cutis laxo, agrietado, pálido.

• Sudación nocturna del niño, en el cuero cabelludo.

• Empeora con el frío, la humedad, el movimiento.

• Mejora con el clima seco, durante un periodo de estipsis.
• Acción terapéutica constitucional.

Croton tilium

Costra láctea extendida:
• Lesiones cutáneas alternadas con diarrea, tos.
• Empeora por la noche, aunque mejora durmiendo.
• Síntoma clave: la sudación.
• Acción terapéutica de drenaje específico.

Kalium muriaticum

Costra láctea seborreica:
• En niño dispéptico con la leche grasa.
• En niño con predisposición a manifestaciones cutáneas múltiples.
• Empeora con el calor, con la humedad, con el mar.

• Mejora con el aire fresco, con el movimiento.
• Acción terapéutica a nivel constitucional.

Sulfur jodatum

Dermatitis alérgica:
• En niños adenopáticos, frioleros, con buen apetito.
• En niños hipermetabólicos, termofóbicos, asténicos.
• Empeora por la noche, con el calor, la humedad.

Viola tricolor

Costra láctea también en el rostro:
• Con exudación abundante que aglutina el cabello.
• En niños frioleros, abatidos, tristes.
• En niños con predisposición a eccemas húmedos en el cuero cabelludo.

SEGUNDA PARTE
EL NIÑO
Y EL ADOLESCENTE

Síntomas del aparato respiratorio

Infecciones respiratorias

Las *infecciones respiratorias* son las enfermedades más frecuentes de los niños de menos de diez años y el motivo más frecuente de consultas al pediatra.

El pediatra tranquiliza a los padres argumentando que la enfermedad es un fenómeno completamente natural, que se explica como una reacción de *autodefensa* por parte del organismo, que se encarga de fabricar anticuerpos y otras defensas naturales para recuperar la salud.

Entender los síntomas para determinar las enfermedades

Los síntomas son *puntos clave* que orientan un diagnóstico de enfermedad.

La medicina convencional se centra en la enfermedad en cuanto a tal y utiliza fármacos de síntesis química que provocan efectos indeseables.

La homeopatía se orienta desde el primer momento hacia la curación del enfermo, en la globalidad de sus estructuras psicofísicas. La curación de los síntomas y de sus causas será la consecuencia directa de haber curado al enfermo en su globalidad energética, aunque basándose precisamente en los síntomas para determinar el medicamento homeopático más similar a ellos, para lograr una curación natural. El lector tendrá que aprender a reconocer los síntomas para determinar la enfermedad y encontrar el remedio. *Este procedimiento lo usará para sí mismo, para sus hijos y para los otros miembros de la familia.*

Fiebre

Cuando un niño tiene fiebre se siente mal y se encuentra en una circunstancia especial: no tiene hambre, no puede ir al colegio, ni jugar, ni hacer nada.

Sin embargo, la fiebre no es un enemigo que debe derrotarse con antipiréticos, sino un *síntoma de curación* provocado por la autodefensa orgánica. Es una señal de que el sistema inmunitario ha entrado en funcionamiento.

El único peligro, en el niño, son las *convulsiones febriles.* Estas suelen ser más frecuentes en niños de edades comprendidas entre los seis meses y los cinco-seis años. Pueden ser benignas, o bien ir acompañadas de factores de riesgo, cuando ocultan otra enfermedad o si tienden a repetirse.

Tipos de fiebre en el niño y en el adulto

Continua: es la fiebre constantemente alta, *entre 38 y 40 °C,* con oscilaciones a lo largo del día de no más de un grado.

Remitente: es la fiebre que oscila, pero se mantiene siempre por encima de los 37 °C, con altibajos de más de un grado.

Intermitente: es la fiebre que aparece y desaparece en el transcurso de 24 h, con puntas altas y rápido descenso por debajo de los 37 °C.

Recurrente: es fiebre que se repite con picos altos, alternando periodos de temperatura normal.

Ondulante: temperatura que gradualmente baja para luego subir, también gradualmente, durante días o semanas.

Febrícula: alrededor de los 37,5 °C y de larga duración.

La remisión de la fiebre puede producirse:

— por lisis, si la fiebre, ya elevada, remite paulatinamente durante algunos días hasta desaparecer;

— por crisis, si la fiebre baja de repente, en pocas horas, después de haberse mantenido alta durante algunos días.

Tratamiento homeopático de la fiebre

En las afecciones febriles más comunes del niño, prescribir los siguientes remedios varias veces al día, alternándolos en espacios cortos de tiempo (30-60 minutos) hasta que desaparezca la fiebre. Potencias a la 4CH.

¡Consultar siempre con el pediatra!

BELLADONNA

• Fiebre que presenta transpiración intermitente.
• Fiebre remitente de los niños; vespertina; nocturna.
• Fiebre exantemática, catarral, respiratoria, abdominal.
• Fiebre con escalofríos, por la mañana, por la tarde.
• Fiebre con escalofríos, seguidos de calor y transpiración.
• Fiebre nocturna, seca, ardiente, que no produce sed.
• Fiebre prolongada, bastante elevada, intensa.
• Fiebre elevada, intensa, con convulsiones.
• Fiebre seca, ardiente, con delirio.
• Fiebre ardiente, nocturna, intolerable.
• Fiebre paroxística en aumento a cada acceso.
• Fiebre paroxística irregular, mutable.

ECHINACEA

Situaciones en las que debe administrarse:
• Durante todo el ciclo febril en enfermedades infecciosas, bacterianas y víricas.
• En cualquier tipo de fiebre.
• En los procesos infecciosos.

• En la estimulación de los sistemas defensivos.
• En la potenciación de las defensas del mesénquima.

Tos: seca o productiva

El aparato respiratorio produce mucosidades para expulsar todo lo que le resulta nocivo. La *tos* sirve para que las vías respiratorias puedan liberarse de todo tipo de material extraño. Las características de la mucosidad o del catarro son distintas según el tipo de enfermedad.

La tos seca es improductiva, sin catarro. Es característica de la *sinusitis* y de la *rinofaringitis,* casos en que es insistente y preferentemente nocturna. Se tiene:

— tos seca y metálica, en la traqueítis y en la laringitis;
— tos perruna, en la laringitis;
— tos seca, sibilante, en el asma bronquial.

El aire muy seco también provoca tos seca, aguda.

La tos blanda es productiva, catarrosa. Es típica de la *traqueobronquitis* y de la *bronquitis asmática.*

No existe una terapia específica de la tos, que es un reflejo útil y necesario para poder expectorar. Se debe curar la enfermedad de base que provoca la tos. Si la patología es de *origen bacteriano* se necesitará una prescripción de fármacos antibacterianos *(ise visitará al pediatra!).*

Si el periodo de duración de la tos es largo, se puede tratar de una alergia.

El pediatra deberá hacer las pruebas normales en estos casos para establecer un diagnóstico y para prescribir un tratamiento convencional específico.

En cualquier caso, *la tos no es una enfermedad,* sino un síntoma cuya importancia no conviene exagerar, puesto que se trata de una forma de defensa orgánica.

En la mayoría de ocasiones, para la tos es más útil prescribir un remedio homeopático, porque actúa según las leyes naturales, a las que da un soporte valioso y oportuno.

Tratamiento homeopático de la tos

Prescripción válida para niños, adultos y ancianos.

Prescribir un remedio *simillimum* a los síntomas o alternar dos de similitud parcial, repitiendo las tomas varias veces.

Si sólo aparecen síntomas físicos, 4CH. Si los síntomas están calificados por modalidades de empeoramiento, 9CH.

ACONITUM

• Tos que aparece bruscamente, al final de la tarde, por la noche.
• Tos seca, breve y silbante al principio.
• Tos ronca, perruna; cavernosa; como un graznido; áspera.
• Expectoración escasa, blanca, viscosa, hemática.
• Empeoramiento en una habitación caldeada, al final de la tarde, durante la noche.
• Mejora al manifestarse sudación.

AMBRA GRISEA

• Tos paroxística por la mañana, al despertar.
• Tos con escasa mucosidad de color blanco perla.
• Tos con eructos, espasmódica, paroxística.
• Tos nerviosa, tos convulsiva.
• Expectoración mucosa, gris o blanco perla.
• Expectoración sólo por la mañana.
• Empeora al acostarse, por la mañana, después de comer.
• Mejora con el fresco, con el movimiento tranquilo.

AMMONIUM CARBONICUM

• Tos seca, asmática, ardiente, incesante.
• Tos seca, de 2 a 5 de la madrugada.
• Pulso acelerado, «filiforme».
• Lagrimeo; temblor de las manos.
• Nariz tapada por la noche y destapada durante el día.
• Expectoración con estertor por acumulación de mucosidad.
• Expectoración difícil de expeler.
• Expectoración mucosa, espumosa, mucopurulenta, hemática.
• Empeora con el frío húmedo, a las 3, comiendo.
• Mejora con el tiempo seco, con el calor.

ANTIMONIUM TARTARICUM

• Tos sofocante, silbante, asmática.
• Tos acompañada de soplo.
• Tos violenta, espasmódica; convulsiva.
• Tos húmeda con estertores audibles.
• Tos que obliga a sentarse en la cama.
• Tos desde las 10 de la noche hasta la 1 de la mañana; a las 2 o a las 3 de la madrugada.
• Tos con secreciones abundantes; viscosas, adherentes.
• Tos con secreciones difíciles de expeler.
• Expectoración mucosa blanquecina, dulzona, viscosa.
• Expectoración filamentosa, mucopurulenta, purulenta.
• Empeora en una habitación caldeada y con el calor húmedo.
• Mejora al sentarse, eructando, al moverse.

ARSENICUM ALBUM

• Tos seca, sibilante; fragmentada; asmática.
• Tos sofocante, como respirando vapores de azufre.

• Expectoración mucosa, espumosa, con burbujas; viscosa, densa, pegajosa, salada, acre, escoriante.
• Empeora pasada la medianoche, con el frío.
• Mejora con la ventana abierta, con el calor.

BELLADONNA

• Tos seca, breve, sin expectoración.
• Tos con expectoración estriada hemática.
• Tos atormentadora, violenta, espasmódica, paroxística.
• Tos persistente, dificultosa, extenuante, espasmódica.
• Tos cavernosa, perruna, dura; con estornudos.
• Expectoración con estriado hemático de color rojo vivo.
• Expectoración de sabor ácido, áspero.
• Expectoración sólo de día, al final de la tarde.
• Empeora a partir de las 3 de la tarde, al caer la tarde, con los sobresaltos.
• Empeora con el ruido, con el frío, tumbado boca arriba.
• Mejora con el reposo, la oscuridad, el calor.

BRYONIA

• Tos siempre seca, con sacudidas, perturbante.
• Tos acompañada de cefalea y de dolores en el tórax.
• Tos con disnea, esputo sanguinolento.
• Empeora con el movimiento, con el calor.
• Mejora con el reposo y al aire libre.

CALCAREA CARBONICA

• Tos grave, insistente, en el transcurso del periodo febril.

• Tos húmeda por la mañana, seca al final de la tarde.
• Tos nocturna seca, con obstrucción nasal crónica.
• Expectoración abundante, mucosa, muy pegajosa.
• Expectoración purulenta, ácida; dulzona; nauseabunda.
• Empeora con el frío, con la leche, con la luna llena.
• Mejora con el tiempo seco, acostado sobre el lado dolorido.

CARBO VEGETABILIS

• Tos espasmódica, sofocante, convulsiva.
• Tos paroxística nocturna, blanda por la mañana.
• Expectoración acuosa, mucosa, viscosa, purulenta.
• Empeora con el calor húmedo, con el calor local.
• Mejora abanicando aire fresco.

CAUSTICUM

• Tos seca, dura, violenta; incesante.
• Tos ronca, por la mañana, al final de la tarde.
• Tos convulsiva y que provoca vómito, tipo tos ferina.
• Tos acompañada de posible incontinencia urinaria.
• Expectoración mucosa, espesa, densa, pegajosa.
• Expectoración blanca como la albúmina; acre, escoriante.
• Expectoración que sabe a grasa o a almendras.
• Empeora durante las noches serenas y secas, al final de la tarde, a las 3-4 de la madrugada.
• Mejora con la humedad, con el calor.

COCCUS CACTI

• Tos que empieza con los primeros fríos; invernal.

• Tos sofocante, con mucosidad espesa, blanca, tenaz.

• Tos espasmódica, paroxística a las 11.30 h de la noche.

• Tos que aparece y empeora al despertarse.

• Expectoración abundante después de cada acceso de tos.

• Expectoración mucosa, viscosa, blanca, filamentosa.

• Empeora en una habitación caldeada, después de dormir.

• Mejora con el calor, caminando.

CUPRUM METALLICUM

• Tos tipo tos ferina; con estertores, silbidos.

• Tos con accesos de larga duración, todas las veces.

• Tos paroxística, incesante; sofocante; espasmódica.

• Tos seca, por constricción, irritación laríngea.

• Expectoración mucosa, blanco perla, transparente.

• Expectoración viscosa, escasa; purulenta, nauseabunda.

• Empeoramiento con el viento frío, por la noche.

• Mejora sudando, con un trago de agua fresca.

HEPAR SULFUR

• Tos húmeda por la mañana, seca por la noche.

• Accesos de tos, con fuertes pulsaciones carotídeas.

• Accesos de tos seca, áspera, sorda.

• Tos paroxística, sofocante, al final de la tarde, por la noche.

• Expectoración mucosa; mucopurulenta; amarilla.

• Expectoración espesa, densa; viscosa, difícil.

• Empeora con el frío seco, en invierno.

• Mejora con el calor, tras la comida.

IPECA

• Tos seca, silbante; cavernosa, con estertores.

• Tos húmeda, por la noche; espasmódica, con náuseas.

• Tos con accesos de larga duración cada vez.

• Tos convulsiva; extenuante; incesante.

• Expectoración difícil de expeler.

• Empeora con el viento cálido y húmedo.

KALIUM BICHROMICUM

• Tos húmeda por la mañana; seca por la noche.

• Expectoración densa, gelatinosa, por la mañana.

• Expectoración espesa, constante, viscosa, filamentosa.

• Expectoración mucopurulenta amarillo verdosa.

• Empeora entre las 2 y las 3, con el frío, por la mañana.

• Mejora con el calor, en verano.

MANGANUM METALLICUM

• Tos seca, de laringe, alternada con ronquera.

• Tos seca, paroxística, sin expectoración.

• Tos seca que empeora con la humedad y el frío.

• Expectoración escasa, compacta, dolorosa al producirse.

• Empeora con el tiempo húmedo, cuando cambia el tiempo.

MERCURIUS SOLUBILIS

• Tos seca por la noche y productiva durante el día.

• Tos con agitación, violenta, dolorosa.

• Expectoración abundante, sólo durante el día.

• Expectoración mucopurulenta o purulenta.
• Empeora con el frío y el calor húmedos.
• Mejora con el clima templado, con el reposo.

NUX VOMICA

• Tos seca, dolorosa, con poca mucosidad vítrea.
• Tos que mejora con bebidas calientes.
• Empeora con el frío, al despertarse, en niño nervioso, irritable.
• Mejora al final del día, con el calor, reposando.

PHOSPHORUS

• Tos seca, sibilante, al final de la tarde, por la noche.
• Tos fragmentada, agrietada; metálica.
• Expectoración mucosa, blanca; transparente.
• Expectoración viscosa y pegajosa; mucopurulenta; verdosa.
• Empeora al caer la noche, con el frío, cuando cambia el tiempo.
• Mejora con el calor, con alimentos fríos, comiendo.

PULSATILLA

• Tos por constricción o por irritación de la laringe.
• Tos seca al final del día y húmeda por la mañana.
• Tos con emisión involuntaria de orina.
• Expectoración abundante, mucosa, espumosa.
• Expectoración viscosa; densa, no irritante.
• Expectoración purulenta; amarillenta o verdosa.
• Empeora en una habitación caldeada, con alimentos grasos.

• Mejora al aire libre, y también al moverse.

RUMEX CRISPUS

• Tos seca, constante, agotadora.
• Crisis de tos al pasar del calor al frío.
• Tos ronca, perruna, después de haberse acostado.
• Tos paroxística al despertar, por la noche.
• Tos acompañada de incontinencia urinaria.
• Expectoración mucosa abundante, fácil de expeler.
• Expectoración viscosa, densa, difícil de expeler.
• Empeora con el frío, al destaparse, al moverse.

SAMBUCUS NIGRA

• Tos asmática, espasmódica, sofocante.
• Tos brusca, sofocante, diftérica, profunda, a medianoche.
• Tos seca, con inspiración silbante.
• Tos seca, profunda, que precede a accesos febriles.
• Tos espasmódica, por irritación catarral de la laringe.
• Tos con ronquera y mucosidad viscosa, difícil.
• Expectoración gelatinosa, viscosa, laríngea.
• Mejora sudando, durmiendo; durmiendo y sudando.

SANGUINARIA CANADENSIS

• Tos seca, muy violenta, persistente, extenuante.
• Tos húmeda, con distintos tipos de expectoración.
• Expectoración densa, difícil de expeler.
• Empeora con el frío.
• Mejora con la expulsión de gas intestinal.

SCILLA MARITIMA

• Tos productiva, con expectoración abundante.

• Tos húmeda por la mañana, continua, agotadora.

• Tos seca, al final del día, con punzadas en el tórax.

• Tos paroxística, tipo tos ferina.

• Tos con lagrimeo irritante y con estornudos.

• Tos con incontinencia urinaria, o también fecal.

• Expectoración mucosa, constante, incesante.

• Expectoración purulenta, fétida, dulzona.

• Empeora con el aire y las bebidas frías.

• Mejora cubriéndose con paños calientes.

SILICEA

• Tos seca, irritante, espasmódica, ronca.

• Tos húmeda con expectoración abundante.

• Tos agravada por las bebidas frías, por los pies fríos.

• Expectoración en forma de bolas, de pequeños dados.

• Expectoración mucopurulenta, amarillenta, fétida.

• Empeora con el frío, con las corrientes de aire.

• Mejora con el calor moderado, en verano.

SPONGIA MARINA TOSTA

• Tos seca perruna, continua de noche y de día.

• Tos seca, parecida al ruido de una sierra.

• Tos como un graznido.

• Tos convulsiva, al final del día, por la noche.

• Tos húmeda por la mañana y durante la fiebre.

• Expectoración membranosa; viscosa; pegajosa.

• Expectoración de sabor ácido, áspero; de alga marina; salada.

STICTA PULMONARIA

• Tos seca, perruna, agotadora; que produce vómito.

• Tos que empeora estando acostado; provoca insomnio.

• Empeora por la noche; cuando cambia el tiempo.

• Mejora expectorando.

Enfermedades de las vías respiratorias superiores

Rinitis y rinofaringitis

Nariz, faringe y cavidades paranasales

Las enfermedades que afectan al aparato respiratorio, tanto de las vías superiores como de las inferiores, son muy frecuentes en el niño. Las que atañen a las vías respiratorias superiores se localizan en la nariz y en la faringe. La *rinitis aguda*, inflamación catarral de la mucosa de las cavidades nasales, muy raramente se limita a dichas cavidades. A menudo encontramos una *rinofaringitis*, que rápidamente puede propagarse a las mucosas de las otras vías respiratorias y del oído.

Por consiguiente, en pediatría se tiene que considerar con mucha atención cualquier tipo de infección de las vías superiores.

Rinofaringitis aguda

Aunque la mayoría de las veces no reviste ninguna gravedad, representan un tormento para muchas madres, que no dejan de preguntar al pediatra. Esto ocurre durante los primeros dos o tres años de vida, y se repite con una frecuencia de siete u ocho veces por año. Más tarde, al empezar a ir al parvulario, algunos niños pueden enfermar con bastante más frecuencia.

Prevenir una infección es prácticamente imposible, puesto que no existe ninguna terapia específica; a menudo es difícil evitar las complicaciones.

Causas

La rinofaringitis está causada por muchos tipos de *virus,* además de bacterias (neumococos, estafilococos, *Haemophi-* *lus influenzae*), que alteran la mucosa, causando rinofaringitis *purulenta.*

La capacidad de contagio se reduce a los días en los que la sintomatología es ambigua, poco clara. Esto explica la rápida expansión de la enfermedad. La receptividad es diferente en cada niño, o en un mismo niño. Los factores predisponentes son: frío, humedad, promiscuidad, pobreza.

Síntomas y signos

Inicio: fiebre de más de 38 °C; secreción nasal que obstruye la nariz, con lo que afecta también a la nutrición y a la respiración.

El niño respira con la boca abierta; tiene la garganta siempre seca.

En la primera infancia, se puede observar en el oído un líquido claro o purulento, signo de otitis media. Es una complicación de la infección, que pasa de la rinofaringe al *oído* a través de la trompa de Eustaquio.

Síntomas: dolor, tos irritante, vómito o diarrea.

En la segunda infancia, la enfermedad empieza con sequedad, irritación nasal y de la faringe, mialgias, cefalea, escalofríos de fiebre moderada.

La duración suele ser de aproximadamente una semana.

Complicaciones posibles: otitis media, otitis serosa; sinusitis; traqueítis, traqueobronquitis.

Tratamiento homeopático de la laringitis y la rinofaringitis agudas

Prescribir el *simillimum* a los síntomas del cuadro clínico.

Administrar *en potencia ascendente (de 4CH a 9CH a 15CH).*

ALLIUM CEPA

En cualquier tipo de rinitis.
- Serie de estornudos violentos, lagrimeo no irritante.
- Secreción nasal copiosa, que irrita el labio superior.
- Empeora en primavera con los alergenos de la estación.
- Empeora en verano, con el calor, con las corrientes de aire.
- Empeora en invierno, con el frío húmedo, con los pies mojados.
- Mejora notablemente al aire libre.

AMMONIUM CARBONICUM

Rinitis con obstrucción nasal por la noche.
- Estornudos en serie por la mañana, al despertar.
- Obstrucción nasal, nariz tapada, por la noche.
- Sensación de opresión al dormirse.
- Hiperestesia dolorosa auricular con hipoacusia.
- Empeora con el frío húmedo.
- Empeora por la noche (= *rinitis obstructiva*).
- Niño apático a lo largo del día, pero vivaz al final del día.

ANTIMONIUM TARTARICUM

Rinofaringitis que se convierte en bronquitis asmática.
- Disnea, mucha mucosidad, expectoración imposible.
- Respiración dificultosa hacia las 3 de la mañana.
- Niño que por la noche se rasca la garganta y tose.
- Empeora con el calor o al acostarse.
- Mejora sentándose o expectorando.

APIS MELLIFICA

Rinofaringitis que se presenta con edema punzante, brutal.
- Faringe edematosa, rojo brillante, como barnizada.
- Fiebre después de comer con escalofríos y temblores.
- Fiebre sin escalofríos entre las 3 y las 4 de la tarde.
- Dolores punzantes en la garganta como pinchazos de agujas.
- Dolor y enrojecimiento auricular con malestar en la garganta.
- Dolores ardientes que mejoran con la aplicación de frío local.
- Empeora por la tarde o con el calor.
- Mejora con el frío u orinando abundantemente.

BAPTISIA TINCTORIA

Rinofaringitis sintomática que tiende a empeorar, faringitis ulcerosa, necrótica.
- Fiebre alta, que va precedida de temblores.
- Apirexia en las formas infecciosas graves por falta de reacción del organismo ante la infección.
- Garganta y campanilla rojo oscuro, pero no dolorosa.
- Faringe rojo oscuro, con pequeñas ulceraciones.
- Emisión matutina de mucosidad densa.
- Dificultad para ingerir sólidos.

BELLADONA

Rinofaringitis sintomática que tiende a empeorar.
- Fase inicial con garganta enrojecida y brillante, seca.
- Fiebre alta, escozor y calor en la piel, cefalea.
- Sensación de opresión en las vías respiratorias.
- Sensación de tener un cuerpo extraño en la tráquea.
- Inflamación de la garganta, amígdalas rojas.
- Empeora con el frío, el ruido, la luz.

CALCAREA CARBONICA

Rinofaringitis recidivante del niño y del adolescente; astenia, estremecimientos, vulnerabilidad ante las infecciones.
- Tos grave en el curso de la fiebre.
- Tos húmeda por la mañana, seca por la noche.
- Tos nocturna seca, con obstrucción nasal crónica.
- Expectoración abundante, mucosa, muy pegajosa.
- Expectoración purulenta, ácida; dulzona; nauseabunda.
- Empeora con el frío, con la leche, durante la luna llena.
- Mejora con el tiempo seco; acostado sobre el lado que duele.

KALIUM BICHROMICUM

Rinofaringitis sintomática que tiende a empeorar.
- Dolores nasales, pulsatilidad en la nariz.
- Secreción nasal espesa, abundante, verdosa, viscosa.
- Secreciones purulentas y mucopurulentas, espesas.
- Costras en el interior de la nariz, como un tapón elástico.
- Mucosidades en la garganta, espesas, persistentes, pegajosas.
- Falsas membranas en la garganta, que se irradian a la laringe.
- Supuración del oído medio, otorrea.
- Senos frontales y maxilares doloridos o que duelen.
- Empeora de las 2 a las 3 de la mañana; se repite cada invierno.

MERCURIUS CORROSIVUS

Rinofaringitis y angina con dolor ardiente; asociación de síntomas respiratorios e intestinales.
- Garganta, amígdalas y faringe muy inflamadas, hipertróficas.
- Hipertrofia linfoglandular cervical y submaxilar.
- Inflamación debida a infección de los oídos.
- Carácter intensamente doloroso de las afecciones.
- Empeora sudando, con el frío; mejora con el reposo.

MERCURIUS SOLUBILIS

Inflamaciones purulentas otorrinolaringoátricas; rinitis y rinofaringitis recidivante durante la infancia; síndromes respiratorios alergicoinfecciosos de la infancia.
- Niño hipersensible a los cambios atmosféricos.
- Rinitis que provoca muchos estornudos y mucosidad de color amarillo verdoso.
- Inflamación intensa de faringe y amígdalas.
- Dolor de garganta (esta presenta manchas rojas y blanquecinas); fiebre.
- Salivación abundante, densa, viscosa.
- Tos nocturna, reiterada, violenta.
- Hipertrofia glandular con tendencia a la supuración.
- Catarro nasal que se extiende hacia los senos frontales.
- Sinusitis con cefalea de tipo frontal y orbital.
- Infección en los oídos, dolores fuertes, otorrea.
- Supuración de los oídos, ulceración del tímpano.
- Empeoramiento nocturno, con el calor de la cama.
- Mejora con el tiempo seco, con la temperatura moderada.

NATRUM MURIATICUM

Rinofaringitis recidivante de niños y adolescentes; resfriado al menor golpe de frío.
- Niño friolero, especialmente en las extremidades.

• Niño friolero, pero temeroso del calor radiante, solar.

• Niño pálido y delgado, pero de apetito exagerado.

• Secreción nasal, rinorrea de color blanco como la clara del huevo.

• Secreción acuosa, abundante, con lagrimeo.

• Catarro de garganta, expectoración transparente.

• Tos causada por sequedad faríngea.

• Tos faríngea con cefalea, lagrimeo.

• Tos con pérdida de orina.

• Fiebre alta por la mañana.

• Fiebre sin temblores de 10 a 11 de la mañana.

• Empeora en la costa, con el calor, con el sol.

• Mejora al aire libre, sudando.

NUX VOMICA

Catarro con obstrucción nasal en el lactante; rinitis, rinofaringitis en niño colérico, hiperexcitable e irritable.

• Catarro con secreción nasal y dolor de garganta por la mañana.

• Inicio repentino después de haber estado expuesto al frío seco.

• Con estornudos, especialmente al despertarse y después de las comidas.

• Con la nariz tapada, alternando una y otra fosa nasal.

• Con tos matutina, paroxística, al despertarse.

• Con dolores de garganta punzantes, como una espina de pescado.

• Con dolores de garganta que se irradian hasta el oído.

• Empeora al despertar y después de haber comido.

• Empeora con el frío y las corrientes de aire.

PULSATILLA

Rinofaringitis recidivante en niños y adolescentes.

• Con fiebre en cualquier momento del día.

• Con fiebre elevada, inaguantable si es por la noche.

• Con paroxismos febriles intermitentes, cambiantes, variables.

• Con mucosas congestionadas pasivamente, rojas, violáceas.

• Con mucosas inflamadas, edematosas, con tendencia al catarro.

• Catarro mucopurulento, amarillento, no irritante.

• Secreción nasal, espesa, amarillo verdosa, no irritante.

• Obstrucción nasal que empeora en una habitación caldeada.

• Mucosidades en la garganta, pegajosas, por la mañana.

• Tos seca al final del día, por la noche; húmeda durante el día.

• Expectoración abundante, mucosa, espumosa.

• Expectoración viscosa; densa, no irritante.

• Expectoración purulenta; amarillenta o verdosa.

• Empeora en una habitación caldeada, con alimentos grasos.

• Mejora al aire libre, con la actividad.

SULFUR JODATUM

Rinofaringitis recidivante en niños y adolescentes.

• Niño débil, delgado, nervioso, inestable.

• Adenopático, termofóbico, aunque friolero.

• Niño que adelgaza pese a tener un buen apetito.

• Faringe, adenoides, amígdalas hipertróficas, rojas.

• Secreción mucopurulenta, irritante, que produce escozor.

• Mucosa de color rojo oscuro, costras como de quemaduras.

• Catarro de trompa, otitis asociada.

• Tos disneica, espasmódica, alérgica.

• Mucosidades, moco-pus difícil de expeler.
• Empeora con el calor, el esfuerzo; mejora al aire libre.

THUJA

Rinofaringitis recidivante en niños y adolescentes; secreciones espesas, de color amarillo verdoso, de las mucosas.
• Niño emotivo, de llanto fácil.
• Sequedad nasal, costras en el tabique nasal.
• Goteo rinofaríngeo de color amarillo verdoso.
• En algunos casos, pólipos en las fosas y en los senos nasales.
• Secreciones nasales de mucosidad espesa, verde, fétida.
• Tos seca, espasmódica, convulsiva, al despertar.
• Tos ingiriendo alimentos y bebidas frías, o después de haber comido.
• Tos causada por destaparse los pies o la cabeza.
• Tos violenta, que se agrava al acostarse.
• Expectoración escasa, mucosa, granulosa, amarillenta.
• Expectoración mucopurulenta, sanguinolenta, fétida.
• Disnea por la noche, en el curso de la fiebre.
• Disnea agravada por el frío y por el calor húmedos.
• Empeora con la humedad, el viento, las vacunaciones.

Complicaciones de las rinitis y de la rinofaringitis

Otitis catarral aguda y otitis media purulenta

La inflamación del oído medio es un fenómeno frecuente en especial en el lactante.

Comienza a partir de una *rinofaringitis vírica.* A continuación entran en acción neumococos, estreptococos, *Haemophilus influenzae*, y también otras bacterias.

En los niños más mayorcitos empieza como un *catarro de trompa,* con obstrucción de la trompa de Eustaquio.

La inflamación catarral *(otitis catarral)* puede convertirse a su vez en inflamación purulenta *(otitis media purulenta).*

Síntomas, signos y complicaciones de la otitis media aguda

Generales: fiebre, inquietud, vómito, alteraciones del sueño.
Posibles: sensibilidad al contacto, síntomas meníngeos; puede manifestarse de improviso una *otorrea,* secreción purulenta del meato auditivo; el tímpano está perforado en la parte central.

La *mastoiditis* puede complicar el cuadro; es sospechoso cuando la fiebre persiste y la enfermedad se prolonga. Consiste en una tumefacción edematosa de la mastoides. En el lactante también aparece dispepsia gastrointestinal.

En las *otitis recidivantes,* el factor predisponente puede ser una hiperplasia de las amígdalas. Si la hiperplasia comporta también infecciones recidivantes, se puede plantear llevar a cabo una adenoidectomía.

Tratamiento homeopático de la otitis media aguda

Prescribir tres veces el remedio que más se asemeja al cuadro clínico.
Administrar de *4CH a 7CH a 9CH.*

ACONITUM

• Dolores violentos, después de exposición al frío seco.
• Fiebre alta, piel seca sin sudación.
• Pulso duro, rápido, tenso.

- Niño atemorizado, emotivamente agitado.
- Empeora en una habitación cálida, al final del día, por la noche.
- Mejora apenas aparece el sudor: es el momento de pasar a belladona.

BELLADONNA

- Otitis aguda inicial o que está en curso de virosis.
- Otitis después de exposición de la cabeza al frío.
- Tímpano rojo, con vasodilatación.
- Dolores intensos, violentos, especialmente en el oído derecho.
- Rostro caliente, enrojecido; fiebre; sed; cefalea.
- Otitis (otomastoiditis) purulenta, fiebre, dolor.
- Exudación serosohemática, otorrea, hipoacusia.
- Empeora por la tarde, al final del día, con el ruido.
- Mejora con la oscuridad, en lugares cálidos, descansando.

BRYONIA

- Otitis aguda con inflamación y dolores punzantes.
- Fiebre continua o intermitente.
- Sed muy intensa de agua fría.
- Estremecimientos, tos, punzadas.
- Empeora al mínimo movimiento, con el calor.
- Mejora con aplicaciones frías.

CALCIUM PHOSPHORICUM 4CH ALTERNADO CON SYMPHYTUM 4CH

- Después de producirse la perforación del tímpano.

CAPSICUM

- Dolores auriculares sordos; se irradian hasta la región mastoidea.

- Región mastoidea que duele mucho a la palpación.

CHAMOMILLA

Supositorios pediátricos.
- Otitis aguda, especialmente en la primera dentición.
- Pabellón auricular enrojecido, caliente, hinchado.
- Tratamiento de los síntomas, especialmente del dolor: fiebre, espasmos, dolor agudo, no se soporta.

HEPAR SULFUR

- Otitis aguda con fiebre alta y dolores lancinantes.
- Evolución supurante de la otitis media aguda.
- Otorrea claramente purulenta.
- Hipersensibilidad al frío y al dolor.
- Empeoramiento a la menor corriente de aire.

LACHESIS

- Tímpano violáceo, purpúreo, equimótico.
- Dolor intenso que empeora con el calor.

MERCURIUS SOLUBILIS

- Otitis aguda con perforación de la membrana del tímpano.
- Secreción de pus verdoso y ofensivo.
- Dolor que empeora con el calor y por la noche.
- Fiebre que puede ser alta, sudación nocturna.

PULSATILLA

- Otitis de los niños que aparece después de un periodo febril.

• Tímpano violáceo, otorrea de color amarillo verdoso, no irritante.
• Otitis media persistente, susceptible de convertirse en crónica.

SILICEA
4CH

• En la fístula auricular crónica.
• Presencia de secreción abundante de pus fétido.

Sinusitis

Polisinusitis aguda

En todas las inflamaciones catarrales de la faringe no hay que descuidar las cavidades paranasales, que intervienen en mayor o menor grado en la patología flogística.

Un seno paranasal inflamado da lugar a la *sinusitis*, cuya aparición depende de la edad del niño y del grado de neumatización de las cavidades paranasales.

En el lactante, los senos etmoidales y maxilares se forman rápidamente. Los frontales, en cambio, se neumatizan pasado el sexto año. Los más afectados suelen ser los *senos maxilares* (90 %).

Síntomas y signos

Los síntomas clínicos pueden ser moderados: malestar general, inapetencia, palidez del rostro.

Rinosinusitis frontal: dolor espontáneo periódico (siempre a la misma hora), debido a la variación del tono neurovegetativo; dolor al presionar el ángulo superior interno de la órbita (*punto de Ewing*); secreción purulenta nasal uni o bilateral.

Rinosinusitis maxilar: dolor suborbital que se agudiza a horas fijas.

Secreción nasal amarilla anterior y posterior; pus franco en el meato medio.

Rinosinusitis esfenoidal: presencia de inflamaciones en los otros senos; dolor típico en el vértice o en el occipital, periódico; rinorrea amarilla en la pared faríngea.

Etmoiditis de la infancia: muy rara; fusión purulenta de sedimentos óseos, con invasión de la órbita anterior; edema en el párpado superior y ángulo superior interno de la órbita; desplazamiento del globo ocular hacia el exterior y hacia abajo, conservando la movilidad.

Tratamiento homeopático de las sinusitis

Prescribir a la potencia *9CH* el *simillimum* correspondiente a los síntomas dos veces, mañana y noche, o dos símiles a la potencia *4CH* alternos, dos veces cada uno durante el día.

BELLADONNA

• Sinusitis aguda, repentina, con dolor, hinchazón.
• Dolor punzante en los senos frontales y maxilares.
• Mejora con aplicaciones calientes locales.

BRYONIA

• Después de una superación de la rinitis con antibióticos.
• Dolores sordos o punzantes en los senos frontales.
• Fiebre moderada, mucosas secas, sed intensa.

CINNABARIS

• Sinusitis frontal con dolores violentos en el perímetro orbital.
• Enrojecimiento inflamatorio frontal o en el vértice.
• Rinorrea con mucosidad filamentosa; secreciones malolientes.

EUPHORBIUM RESINIFERA

• Sinusitis asociada con catarro abundante amarillo verdoso, o también abundante, purulento y maloliente.
  • Latidos en la base de la nariz.

SANGUINARIA CANADENSIS

• Sinusitis fontal derecha, congestión en medio rostro.
  • Empeoramiento diurno, mejoría nocturna.

SILICEA

• Dolores punzantes como astillas en los senos maxilares.
  • Secreción de color amarillo verdoso, purulenta, fétida.
  • Anosmia en niños frioleros.

SPIGELIA

• Sinusitis en la parte derecha con dolores que se irradian por el rostro.
  • Palpitaciones violentas asociadas con vértigos.

Faringoamigdalitis aguda (anginas)

Causas

Es una enfermedad frecuentísima entre los cuatro y los siete años. Tiende a repetirse, con gran desesperación por parte de los padres.

Está causada por virus y por el estreptococo betahemolítico del grupo A, y en más raras ocasiones por micoplasma.

Afecta al *anillo de Waldeyer,* que está localizado en la parte superior de las vegetaciones adenoides, por debajo de la amígdala lingual y a los lados de las amígdalas palatales. El niño está protegido hasta los cuatro meses por las inmunoglobulinas de la madre. Después, hasta los seis o siete años, se constituye una inmunidad propia de este anillo linfático.

Anillo de Waldeyer: cuadros clínicos

La infección de las amígdalas causa *anginas agudas.*

La infección de las adenoides provoca *rinofaringitis crónicas,* cuya repetición constituye un problema para el niño, debido a las posibles complicaciones: otitis, laringitis, traqueítis, bronquitis.

La medicina tradicional afronta estas inflamaciones con fármacos destinados a la supresión de los síntomas (antipiréticos, antibióticos). La curación es sólo aparente, y se origina una patología sustitutiva, crónica y atenuada, aunque irritante. En tal caso se tiene que recurrir a la terapia biológica, homeopática y fitogemoterápica.

Síntomas y signos

Dificultad respiratoria y voz nasal, debido a la hipertrofia de las amígdalas faríngeas; boca abierta con expresión típica de la enfermedad *(facies adenoidea).*

Secreción mucopurulenta en las fosas nasales y en la parte posterior de la faringe.

Odinofagia: otalgia, disfagia agravante; fiebre de entidad variable (en relación inversamente proporcional a la edad); dolor de garganta por adenopatía de los ganglios.

En la segunda infancia, los síntomas disminuyen de intensidad: respiración bucal posible; mayor amplitud de las fosas nasales.

Amigdalitis recidivante

Este cuadro, bastante frecuente, de *inflamación crónica* de las amígdalas se concreta con la repetición de los episodios de anginas. Es el cuadro clásico de las anginas que se repiten.

El proceso se produce en un bioterreno enfermo que repetidamente se reagudiza, provocando una *hipertrofia de la amígdala faríngea* persistente, que se ve favorecida en parte también por factores constitucionales.

Hoy en día, la *tonsilectomía* está indicada sólo en los casos de gran hipertrofia, cuando se configura como una «enfermedad» propiamente dicha del tejido glandular y no sólo cuando representa un obstáculo para la respiración y la deglución.

Esto significará que se ha perdido la función inmunológica-mecánica defensiva faríngea, ya que, en efecto, se han perdido las condiciones de integridad funcional del tejido glandular.

Tratamiento homeopático de la faringoamigdalitis y de la hipertrofia tonsilar aguda y crónica

Prescribir en dilución escalonada de *4CH* a *9CH* a *15CH* el remedio *simillimum* según reaccione el niño.

APIS MELLIFICA

• Edema de la úvula, mucosas rojizas, brillantes.
• Amígdalas y velo del paladar inflamados, con dolor y escozor.
• Ausencia de sed, pérdida del gusto y del olfato.
• Fiebre vespertina con disnea y estremecimientos.
• Empeora con el calor; con el tacto; entre las 4 y las 6 de la tarde.
• Mejora con el aire fresco, con el movimiento.

BAPTISIA TINCTORIA

• Faringe, úvula y amígdalas de color rojo oscuro.

• Pequeñas inflamaciones ulceradas que producen dolor.
• Dificultad en la deglución de sólidos.

BARYTA CARBONICA

• Amigdalitis crónica, amígdalas hipertróficas y duras.
• Inflamaciones recidivantes de las amígdalas.
• Ardor en la garganta, por la noche.
• Dolor al tragar en vacío.
• Dolor en los ganglios submaxilares.
• Dificultad en la deglución de sólidos.
• Empeora al menor resfriado.

HEPAR SULFUR

• Supuración repetitiva de las amígdalas.
• Dolores de garganta, punzantes como si estuvieran causados por una espina de pescado.
• Pulsatilidad en la garganta, dolores que se irradian al oído.
• Empeora con el frío seco, en invierno.
• Mejora con el calor, y también después de comer.

KALIUM JODATUM

• Dolor de garganta al hablar.
• Punzadas, como un dardo, mientras se come.
• Empeora con el frío húmedo, entre las 3 y las 4 de la madrugada.
• Mejora al aire libre, con el calor, estando sentado.

LAC CANINUM

• Falsas membranas blancas en la garganta.
• Imposibilidad de deglutir, no se puede comer.
• Respiración parecida a un ronquido.

LACHESIS

• Sensación de inflamación y ahogo.
• Hipertrofia de las amígdalas; garganta de tono pálido azulado.
• Falsas membranas en las amígdalas.
• Falsas membranas en la amígdala izquierda.
• Difícil deglución de líquidos.
• Dolor al ingerir líquidos calientes.
• Dolor como si hubiera una llaga en la garganta, de izquierda a derecha.
• Empeora con el calor, con el sol, después de haber dormido.
• Mejora al aire libre, al final del día, por la noche.

LYCOPODIUM

• Hipertrofia de las amígdalas, supuración de la derecha.
• Falsas membranas en las amígdalas, en la amígdala derecha.
• Dolor como si hubiera una llaga en el lado derecho de la garganta.

MERCURIUS SOLUBILIS

• Amigdalitis; las amígdalas supuran.
• Inflamación por la noche.
• Inflamación y secreción mucopurulenta.

NITRICUM ACIDUM

• Ulceración de las amígdalas.
• Dolores cada vez más fuertes, de opresión en la garganta.
• Falsas membranas blancas en la garganta.
• Imposibilidad de deglutir, no se puede comer.
• Empeora con el frío, por la noche.

PHYTOLACCA DECANDRA

• Faringe, amígdalas de color rojo púrpura, mucosa seca.

• Dolor faríngeo ardiente, en la base de la lengua.
• Dolor irradiado de la faringe al cuello y los oídos.
• Dolor al ingerir líquidos calientes.
• Falsas membranas en las amígdalas, en la úvula.
• Falsas membranas blancas o grises en la garganta.
• Empeora con la humedad, el frío, por la noche.

SILICEA

• Inflamaciones crónicas de las amígdalas y de la faringe.
• Supuración aguda o recurrente de las amígdalas.
• Dolor de garganta cuando se tiene frío.
• Empeora con el frío y las corrientes de aire.
• Mejora con el calor moderado, en verano.

Acción de la gemoterapia

La acción gemoterápica permite aumentar con celeridad la resistencia del niño y obtener resultados rápidos en los casos en los que este sufre un bombardeo de antibióticos y de quimioterapia.

A muchos padres la homeopatía les parece lenta. Entonces puede recurrir a la gemoterapia, cuyos efectos son más rápidos.

Se pueden prescribir 30 gotas al día, diluidas en medio vaso de agua, que se bebe a sorbos muy lentamente.

RIBES NIGRUM GEMME MAC. 1D

• Antiinflamatorio preciso y rápido.

ROSA CANINA GEMME MAC. 1D

• Para aumentar de forma eficaz las inmunoglobulinas.

Enfermedades de las vías respiratorias inferiores

Vías respiratorias inferiores

Síntomas y signos

Los órganos que sufren las afecciones de las vías respiratorias inferiores son cuatro: *laringe, tráquea, bronquios* y *pulmones*.

La *tos* es el síntoma base de las enfermedades que los afectan. Puede ser floja, catarral, con estertor, irritante, seca, silbante o estridente, perruna; tipo tos ferina, violenta, bitonal, como trompeta, ronca.

La *expectoración* tiene un significado clínico según el aspecto, que puede ser mucoso, mucopurulento, purulento, hemorrágico, seroso, seromucoso, seromucopurulento, fibroso.

Informaciones objetivas

Es útil e instructivo para los padres comprender lo que hace el pediatra mientras visita al niño.

Con la *inspección*, el médico comprueba la existencia de posibles retracciones torácicas, percibe los movimientos respiratorios y si hay insuficiencia respiratoria *(disnea)*.

Mediante la *palpación* encuentra los puntos dolorosos, nota con el tacto la vibración vocálica y comprueba la capacidad de expansión y la resistencia torácicas.

La *percusión*, técnica difícil de aplicar en los más pequeños, ofrece mucho menos que la *auscultación*, con la cual se perciben los rumores catarrales y permite un buen diagnóstico: *estertores húmedos*, con burbujeo mayor o menor; o bien *estertores sonoros*, metálicos, crepitantes, secos, explosivos o como crujidos; o *roncos*, es decir, ronquera por restringimiento, sibilantes, como gemidos. Todos ellos son indicios o signos de determinadas enfermedades.

Enfermedades de la laringe

Laringitis aguda, estridulosa

Esta enfermedad, que a menudo es de origen vírico, es especialmente frecuente en los niños más mayorcitos.

Se manifiesta de forma aguda, asociada a una rinofaringitis.

Síntomas principales: tos perruna, voz ronca y sonoridad inspiratoria *(laringitis hipoglótica).*

Si aparece de forma brusca, por la noche y con una elevada disnea, nos encontramos ante una *laringitis hipoglótica-laringospástica.*

Actualmente predomina más la *laringitis con estenosis,* que afecta al lactante de más edad y la primera infancia, hasta los tres años.

Síntomas: dificultad respiratoria en la inspiración, rinitis; en algunos casos fiebre, voz ronca, tos metálica perruna, voz alterada. La mucosa de la laringe está inflamada e hinchada. Aparece en otoño e invierno, por la noche, dura poco.

Laringotraqueítis aguda, laringotraqueobronquitis aguda

También son frecuentes las formas de *laringotraqueítis* o de *laringotraqueobronquitis agudas.* Casi siempre se manifiestan con fiebre y ligera disnea. La *tos*, rasposa y seca, atormenta día y noche al niño, que se queja también de dolor en el tórax, en la zona del esternón. Los más pequeños pueden perder el hambre porque algunas veces la tos provoca vómito.

Cuando no hay fiebre pero los síntomas no desaparecen y persiste una tos insistente, se puede sospechar la presencia de un cuerpo extraño en un bronquio o la existencia de una enfermedad grave (fibrosis quística, asma bronquial, bronquiectasia, TBC).

Tratamiento homeopático de laringitis y laringotraqueítis agudas

Prescribir a la potencia *9CH* el *simillimum* de los síntomas dos veces, mañana y noche, o dos símiles a la potencia *4CH* alternados dos veces cada uno a lo largo del día.

ACONITUM

• Fiebre con disnea repentina, aguda.
• Tos ronca, perruna, que se manifiesta bruscamente.
• Tos que empeora con el frío seco, por la noche.

ARNICA

• Tos breve y seca; punzadas en el tórax.
• Dolores al toser en el esternón o detrás del esternón.
• Al toser se sujeta el tórax con las dos manos.
• Fiebre con somnolencia o agitación.
• Respiración difícil con dolores torácicos.
• Disnea inspiratoria, sensación de ahogo, ortopnea.
• Faringe de color rojo violáceo, ulcerada, halitosis.

BROMIUM

• Tos seca, espasmódica, diftérica.
• Disnea con estertores traqueales sin expectoración.
• Cianosis por insuficiencia ventilatoria obstructiva.
• Rostro azulado, cianótico.

CARBO VEGETABILIS

• Disnea que presenta también estridor respiratorio.

• Cianosis por insuficiencia ventilatoria obstructiva.
• Empeora con el calor, con el calor local.
• Mejora con el aire fresco.

CAUSTICUM

• Ronquera con voz baja, grave.
• Tos cavernosa; expectoración difícil.
• Dolor ardiente en la tráquea, de arriba abajo, al toser.
• Disnea inspiratoria, inspiración difícil.
• Voz ronca crónica después de laringitis aguda.
• Empeora con el frío seco, por la noche.

CORALLIUM RUBRUM

• Opresión, estenosis laríngea, en el momento en que se está tosiendo.
• Tos violenta, inspiratoria, de laringe, estridente.
• Para calmarla el niño esconde la cabeza.

CUPRUM METALLICUM

• Tos seca por irritación, constricción laríngea.
• Tos paroxística, con obstrucción laríngea.
• Tos que mejora bebiendo agua fría.
• Disnea alternada con vómito espasmódico.

HEPAR SULFUR

• Dolores en la laringe debido al clima frío, al aire frío.
• Dolores en la laringe, como de carne escoriada al inspirar.
• Tos después de viento frío y seco, por la noche, hasta las 24 h.
• Fiebre catarral, intermitente, nocturna.
• Estertores respiratorios al dormir.

• Disnea por tos sofocante, que suele presentarse por la noche.

KALIUM CARBONICUM

• Rugosidad, aspereza de la laringe causada por la tos.
• Tos violenta, nocturna, a las 3 de la mañana.
• Disnea, respiración difícil entre las 2 y las 3 de la madrugada.
• Respiración difícil que mejora al sentarse.
• Disnea que mejora estando sentado, con la cabeza inclinada hacia delante entre las manos y los codos apoyados en las rodillas.
• Cianosis por insuficiencia ventilatoria obstructiva.

LOBELIA INFLATA

• Tos espasmódica con presencia también de estertores húmedos.
• Disnea con tos espasmódica sin expectoración.
• Disnea con vómitos y sudor frío.

MANGANUM METALLICUM

• Tos seca, laríngea, que se alterna con ronquera.
• Disnea ansiosa con tos seca.

PHOSPHORUS

• Voz ronca con tos y sequedad de la laringe.
• La laringe duele al tacto, a la presión, al toser.
• Dolores en la laringe, como de carne escoriada tosiendo.
• Tos que se manifiesta por la noche, metálica, fragmentada.
• Tos sofocante como si se hubieran infiltrado pelos en la garganta.
• Disnea paroxística, debida a laringitis catarral aguda.

RHUS TOXICODENDRON

• Irritación, rugosidad y aspereza de la laringe.
• Voz ronca que empeora con el aire fresco de la mañana.
• Tos seca, ronca, perruna, laríngea.
• Disnea, respiración difícil hacia las 6 de la tarde.

SAMBUCUS NIGRA

• Laringitis estridente nocturna.
• Laringitis estridente, que a medianoche interrumpe el sueño.
• Tos espasmódica debido a irritación aguda de la laringe, especialmente en el niño, que se despierta por la noche, sobresaltado.
• Disnea inspiratoria, nocturna, con crisis a las 4 de la mañana.
• Voz ronca causada por mucosidades en la laringe.

SENEGA

• Catarro traqueal, que presenta ronquera laríngea.
• Dolores en la laringe, con escozor, catarro nasal.
• Disnea laríngea, con sequedad y ardor.
• Muchos estertores y silbidos en toda la zona traqueobronquial.

Inflamaciones agudas traqueobronquiales

Diagnosis y terapia de estricta competencia pediátrica.

Traqueobronquitis y bronquitis agudas

La *traqueobronquitis aguda* es una enfermedad muy frecuente en los niños y es secundaria de una rinofaringitis.

Cuando cesan los síntomas de la traqueobronquitis, perdura la *bronquitis.*

Síntomas: tos seca, especialmente nocturna que, al disminuir, se vuelve progresivamente blanda, catarrosa, con expectoración de mucosa purulenta, que se manifiesta de día.

El *pediatra* observará, mediante la auscultación del tórax, *ronquidos* sonoros y/o *estertores* medios.

El estado general es de decaimiento, la *fiebre* solamente suele ser elevada al principio.

La bronquitis desaparece en una o dos semanas.

Bronquitis espasmódica y bronquitis asmatiforme

En algunos lactantes y en la primera infancia, la bronquitis aguda se complica por la contracción convulsiva de la pared bronquial *(broncospasmo)* con reducción de su diámetro.

Se observa un cuadro parecido al del asma *(bronquitis asmatiforme),* con espiración acompañada de estertores prolongados y, a la auscultación, espiración pulmonar sibilante, tal como podrá comprobar el *pediatra.*

Puede haber un *enfisema* pulmonar muy marcado, hecho que no permite apreciar con claridad las sonoridades respiratorias.

Cuando el broncospasmo no responde a la terapia espasmolítica, se impone el diagnóstico diferencial con la *bronquiolitis,* que es una enfermedad bastante grave.

Bronquiolitis o bronquitis capilar

En los niños más pequeños y en los lactantes, la bronquiolitis se manifiesta como un cuadro grave de *neumonía vírica,* con la misma inflamación de los bronquiolos y una posible insuficiencia respiratoria aguda mortal *(se necesita control hospitalario).* El obstáculo espiratorio no está constituido por el espasmo bronquial, como en la bronquitis espasmódica, sino por la inflamación con la consiguiente estenosis de la mucosa de los bronquiolos.

Síntomas: fiebre elevada, grave disnea espiratoria, color de piel pálido cianótico, aletas nasales, tos, encogimientos del tórax.

Laringotraqueobronquitis estenosante

Afecta sólo a la primera infancia. En apariencia parece una forma evolutiva del crup laríngeo, pero se debe a la acción de unos virus: *Haemophilus influenzae* y estreptococos.

La enfermedad, mucho más rara que el falso crup requiere atención médica a causa de la gravedad y de la dificultad de tratamiento.

La evolución de los síntomas, excluyendo el diagnóstico de falso crup, *requiere la hospitalización del paciente.*

Síntomas y signos: necesidad de aire debido al laringospasmo con brusca afección de los bronquios por tumefacción y formación de secreción y de membranas; estridor paroxístico; disnea persistente o en aumento; se produce taquicardia o signos de gran fatiga o de deshidratación.

Sinobronquitis

Si además de las vías respiratorias también se ven afectadas las cavidades paranasales, se produce una *sinobronquitis,* durante la cual se mantiene a menudo la bronquitis. Esto depende de la persistencia de secreción mucosa o mucopurulenta.

La sinobronquitis está muy extendida en los medios contaminados. Merece una particular atención su forma de proceder engañosa.

Síntomas y signos: rinitis prolongada, accesos de tos normalmente por la noche, cefalea, dolor al presionar el seno maxilar *(sinusitis maxilar),* catarro crónico.

Bronquiectasias

La bronquiectasia *(dilatación bronquial)* en el niño está causada por malformaciones congénitas o adquiridas después del sarampión, la tos ferina, bronquitis crónica recidivante o aspiración de cuerpos extraños, pero se presupone siempre debilidad de la pared.

Síntoma base: tos crónica con emisión matinal de abundante excreción purulenta, apreciable solamente en niños un poco mayores (los pequeños se tragan la expectoración).

Otros síntomas: fiebre (no tiene por qué ser excesivamente alta), adelgazamiento.

Tratamiento homeopático de las inflamaciones agudas traqueobronquiales

Advertencia importante para los padres

En las inflamaciones agudas traqueobronquiales es imprescindible acudir al *pediatra,* tal como he indicado en el apartado anterior, en el que he detallado una serie de informaciones para alertar a los padres, cuando observan en sus hijos determinados síntomas indicadores de peligro.

Existen enfermedades que exigen un control médico continuo y, a veces, incluso la *hospitalización,* en donde se cuenta con la ayuda de médicos e instrumental convencional. Conocer la sintomatología de estas enfermedades proporciona a los padres la posibilidad de actuar de forma inmediata y correcta.

Mientras se espera la llegada del pediatra...

La homeopatía puede tener una cierta utilidad en las patologías más leves o mientras se está esperando la visita del pediatra.

Conocer el espectro de acción sintomatológico de los remedios que indicaremos a continuación puede servir de orientación general en caso de urgencia durante la espera, con el objetivo de dar un apoyo energético al niño. Cuando se sabe el valor de los síntomas y estos se tienen delante de los ojos, se puede ver si se trata de una enfermedad grave y se puede actuar en consecuencia.

La medicación homeopática puede ser útil para prevenir la enfermedad, para actuar como soporte del fármaco convencional y, especialmente, en la adolescencia, siempre con la función de estimular las capacidades energéticas reactivas del enfermo.

Casos sintomatológicos accesibles a los medicamentos homeopáticos en las inflamaciones agudas traqueobronquiales

Prescribir a la potencia *9CH* o *15CH* el *simillimum* de los síntomas, dos veces *(9CH)* o una vez *(15CH)* al día; o bien dos símiles a la potencia *7CH* alternados dos veces cada uno en el transcurso del día.

La potencia *15CH* se usa cuando el carácter del niño es similar al indicado después del nombre del remedio.

ACONITUM

Niño ansioso, agitado, nervioso a causa de la enfermedad; tiene miedo de morir y prevé incluso la hora.

• En todas las inflamaciones agudas de bronquios y pulmones, que se manifiestan bruscamente después de un golpe de frío.

• Traqueobronquitis aguda repentina, después de golpe de frío.

• Fiebre elevada, sin sudor; pulso acelerado, duro.

• Tos seca, breve, con bufido; que empeora al final del día.

ALUMINA

Niño deshidratado, pálido, apagado y triste por la mañana.

• Bronquitis con accesos de tos por la mañana, con vómito.

• Dolores en el tórax, que van a peor, especialmente por la noche.

• Faringe seca con voz ronca persistente.

• Tos seca, constante, insistente, permanente.

• Calor febril, unilateral, generalmente en el lado derecho.

• Empeora con el frío seco, con la luna nueva.

• Mejora con el calor, a días alternos.

AMMONIUM CARBONICUM

Niño soñoliento, taciturno de día, alegre por la noche; redondete, indolente, de costumbres sedentarias. La niña es bastante llorona y quejosa.

• Numerosos síntomas catarrales bronquiales y pulmonares, con tos y estertores abundantes en las vías respiratorias.

• Tos asmática, breve, seca, que empeora a las 3 de la mañana.

• Expectoración densa, viscosa, difícil de expeler.

• Empeora con el frío húmedo, comiendo.

• Mejora con el tiempo seco, con el calor.

ANTIMONIUM TARTARICUM

Niño con tics nerviosos en el rostro, cuando tose.

• Bronquios y pulmones obstruidos por gran cantidad de mucosidades que el niño no logra expeler.

• Muchos estertores y ardores en el pecho.

• Ronquidos bronquiales audibles a distancia.

• Tos productiva que se acumula en los bronquios.

• Respiración difícil, amenazando asfixia.

• Cianosis por ventilación insuficiente.

• Calor febril persistente, más elevada entre las 3 y las 6 de la tarde.

• Sudación y ausencia de sed mientras persiste la fiebre.

BELLADONNA

Niño muy inquieto por la fiebre, delirante.

• Bronquios y pulmones con tos seca, breve, especialmente por la noche.

• Tos perruna, corta, tos ferina, con dolor en el pecho.

• Fiebre elevada, ardiente, intensa; remitente en los niños.

• Piel hirviendo; sudación; pulso acelerado y fuerte.

• Empeora con el menor contacto, con el ruido y la luz.

• Mejora con el reposo, descansando, tapado, en un lugar cálido.

BRYONIA

Niño irritable, huraño, con propensión al llanto; quiere algo, pero no sabe exactamente qué; taciturno, inseguro, miedoso, no quiere salir solo; rechaza la comida, pese a tener hambre.

• Dolores agudos, punzantes, lancinantes, en el pecho.

• Respiración rápida, difícil, con dolor en el pecho.

• Fiebre con inicio gradual, continua o intermitente.

- Fiebre con pulso acelerado, lleno y fuerte.
- Fiebre con sed muy intensa de agua fría.
- Tos seca, con accesos, insistente, dolorosa.
- Empeora con el movimiento, con el calor.
- Mejora con el reposo, al aire libre.

FERRUM PHOSPHORICUM

Niño inquieto, de humor mutable, con tendencia a la fiebre; si está enfermo no quiere permanecer en la cama.
- Bronquitis con crisis congestivas y epistaxis.
- Estado subfebril continuo durante toda la enfermedad.
- Temperatura: 38 °C por la mañana, 38,5 °C por la tarde.
- Tos seca, irritante, espasmódica, dolorosa.
- Tos seca nocturna, mucosidades amarillentas por la mañana.

IPECA

Niño que rechaza la comida mientras tiene fiebre. Niño con náuseas continuas en todas las enfermedades.
- Bronquios y pulmones muy cargados.
- Fiebre intermitente, náuseas, escalofríos, luego calor.
- Tos incesante, violenta, sofocante, inspirando.
- Tos seca, espasmódica, constrictiva, asmática.
- Alteraciones gástricas e intestinales concomitantes.
- Empeora con el calor húmedo y con el frío invernal.

KALIUM BICHROMICUM

Niño mofletudo, que contrae fácilmente afecciones catarrales. Tos violenta y cavernosa si se expone al aire frío.

- Bronquios y pulmones agitados por tos violenta, rasposa.
- Dolores detrás del esternón y catarro de garganta.
- Tos blanda, matutina; seca, cavernosa, nocturna.
- Expectoración mucopurulenta, viscosa, verdosa.
- Expectoración pegajosa, difícil de ser expelida.
- Empeora de 2 a 3, con el frío, por la mañana.

MANGANUM METALLICUM

Niño agitado, inquieto, aprensivo.
- Cada golpe de frío da lugar a una bronquitis.
- Bronquitis sostenida por flogosis crónica de la laringe.
- Tos seca, laríngea, alternada con ronquera.
- Tos seca, paroxística.
- Tos seca que empeora con la humedad y el frío.
- Disnea por acumulación constante de mucosidades.
- Empeora con la humedad, el frío, con los cambios de tiempo.
- Mejora con el reposo, acostado, cambiando de clima.

MERCURIUS SOLUBILIS

Niño pletórico, ansioso, agitado, precipitado.
- Puntos dolorosos en el lóbulo inferior del pulmón derecho.
- Bronquitis y bronconeumonía con tos floja.
- Expectoración mucopurulenta o purulenta.
- Expectoración mucosa verdosa o amarillenta verdosa.
- Tos seca, ronca, por la noche; húmeda durante el día.
- Tos violenta, agotadora, con fuertes dolores.
- Tos con salivación y sed intensa.

• Fiebre catarral con estremecimientos a flor de piel.

• Fiebre con hipersalivación, lengua sucia, halitosis.

PSORINUM

Niño con actitud triste y apática, friolero; va muy abrigado; sufre constantes recaídas.

• Bronquitis que se repite cada invierno.

• Bronquitis acompañada por bronquitis recurrente.

• Tos bronquítica invernal, recurrente.

• Expectoración viscosa, de color amarillo verdoso, purulenta; con partículas caseosas que huelen a huevos podridos.

• Empeora con el frío, al aire libre, al lavarse.

• Mejora con el calor, por la mañana.

PULSATILLA

Niño miedoso, que necesita compañía para tranquilizarse. Niño lento, indeciso, flemático, llorón.

• Bronquitis crónica unida a congestión venosa que inflama las mucosas, las hincha y les confiere un color rojo de tono violáceo.

• Secreción nasal espesa, verdosa, dulce.

• Bronquitis unida a frecuentes resfriados y por catarro crónico nasal que obstruye la nariz.

• Tos blanda durante el día y seca por la noche.

• Tos con emisión involuntaria de orina.

• Empeora con el calor, con reposo, después de comer.

• Mejora al aire libre, con la actividad.

RUMEX CRISPUS

Niño que se muestra muy sensible al aire fresco.

• Tos que irrita la garganta, seca, agotadora.

• Tos ronca, perruna, después de acostarse.

• Tos paroxística al despertarse por la noche.

• Tos acompañada de incontinencia urinaria.

• Empeora con el frío, al final del día, por la noche.

• Mejora en cualquier situación en la que se produzca calor.

Inflamaciones pulmonares

Diagnosis y terapia a cargo del pediatra.

Bronconeumonía y neumonía agudas

No tiene mucha importancia distinguir entre bronconeumonía y neumonía. La *quimioterapia,* aplicada a tiempo, corta estas dos formas, que evolucionan de forma análoga.

La *bronconeumonía* afecta a los bronquios y a las correspondientes zonas alveolares, y se difunde por lóbulos en focos múltiples. En la *neumonía*, la infección aguda afecta a uno o más lóbulos *(neumonía crupal).* La infección penetra normalmente por vía broncógena y se debe a la acción de bacterias y virus.

Síntomas y signos

Síntomas catarrales de las vías respiratorias superiores.

Síntomas neumónicos: dificultad respiratoria, vibración de las aletas nasales durante la inspiración, cianosis perioral.

Fiebre más o menos elevada; *hipofonesis* localizada en una o más zonas delimitadas del tórax, con estertores crepitantes; posible soplo bronquial *(neumonía crupal);* también puede faltar una coherencia objetiva (formas víricas).

Para efectuar un diagnóstico exacto se necesita un *examen radiológico*, mediante el cual se apreciará una opacidad más o menos intensa, de contorno redondeado o triangular, con márgenes difuminados o con uno de ellos limitado con un corte limpio *(neumonía crupal)* que a menudo coincide con el mediastino, en correspondencia con el corte.

En los más pequeños, el cuadro es polimorfo: cuanto menor es el niño, más multicéntrica es la neumonía y transcurre por focos múltiples.

Tratamiento homeopático de la sintomatología inflamatoria pulmonar

TERAPIA MIENTRAS SE ESPERA
LA VISITA DEL PEDIATRA

Prescribir a la potencia *9CH* el *simillimum* de los síntomas dos veces, mañana y noche, o dos símiles a la *4CH* alternados dos veces cada uno en el transcurso del día.

ACONITUM

Estadio inicial de la enfermedad.
• En las neumonías izquierdas, con manifestación repentina, especialmente después de exposición al frío seco.
• Fiebre elevada, piel caliente, seca, sin transpiración.
• Pulso duro y tenso, al principio, acelerado.
• Cianosis con halo azulado alrededor de los ojos.

ARNICA

Estadio inicial de la enfermedad.
• En las neumonías por trauma, con fiebre alta.
• A menudo cefalea ardiente en cuerpo frío.
• Tos seca, dolorosa, expectoración de color rojo vivo.

• Hemoptisis después de traumatismo o al realizar violentos esfuerzos respiratorios.

BRYONIA

Estadio inicial de la enfermedad.
• En las neumonías del lado derecho, con dolores lancinantes.
• Con tos seca, desagradable, que agrava el dolor.
• Con fiebre alta, labios secos, agrietados.
• Con sed intensa de grandes cantidades de agua.

KALIUM CARBONICUM

Estadio inicial de la enfermedad.
• En las neumonías víricas, con garganta irritada y seca.
• Amígdalas y glándulas submaxilares inflamadas.
• Tos seca, dura, difícil; violenta por la noche.
• Dolores torácicos que tienden a empeorar, al inspirar profundamente.
• Disnea que mejora al sentarse y con la cabeza inclinada hacia delante.
• Empeoramiento general de las 2 a las 3 de la madrugada.

PHOSPHORUS

Estadio inicial de la enfermedad.
• En las neumonías, con dolores agudos en la base pulmonar.
• Muchos estertores en el pecho, tos dura, que escuece.
• Expectoración sanguinolenta o purulenta.
• Fiebre con pulso rápido, pequeño, débil.

SANGUINARIA CANADENSIS

Estadio inicial de la enfermedad.
• Frío con escalofríos o calor febril.

• Fiebre con acné vespertino después de las 3 de la tarde.

• Opresión y dolor torácico ardiente.

• Tos seca, violenta, persistente, agotadora.

• Tos que mejora estando sentado.

• Expectoración densa, mucopurulenta, purulenta.

• Expectoración fétida, nauseabunda a distancia.

• Expectoración con estriado hemático.

• Disnea asociada con ansia y nerviosismo.

ANTIMONIUM CRUDUM

Estadio de expectoración.

• En las neumonías con tos seca, espasmódica.

• Con tos paroxística que decrece progresivamente.

• Con catarro obstruyente y difícil de eliminar.

• Expectoraciones viscosas, filamentosas, espesas, pegajosas.

IPECA

Estadio de expectoración.

• En las neumonías del lado derecho, con opresión respiratoria.

• Gran acumulación de mucosidad que obstruye pulmones y bronquios.

• Tos incesante, violenta, a cada inspiración.

LYCOPODIUM

Estadio de expectoración.

• En las neumonías generalmente en la base del pulmón derecho.

• En un bioterreno marcado por la predisposición iniciada ya en la infancia.

• Con catarro nasal que ha pasado a ser crónico, persistente, obligando a respirar por la boca, sobre todo por la noche, debido a la obstrucción nasal crónica.

• Vibración característica de las aletas de la nariz, con movimientos rápidos, jadeantes, descoordinados respecto a los movimientos respiratorios.

Sarampión

Definición de la enfermedad

Virosis exantemática febril, muy contagiosa, con mucositis y exantema maculopapuloso y enantema.

Primera viremia: de las células de la mucosa respiratoria a los órganos del sistema reticular del endotelio, en donde el virus se reproduce nuevamente.

Segunda viremia: afecta a las mucosas respiratorias, con la consiguiente aparición de mucositis.

Complicaciones: otitis media, laringitis con estenosis, bronconeumonía, neuritis, bronquitis capilar.

Curso, síntomas y signos

Incubación: variable entre 9 y 12 días.

Principio con fiebre elevada (39-40 °C) de tipo remitente. Rinofaringitis y conjuntivitis con fotofobia.

Enantema maculoso palatal con *manchas de Koplik,* patognomónicas (70 %), que se extiende a otras mucosas (síntomas gastrointestinales y genitourinarios).

Tos: seca, irritante (faringitis, laringitis). Después de una breve remisión, reaparece la fiebre elevada, con *exantema* maculopapuloso rojizo que, desde la raíz del cabello, a partir de la parte posterior de la oreja, se extiende en tres días al resto del cuerpo excepto a las palmas de las manos y las plantas de los pies. El exantema va acompañado de una *linfadenomegalia,* que se propaga a los ganglios linfáticos profundos (posibilidad de cuadros clínicos de tipo apendicopático).

Tratamiento homeopático

Prescribir a la potencia *9CH* el *simillimum* del cuadro clínico, o a la *15CH*, si la similitud resulta muy extendida y comprende síntomas caracteriales y mentales. Administrar una vez al día por la mañana hasta el completo restablecimiento del niño.

BELLADONNA

Reacción a la enfermedad marcada, vivaz.
• *Fiebre exantemática,* piel ardiente, escarlatinosa.
• *Exantema rojo vivo*, que emana calor a distancia.
• Accesos de tos seca, dolorosa, espasmódica.
• Ojos brillantes, midriasis, fotofobia.
• Cefalea latente, pulsaciones por congestión.
• Sudación abundante, extremidades frías.
• Rostro rojo y congestionado, midriasis, cefalea.

BRYONIA

Reacción a la enfermedad más bien escasa, lenta.
• El exantema tarda en manifestarse o aparece lentamente.
• Fiebre moderada o con inicio bastante gradual.
• Sed ardiente, al límite, de gran cantidad de agua, ansias de beber con mucha frecuencia o a largos intervalos.
• Accesos de tos seca, generalmente dolorosa.
• Tos que parece provenir del estómago.
• Dolores intercostales que empeoran con la actividad.
• Dolores torácicos que mejoran estando tumbado sobre el lado que duele.
• Cefalea agobiante, que tiende a empeorar, especialmente con el movimiento.

• Cefalea tormentosa, occipital, temporal.

• Empeoramiento general con la actividad y por la noche, a las 9 de la noche.

GELSEMIUM SEMPERVIRENS

Reacción a la enfermedad atenuada, lenta.

• *Fiebre* tipo sarampión o escarlatinosa.

• Fiebre remitente, infantil, sin escalofríos.

• Fiebre con somnolencia, ojos que se cierran.

• Las erupciones son parecidas a la rubéola.

• El cutis se ve rojo y pruriginoso.

• Síntomas catarrales, cansancio de las extremidades.

• Postración, ausencia de sed.

• En el niño tímido, que teme las apariciones en público.

• En el niño que sufre ansiedad de anticipación.

PULSATILLA

Gran variabilidad de los síntomas del niño; medicamento específico para el sarampión.

• *Erupciones* de rubéola, de varicela, de sarampión.

• *Erupciones exantemáticas* en todas las extremidades.

• Boca muy seca, pero sin sed.

• Cutis seco y ardiente.

• Lengua con mucosidad blanca o amarillenta, constante.

• Rinorrea mucosa, abundante, amarillenta verdosa.

• Fiebre moderada una vez pasado el mediodía.

• Fiebre sin escalofríos, durante todo el día.

• Paroxismo febril que aumenta en cada acceso.

• Paroxismo febril irregular con largos estremecimientos.

• Tos seca al final del día y blanda por la mañana.

• Tos húmeda durante el día y seca por la noche.

• Tos extenuante, nocturna, que no permite dormir.

• Tos durante el sarampión, tos después del sarampión.

• Secreción amarillo-verdosa de los oídos.

• Secreción de los oídos después del sarampión.

• Erupciones de pústulas detrás de las orejas.

• Empeoramiento general al final del día.

SULFUR

Reacción a la enfermedad muy apreciable, simpaticotónica; medicamento homeopático específico del sarampión, de la escarlatina y de la varicela.

• Lengua blanca en el centro, con punta y márgenes rojizos.

• Fiebre continua o remitente.

• Fiebre nocturna con sensación de frío, estremecimientos.

• Erupciones pruriginosas agravadas por el calor de la cama.

• Catarro nasal, tos, dolor torácico.

• Tos seca, breve, irritante, por la noche.

• Tos agravada por el calor de la cama, por la lana.

• Tos que mejora sudando, con el tiempo seco.

• Tos húmeda por la mañana, durante el día.

• Estertores mucosos acentuados, por acumulación bronquial: en niño indolente, perezoso, holgazán, con aversión al trabajo físico y mental.

• Empeoramiento general al lavarse con agua, con el calor de la cama, por la noche.

• Mejora con el tiempo seco y cálido.

Rubéola

Definición de la enfermedad

Virosis infecciosa con fiebre moderada, *exantema* de consistencia maculopapulosa, linfadenomegalia y plasmocitosis hemática.

Al igual que en el sarampión, el virus penetra por vía respiratoria, se reproduce en las células de la mucosa, para luego propagarse por el organismo *(primera viremia)* y luego localizarse en los órganos del sistema reticular del endotelio.

Después de la fase reproductiva, se produce una *segunda viremia*, que abre la fase de la aparición de los signos y los síntomas clínicos.

Curso, síntomas y signos

Incubación: de 14 a 21 días, normalmente silente.

Inicio con signos moderados: fiebre, enantema, mialgias, artralgias, rinofaringitis, conjuntivitis; pero sobre todo con una importante linfadenomegalia (poliadenopatía), que afecta especialmente a los ganglios linfáticos cervicales laterales, retroauriculares y de la nuca. Los *ganglios linfáticos* de un tamaño entre un guisante y una avellana, no duelen excesivamente y son móviles en planos superficiales y profundos.

Al cabo de pocas horas o incluso hasta uno o dos días aparece el exantema rosáceo pálido, maculopapuloso; en poco tiempo se propaga por todo el cuerpo, en dirección craneocaudal.

Los elementos del exantema generalmente son pequeños y poco apreciables, y no tienden a encontrase entre sí. Puede darse el caso que el exantema tenga un aspecto escarlatiniforme.

En la sangre encontramos: leucopenia, linfocitosis, monocitosis y una presencia de plasma celular (5-10 %) característica.

Tratamiento homeopático de la rubéola

Prescribir a la potencia *9CH* el *simillimum* del cuadro clínico, o a la *15CH,* si la similitud resulta muy extendida y comprende síntomas caracteriales y mentales. Administrar una vez al día por la mañana hasta el completo restablecimiento del niño.

ACONITUM

Rubéola benigna desde el principio; medicamento homeopático específico de la rubéola a prescribir en la primera fase de la enfermedad.

En el niño fuerte y robusto, tónico; excesivamente inquieto y miedoso cuando está enfermo.

• Con sed intensa y frecuente de agua fría.

• Con algias torácicas perfectamente localizadas.

• Con neuralgias, artralgias, mialgias.

• La crisis se solventa con rapidez.

BELLADONNA

Complicaciones en oídos o garganta.

• En el niño hipersensible al frío y con la nariz roja; mentalmente siempre activo, vivaz, de fantasía rica.

• Dolor lacerante en las amígdalas, al tragar.

• Dolor en los ganglios cervicales.

• Rinorrea diurna, obstrucción nasal nocturna.

• Mucosa nasal, laringe y tráquea secas, afonía.

• Voz ronca acompañada de tos nerviosa.

• Dolor auricular y en el rostro.

• Dolor auricular lacerante irradiado hacia la parte inferior.

• Sudación abundante, extremidades frías.

• Articulaciones edematosas, rojas y cálidas.

BRYONIA

• *Síntoma clave:* la erupción cutánea se produce después de la fiebre.

• *Síntoma clave:* rápida desaparición del exantema, cuando disminuyen los síntomas respiratorios, cuando la tos deja de ser seca y dolorosa, cuando la tos se vuelve húmeda, productiva.

• Dolores y rigidez muscular durante la enfermedad.

• Articulaciones rojas, inflamadas, calientes, doloridas.

• Piel seca, ardiente; prurito abrasante.

• En niño impetuoso, impaciente, muy irritable.

• En niño inquieto si tiene que moverse (detesta el movimiento).

• En niño solitario que puede manifestar una cólera extraordinaria, especialmente si se le contradice.

PULSATILLA

Erupciones de rubéola, varicela, sarampión; preponderancia de los síntomas catarrales.

• Lagrimeo ocular frecuente, párpados inflamados.

• Rinorrea mucosa, abundante, de color amarillo verdoso.

• Mucosas nasales inflamadas con pérdida del olfato.

• Catarro nasal que mejora al aire libre.

• Secreción nasal dulce, verdosa, amarillenta.

• Secreción en los oídos de color amarillo verdoso.

• Estertores mucosos muy apreciables, por acumulación bronquial.

• En niña o niño que llora con mucha facilidad, por cualquier cosa, ya sea algo triste o alegre.

• Empeoramiento general con el calor, en una habitación caldeada, durante el descanso, después de comer, con alimentos grasos o pesados.

• Mejora al aire libre, con aplicaciones frías, con la actividad.

Escarlatina

Definición de la enfermedad

Enfermedad bacteriana aguda, exantemática, infecciosa, caracterizada por exantema y por típico enantema.

La infección (por *estreptococos*) se localiza generalmente en la orofaringe, rara vez en el cutis o en las vías genitales femeninas.

Formas clínicas: leve *(escarlatinela),* o diagnóstico de cuarta enfermedad; medio grave; clásica; fórma séptica; forma tóxica; forma quirúrgica *(por heridas).*

Curso, síntomas y signos

Incubación: 3-5 días, inicio brusco, fiebre 39-40 °C, cutis seco, pulso acelerado, faringodinia, cefalea, a veces náuseas y vómito. Angina roja, eritematosa.

Mucosa faríngea: punteada finamente; mucosa lingual cubierta de pátina blanquecina, luego desepitelizada sobre fondo rojo con papilas realzadas (recuerda el tejido de una fresa).

Al cabo de 1-5 días aparece el exantema, formado por pequeñas máculas, pápulas, próximas entre sí; afecta a las articulaciones y el tronco, luego a las extremidades y al rostro, a excepción de la nariz, barbilla y la zona perioral, formando la denominada *máscara escarlatinosa.*

El *cutis* adopta un cierto parecido al papel de lija, a causa de la erección de los músculos de los folículos pilíferos.

Estrías rubras o de Pastia en los pliegues cutáneos.

Al cabo de 2-5 días: la fiebre se atenúa por lisis; paulatinamente el exantema decrece y aparece una descamación furfurácea, primero en el rostro y en el tronco, y más tarde en las extremidades.

Tratamiento homeopático de la escarlatina

Prescribir a la potencia *9CH* el *simillimum* del cuadro clínico, o a la *15CH*, si la similitud resulta muy extendida y comprende síntomas caracteriales y mentales. Administrar una vez al día por la mañana hasta el restablecimiento.

AMMONIUM CARBONICUM

Exantema escaso, rojo oscuro, de aparición gradual.
• *Erupción escarlatiniforme* en el rostro y en el vientre.
• Olor pútrido en boca y garganta, siempre inflamadas.
• Disnea, con nariz tapada, especialmente por la noche.
• Fiebre con delirio, postración, pulso débil.
• Reacción escasa a la enfermedad.
• En niño obeso, asténico, fláccido, no reactivo.

APIS MELLIFICA

• *Erupciones escarlatiniformes.*
• *Exantema rosáceo* (rápida aparición).
• Cutis como la piel de la naranja, roja, punzante, como si hubiera sido tocada por agujas incandescentes.
• Cutis en que se alterna el sudor con la sequedad cutánea.
• Garganta enrojecida, brillante, como barnizada.
• Oliguria, edemas en los párpados inferiores.
• Postración, movimientos convulsivos de las extremidades.
• En niño distraído, patoso, desconfiado, llorón, histérico.

ARSENICUM ALBUM

• *¡Situación grave!* Rostro pálido, ceroso.
• Erupción lívida, edemas.
• Frecuente albuminuria y cilindruria.
• Ansiedad muy marcada, abatimiento.
• Empeoramiento nocturno, de la 1 a las 3 de la madrugada.

BAPTISIA TINCTORIA

• *¡Situación grave!* Manchas lívidas por todo el cuerpo.
• Hedor insoportable del aliento.
• Diarrea fétida y debilitante.
• Sudación abundante, fría, viscosa, ácida.
• Fiebre alta, con ardor seco.
• Abatimiento, estupor, delirio, mal humor.

BELLADONNA

Medicamento homeopático específico para la escarlatina.
• Fiebre elevada, intensa; convulsiones.
• Calor local, con irradiación intensa.
• Erupción de escarlatina, de erisipela.
• Erupción cutánea de color rojo fuego, rojo vivo, rojo escarlata.
• Empeoramiento general a partir de las 3 de la tarde.

LACHESIS

Medicamento homeopático específico para la escarlatina.
• *¡Situación grave!* Erupción de color rojo oscuro o lívida.
• Inflamación de la laringe obstructiva espasmódica.
• Cutis cianótico, manchas azuladas o de ictericia.
• Petequias, epistaxis, riesgo de hemorragia.

RHUS TOXICODENDRON

• *Erupción muy extendida,* ardiente, pruriginosa.
• Hipertrofia linfoglandular submaxilar.

Varicela

Definición de la enfermedad

Virosis exantemática (*virus VZ*) benigna, muy contagiosa, caracterizada por fiebre y exantema vesicular.

Frecuencia mayor entre los cinco y los nueve años de edad.

Después de haberse multiplicado en las células de la mucosa respiratoria, el virus se propaga en el caudal hemático (*primera viremia*); a continuación, se localiza en los órganos del sistema reticular endotelial (*segunda viremia*), para propagarse al cutis, las mucosas y los ganglios nerviosos.

Curso, síntomas y signos

Incubación: 14-18 días; invasión en unas 18-36 horas, con fiebre modesta, malestar, *exantema maculopapuloso* que afecta al tronco y a las partes cubiertas sometidas a microtraumas; concretamente, exantema pruriginoso que se extiende por el cuero cabelludo.

Los elementos del exantema aparecen en oleadas consecutivas (2-4 en un intervalo de 2-6 días). La evolución sigue este decurso: máculas, pápulas, ampollas que se rompen fácilmente y costras.

Posible formación de un *enantema* (conjuntiva, boca, faringe, laringe y vulva), con aparición de aftas dolorosas.

La evolución de la fiebre se muestra caprichosa, con tendencia a aumentar o a desaparecer (*fiebre difásica*). Cede definitivamente al término de la última erupción.

Analítica: leucocitosis acompañada de linfocitosis.

Complicaciones: infección de las ampollas, neumonía intersticial, meningitis, neuritis, mielitis, hemorragias varias (de capilaritis a *purpura fulminans*) y también encefalopatías con insuficiencia hepática y artritis.

Tratamiento homeopático de la varicela

Prescribir a la potencia *9CH* el *simillimum* del cuadro clínico, o a la *15CH*, si la similitud resulta muy extendida y comprende síntomas caracteriales y mentales. Administrar una vez al día por la mañana hasta el completo restablecimiento del niño.

ANTIMONIUM CRUDUM

- *Remedio específico de la varicela.*
- Grandes ampollas que contienen líquido seroso denso, viscoso, amarillento; costras espesas, duras, muy pruriginosas.
- *Síntoma clave:* lengua con pátina blanca, saburral.
- En niño nervioso, onicofágico, de humor irritable.
- En niño que grita por la menor cosa.

HEPAR SULFUR

- *Síntoma clave:* exantema con supuración y fiebre.
- *Síntoma clave:* erupciones muy sensibles al tacto.
- Ampollas muy sensibles al contacto y al aire frío.
- Fiebre que acompaña constantemente a la supuración.
- En niño hipersensible, irritable, díscolo, violento.

MERCURIUS SOLUBILIS

- Grandes ampollas de contenido purulento, muy pruriginosas.
- Fiebre, sudación, lengua blanca, tialismo, astenia.
- El prurito empeora con el calor.

MEZEREUM

- Ampollas muy pruriginosas, costras blanquecinas espesas.

• Ampollas infectadas que se ulceran, cubiertas de costras.
• Costras blanquecinas u oscuras, con pus denso, amarillento.

RHUS TOXICODENDRON

• Ampollas pequeñas, acuosas, claras, transparentes.
• *Síntoma clave:* vejigas muy pruriginosas y que escuecen, rodeadas por una aureola rosácea; mejoran con el calor.
• *Síntoma clave:* agitación motriz y ansiedad.
• En niño que no es capaz de estarse quieto.
• En niño que nunca está tranquilo mental y físicamente.

PULSATILLA

• *Remedio específico de la varicela.*
• Picos febriles irregulares, largos escalofríos.
• Paroxismos febriles, aunque nunca dos veces iguales.
• Ausencia total de sed durante la fiebre.
• Erupciones punzantes, erupciones de varicela.
• Erupciones con secreción blanca o amarillenta.
• Prurito ardiente, que se agrava al rascarse.
• En niño llorón, pero no irritable.

SULFUR

Reacción a la enfermedad viva, simpaticotónica.
• *Tratamiento homeopático del sarampión, la escarlatina y la varicela.*
• Lengua blanca en el centro, con punta y bordes enrojecidos.
• Fiebre continua o remitente.
• Fiebre nocturna con frío.
• Erupciones pruriginosas agravadas por el calor de la cama.

• Resfriado fluido, catarro, tos, dolor torácico.
• Tos seca, breve, irritante, por la noche.
• Tos agravada con el calor de la cama, por culpa de la lana.
• Tos que mejora sudando, con el tiempo seco.
• Tos blanda por la mañana, durante el día.
• Estertores mucosos muy apreciables, por acumulación bronquial.
• En niño indolente, con aversión al trabajo físico y mental.

Parotitis (paperas)

Definición de la enfermedad

La parotitis epidérmica, comúnmente llamada *paperas*, es una *virosis* infecciosa, contagiosa, epidérmica.

La propagación tiene lugar entre los cuatro y los quince años de edad.

Está caracterizada por la inflamación aguda no supurante de las parótidas y de las glándulas submaxilares y sublinguales, a veces del testículo, raramente de los ovarios. Puede llegar a afectar al páncreas, a los pezones y a las glándulas lagrimales. Casi constantemente encontramos una afectación subclínica del eje encefaloespinal, que puede manifestarse en el curso de bronquitis, ovaritis, pancreítis.

Curso, síntomas y signos

Incubación: 18-21 días; inicio agudo con malestar febril, agotamiento; a continuación, inflamación dolorosa de las parótidas (en el 75 % bilateral), con los lóbulos de las orejas que van hacia fuera (*paperas*) y dolor durante la masticación. Puede afectar también a las glándulas salivales.

La *fiebre* desaparece en 3-4 días, la tumefacción en 15 días. La *amilasemia* (también sin pancreítis) es elevada.

Los valores de glóbulos blancos revelan *leucopenia*.

En las complicaciones, aparecen los síntomas y los signos de la:

— *meningitis* paroxística, serosa, benigna, en cuyo caso pueden faltar también las manifestaciones clínicas de parotitis;
— *neuritis* paroxística, con graves alteraciones sensoriales y presencia de signos piramidales y extrapiramidales.

Tratamiento homeopático de la parotitis

Prescribir a la potencia *9CH* el *simillimum* del cuadro clínico, o a la *15CH*, si la similitud resulta muy extendida y comprende síntomas caracteriales y mentales. Administrar una vez al día por la mañana hasta el completo restablecimiento del niño.

ABROTANUM

• Posibles metástasis en los testículos y en los ovarios.
• En chicos o chicas débiles, en estado de desnutrición, gruñones, irritables.
• Empeoran con el aire frío, húmedo, con la niebla.
• Después de la supresión iatrogénica de inflamaciones.

APIS MELLIFICA

• Aparición brusca con síntomas como dolores punzantes.
• Coexistencia de inflamación de la faringe, enrojecimiento edematoso.
• Fiebre elevada, vespertina, con escalofríos.

BELLADONNA

• Escalofríos seguidos por calor febril elevado.

• Ojos brillantes, midriasis, fotofobia.
• Parótidas enrojecidas e inflamadas, con dolores repentinos.
• Tumefacción elástica, dolorosa, caliente.
• Estado de irritación neurológica funcional.
• Mucha agitación, noches delirantes durante el periodo febril.

BRYONIA

• Tumefacción parotídea dura, caliente, dolorosa.
• Fiebre moderada, nunca excesivamente alta.
• Sed enorme durante largos intervalos.
• Deseo de tranquilidad y reposo.

FERRUM PHOSPHORICUM

• Durante el periodo de invasión, malestar general.
• Fiebre alrededor de los 38 °C, dolor en los oídos.
• Inflamación moderada; pulso lleno, blando, rápido.
• El niño prefiere estar fuera de la cama, ir y venir a su aire.

LACHESIS

• *En los casos graves*, fiebre alta y gran abatimiento.
• Tumefacción parotídea rojo lívida o azulada.
• Hipersensibilidad al contacto, a la presión.

MERCURIUS SOLUBILIS

• Inflamación de las parótidas en curso.
• Lengua fláccida y espesa, cubierta de pátina de color blanco amarillento que conserva las marcas de los dientes.
• Salivación intensa y aliento fétido.

• Subida de la temperatura con escalofríos a flor de piel y sudación maloliente que no alivia.

PULSATILLA

• Tumefacción escasa, congestión venosa local y frecuentes metástasis en testículos y ovarios.
• Dolores y fiebre moderados, ausencia de sed.
• El remedio no ejerce una acción directa en las parótidas, pero puede prevenir las complicaciones glandulares en páncreas, testículo, ovarios.

RHUS TOXICODENDRON

• Tumefacción dura, poco enrojecida, punzadas.
• Obstrucción de las glándulas submaxilares.

Tos ferina

Definición de la enfermedad

Enfermedad infecciosa aguda, muy contagiosa, epidérmica. Es una de las más contagiosas. Puede contraerse a cualquier edad, aunque la mitad de los casos se produce en niños de menos de dos años.

Las chicas son más propensas que los chicos a contraer la enfermedad. Los lactantes corren un riesgo mayor de sufrir un desenlace fatal. La incidencia del contagio es alta en el estadio catarral. La transmisión a través de objetos es rara.

La vacunación sistemática no llega a garantizar una protección total, tal como demuestran estudios estadísticos realizados en Estados Unidos.

Curso, síntomas y signos

La sintomatología tiene *tres fases* y dura de 6 a 8 semanas.

Catarral: 1-2 semanas, con mucho catarro, rinitis, estornudos y lagrimeo; tos que también provoca vómito como síntoma asociado.

Accesual: 2-3 semanas, con accesos paroxísticos nocturnos; el niño tiene entre 5-10 ataques de tos, seguidos de una inspiración rápida forzada con la glotis cerrada. Esto provoca un gemido que recuerda el aullido de un perro.

Otros síntomas: congestión ocular con lagrimeo, lengua tendida, cianosis, mucosidades.

Convalecencia: de 2 a 3 semanas con disminución del número y de la intensidad de los accesos.

Complicaciones de la tos ferina

La *neumonía* es una complicación frecuente, que comporta mortalidad elevada en los niños menores de tres años. A menudo está causada por otros agentes bacterianos que invaden las vías respiratorias.

La intensidad de los ataques puede romper los alveolos pulmonares, formando un *enfisema* y un *neumotórax* espontáneo.

En los niños debilitados se puede desarrollar *bronquiectasias*. También es posible una *otitis media* por gripe o por neumonía.

Por otra parte, menos frecuentes son las complicaciones en el sistema nervioso central: convulsiones, durante el primer año; hemorragias cerebrales, con parálisis espasmódicas, retraso mental (encefalopatías).

Tratamiento homeopático en la fase de invasión

La terapia homeopática permite intervenir con éxito desde el inicio de la enfermedad, cuando el niño presenta, por ejemplo, un *resfriado banal* que sugiere el remedio.

ALLIUM CEPA

4CH (4 gránulos cada 2 horas):
• Secreción nasal clara, caliente, que irrita el labio superior.
• Lagrimeo dulce, que no produce ningún tipo de irritación.
• Tos seca, dolorosa, que en poco tiempo experimenta una evolución y se convierte en tos ferina.

El niño presentará rápidamente *los síntomas de:*

BELLADONNA

3CH (4 gránulos cada 2 horas):
• Rostro enrojecido, calenturiento; garganta roja; ojos brillantes.
• Tos seca, paroxística, perruna, especialmente por la noche.
• Posibles náuseas y vómito continuo de bilis, *que sugerirá:*

IPECA

4CH (4 gránulos cada 2 horas) especialmente si:
• La nariz sangra y la lengua está limpia, bien roja.

Tratamiento homeopático en la fase de tos ferina declarada

Al irse sucediendo los accesos paroxísticos de tos perruna, con expectoración catarral y signos de sofocación, la terapia, si se corresponden los síntomas, se orienta a:

ARNICA

3CH (un par de gránulos después de cada acceso):
• Si el niño llora debido al dolor provocado por la tos.
• Si el tórax del niño duele o está dolorido.

COCCUS CACTI

3CH (2 gránulos tras los accesos):
• Expectoración abundante después de cada crisis de tos.
• Tos paroxística seguida de mucosidades abundantes.
• Tos espasmódica, paroxística sobre las 23.30 h.

DROSERA

30CH (dosis glóbulos, a repetir cada 24 horas si la tos no se atenúa); síntomas que se manifiestan:
• Tos seca, breve, paroxística a partir de medianoche.
• Tos paroxística a las 2 de la madrugada con accesos rápidos.
• Al toser, el niño se sujeta el tórax con las manos.
• Epistaxis mientras tose o durante la convulsión.

Tratamiento homeopático en la fase final

Los síntomas más comunes corresponden a los siguientes remedios:

CORALLIUM RUBRUM

4CH (4 gránulos cada 2 horas):
• Accesos de tos que se prolongan de forma aislada.
• Mucosidades abundantes que bajan de las cavidades nasales.
• Vómito esporádico de consistencia viscosa.

Se debe alternar con:

KALIUM BICHROMICUM

4CH (4 gránulos cada 2 horas):
• Mucosidades laríngeas que estimulan los accesos de tos.
• Catarro amarillento, pegajoso.

Enfermedades alérgicas

Naturaleza y aspectos del fenómeno alérgico

Alergia e IgE

La *alergia* (del griego: *otro* y *trabajo*) es una reacción excesiva de defensa inmunitaria contra sustancias consideradas nocivas por tratarse de elementos ajenos al organismo.

La producción de las *inmunoglobinas IgE*, con las que se relacionan las alergias, no implica necesariamente una enfermedad, sino sólo una respuesta biológicamente oportuna a los *antígenos*, o sustancias extrañas, que inducen a las defensas del organismo a producir *anticuerpos* para luego luchar contra dichas sustancias.

La enfermedad suele aparecer cuando las *IgE* aumentan de modo anormal y constante, como reacción al estímulo de alergenos ambientales (pólenes, alimentos y derivados epidérmicos de animales).

Tipos de alergia

Alimentaria: el alergeno es un determinado elemento.

Inhalatoria: el alergeno penetra por vía respiratoria.

Bacteriana: se denomina así a la alergia a ciertos antígenos bacterianos por parte de individuos hipersensibles a productos del germen infeccioso, que son relativamente tolerados por individuos normales.

Por agentes físicos: frío, calor, luz solar, etc., que provocan la emisión de histamina y de otras sustancias activas; normalmente suelen producirse a nivel cutáneo.

Por medicamentos alopáticos: efectos secundarios.

Alergia por medicamentos alopáticos

Son las alergias causadas por fármacos convencionales.

La *penicilina* parece ser el fármaco alopático al que estadísticamente se atribuye un mayor número de alergias, especialmente en personas con propensión a patologías alérgicas. Produce fiebre, urticaria, erupciones maculopapulosas, prurito, broncospasmo, enfermedad del suero y otros problemas hasta llegar al shock anafiláctico.

Esta sintomatología y el terreno en el que esta se desarrolla pueden ser curados magníficamente mediante la homeopatía.

Planteamiento homeopático en las enfermedades alérgicas

En la terapia de las alergias podemos obtener respuestas positivas escogiendo remedios que actúan, a través de síntomas guía constitucionales y de enfermedad, en el terreno genético y ambiental, más que en el caso clínico reciente.

La *rinitis alérgica* y el *asma bronquial* son la manifestación típica y recurrente de afecciones cuyos orígenes se enraízan en la constitución, en las propensiones morbosas y en el tipo de vida que lleva el enfermo.

El factor desencadenante nos lleva a la *polenosis* (también llamada rinitis alérgica crónica, vasomotriz, fiebre del heno o asma). Los síntomas aparecen con intermitencia o durante todo el año, y sus responsables son tipos perfectamente conocidos de alergenos, como el polvo de casa, que contiene ácaros, pelos de animales, micetos y esporas. Esto también es válido para las *dermatitis alérgicas*, como la *costra láctea* del lactante, de la cual hemos hablado anteriormente.

En el niño, las manifestaciones más comunes son las erupciones urticarioides.

Tratamiento homeopático de las alergias respiratorias

Síntomas de la rinitis alérgica y formas similares

La *rinitis alérgica* puede presentar:
* Conjuntivitis y rinitis agudas.
* Rinorrea acuosa abundante, prurito nasal.
* Estornudos frecuentes, lagrimeo.
* Sensación de saciedad, cefalea, anosmia.
* Crisis disneicas, dificultades respiratorias.
* Empeora con el clima seco y ventoso.
* Mejora con la lluvia.
* Los síntomas cesan por encima de los 20 metros de altitud.
* Los síntomas se atenúan con el clima marino.

Tratamiento homeopático sintomatológico de la rinitis alérgica

Se interviene a los primeros estornudos con un remedio clásico:

ALLIUM CEPA

4CH (4 gránulos cada 2 horas):
* Serie de estornudos violentos, lagrimeo no irritante.
* Secreción nasal abundante con irritación del labio.

Se debe alternar con:

NUX VOMICA

4CH (4 gránulos cada 2 horas):
* Catarro con obstrucción nasal, también en el lactante.

* Catarro con secreción nasal y dolor de garganta por la mañana.
* Estornudos, especialmente al despertar y después de las comidas.
* Dolor de garganta, punzante, como una espina de pescado.

Síntomas y signos del asma bronquial

El *asma bronquial* (asma alérgica, extrínseca, atópica) puede presentar:
* Espasmo bronquial, espiración prolongada y sibilante.
* Edema e hipersecreción de la mucosa respiratoria.
* Crisis de disnea paroxística.
* Tos con expectoración mucosa (síntomas secundarios).

Se distinguen dos formas:

* *Forma alérgica* o extrínseca o atópica: con accesos (el alergeno actúa de modo esporádico) o crónica (el alergeno actúa con continuidad).
* *Forma no alérgica* o intrínseca: psicógena.

Crisis de asma extrínseca

Administrar de inmediato, alternados a intervalos cortos, de 15 a 30 minutos el uno del otro:

ASTHMA-NOSODE
9CH

* Estimula la desintoxicación de la histamina.
* Útil también en las formas intrínsecas psicosomáticas.
* Desbloquea o facilita la acción de otros remedios.

CUPRUM METALLICUM
9CH

* Disnea espasmódica, sofocos.

• Crisis disneica alternada con vómito espasmódico.

• Disnea molesta, con paros respiratorios.

• Tos tipo tos ferina, con estertores y silbidos.

• Accesos de tos seca de larga duración.

Tratamiento homeopático de terreno de la alergia respiratoria

Prescribir a la potencia *30CH* el medicamento homeopático de terreno alérgico o de fondo que corresponde al niño que debe ser tratado.

Se administrará en *dosis de glóbulos* una vez por semana, hasta la completa mejoría del niño.

BARYTA CARBONICA

• Hipertrofia de los ganglios linfáticos, dolores glandulares.

• Hipertrofia de las amígdalas con inflamación recidivante.

• Hiperestesia general de los ganglios, inflamación de los vasos.

• Dolores ardientes en la garganta, como de llaga, nocturnos.

• Catarro con secreción nasal de costras amarillentas.

• Catarro respiratorio frecuente, abundante.

• Tos seca en los niños linfáticos.

• Empeoramiento con el frío húmedo.

CALCAREA CARBONICA

• Secreciones nasales fétidas, purulentas, amarillentas.

• Estornudos sin resfriado, obstrucción nasal crónica.

• Catarro crónico, con grandes costras nasales, amarillas.

• Tos seca por la noche, húmeda por la mañana y durante el día.

• Expectoración pegajosa, difícil de expeler.

• Expectoración abundante, amarillenta, mucopurulenta.

• Sudación abundante de la cabeza durante el sueño.

• Empeora con el frío, la humedad; mejora con el tiempo seco.

• Niño gordinflón, débil, que suda al mínimo esfuerzo.

• Niño fláccido, lento, apático, obstinado.

• Niño con escasa reactividad a las infecciones.

LYCOPODIUM

• Accesos catarrales violentos, rinorrea grisácea.

• Catarro nasal con mucosidades crónicas, costras nasales.

• Nariz tapada por la noche, durante el sueño.

• Respiración con la boca abierta, especialmente por la noche.

• Respiración asmática, corta, catarral.

• Tos seca, crónica, en niños débiles; empeora por la noche.

• Tos al dormirse, que impide el sueño.

• Expectoración grisácea, mucopurulenta, filamentosa.

NATRUM MURIATICUM

• Catarro a la mínima ola de frío.

• Catarro nasal acuoso, con lagrimeo; estornudos.

• Rinitis de repetición, estacionales o crónicas.

• Disnea asmática de la 1 a las 3 de la madrugada.

• Disnea que mejora al aire libre.

• Expectoración viscosa, transparente, blanca.

• Niño friolero, especialmente en las extremidades.

• Niño friolero, aunque no le gusta el calor radiante, solar.

• Niño pálido y delgado, pero de apetito exagerado.

• Empeora en la costa, con el calor, con el sol.

• Mejora al aire libre, sudando.

SULFUR JODATUM

• Niño débil, delgado, que se muestra agitado, inestable.

• Adenopático, termofóbico, aunque friolero.

• Niño que adelgaza pese a tener buen apetito.

• Faringe, adenoides, amígdalas hipertróficas, enrojecidas.

• Secreción mucopurulenta, irritante, ardiente.

• Empeora con el calor y con el esfuerzo.

• Mejora con el aire fresco.

Tratamiento homeopático de las alergias cutáneas

Síntomas de las dermatitis alérgicas: urticaria

En el niño propenso por terreno atópico, cuando la piel encuentra un alergeno, el organismo responde con una reacción cutánea urticarioide o eccematosa.

La expresión típica de alergia cutánea es la *urticaria*, muy frecuente en los niños. Entre las sustancias que la provocan están los alimentos (leche, huevos, chocolate, fresas, crustáceos...), algunos fármacos (antibióticos, aspirina...) y venenos de insectos, como la abeja, la avispa, etc. Los signos y síntomas típicos son la *dermatitis*, de color rojo vivo, con márgenes limpios y enrojecidos, y el *prurito*.

Alergias alimentarias

Los casos de alergia a los alimentos son muy frecuentes y van en aumento.

Además de la predisposición genética, cabe añadir otros fenómenos causantes a nivel intestinal (huevos, leche, tomates, cítricos, pescado).

Síntomas y signos:

• Cutáneos: urticaria, eccema, angioedema.

• Respiratorios: rinitis, asma, tos crónica.

• Gastrointestinales: vómito, cólicos, diarrea, dispepsia; estomatitis, hematemesis, lengua como un mapa.

• Renales: enuresis, hematuria, albuminuria.

• Sistema nervioso: irritabilidad, cefalea, poca resistencia a la fatiga.

• Otros: anafilaxis, anemia, fiebre recurrente, otitis.

Tratamiento homeopático de las dermatitis alérgicas

Prescribir a la potencia *9CH* el *simillimum* del cuadro clínico, o a la *15CH*, si la similitud resulta muy extendida y comprende síntomas caracteriales y mentales. Administrar una vez al día por la mañana hasta el completo restablecimiento del niño.

ACIDUM MURIATICUM

• Eccema solar alérgico.

• En niño pasivo, asténico, silencioso.

• Erupciones papulosas, vesiculosas, urticarioides.

• Pequeñas pústulas extremadamente pruriginosas.

• Empeora con el contacto, con la humedad, al sol.

• Niño con gran aversión por la carne.

ANTIMONIUM CRUDUM

• Alergia cutánea con presencia de granos, pruriginosa.

• Dermatitis, nódulos de urticaria, en niño dispéptico.

- Después de haber comido carne o de saciedad gástrica.
- La alergia empeora con excesos alimentarios, con alimentos ácidos, carne de cerdo, dulces, fruta.

APIS MELLIFICA

- Todas las formas alérgicas que presentan urticarias.
- Localización: cabeza, rostro, orejas, párpados, tórax, testículos, o también en formas difusas.

ARSENICUM ALBUM

- Erupciones cutáneas de cualquier tipo y en cualquier parte.
- Erupciones cutáneas alérgicas con dermatitis, prurito.
- Alergia cutánea con dermatitis exfoliante.
- En niño muy friolero, débil, ansioso.

BELLADONNA

- Urticaria en niño pletórico, simpaticotónico, hipersensible, hiperexcitable, con gran imaginación.
- Empeora con el frío, con el contacto.

DOLICOS PRURIENS

- Urticaria pruriginosa muy intensa.
- Empeora por la noche con el calor de la cama.
- Urticaria alérgica por intolerancia alimentaria.
- Prurito de la urticaria, del edema de Quincke.

FAGOPYRUM

- Urticaria pruriginosa que mejora con baños fríos.
- Empeora con el calor, al rascarse, en la cama.

GALPHIMIA GLAUCA

- Alergias cutáneas: urticaria, dermatitis herpetiforme.
- Eccema alérgico, eccema micótico.
- Erupciones alérgicas papulosas, vesiculosas.

GRINDELIA

- Erupciones alérgicas vesiculosas psicosomáticas.

HISTAMINUM HYDROCHLORICUM

- Remedio a prescribir cuando el alergeno no es conocido, en todos los estados de alergia cutánea y mucosa, especialmente en las alergias psicógenas.
- Empeora con el calor, con el sol, al lavarse.

HISTAMINUM MURIATICUM

- Alergia cutánea, edematosa, con urticaria.
- Eritema, edema de Quincke, eccema alérgico.

IGNATIA

- Dermatitis alérgicas psicosomáticas.
- El prurito se alivia rascándose, pero cambia de zona.

PENICILLINUM

- Reacciones alérgicas originadas por tratamiento con antibiótico, especialmente de penicilina.
- Manifestaciones de urticaria, eccema, erupciones, edema.
- Furúnculos en la cara con edema.
- Acné tuberoso, rosáceo.
- Erupciones herpetiformes del rostro.
- Erupciones micóticas, húmedas, maceradas, exantematosas.
- Sudación molesta.

Síntomas y trastornos intestinales

Inflamación intestinal

Enteritis aguda significa inflamación intestinal.

Síntomas: diarrea, dolores en el abdomen, fiebre (aunque no siempre); náuseas, vómitos, deshidratación (pérdida de peso).

Síntomas clave: diarrea y pérdida de peso.

Variantes de la enfermedad:

— gastroenteritis (con presencia de vómito y diarrea);
— enteritis (sólo diarrea, sin vómito);
— enterocolitis (se manifiesta diarrea con dolores acalambrados agudos en el abdomen, así como heces con mucosidad y/o sangre).

Entender los síntomas para curar la enfermedad

Los síntomas patognomónicos son unos puntos clave muy valiosos que orientan en el diagnóstico de la enfermedad. Ello explica su importancia práctica, ya que la elección del medicamento homeopático individual se basa en *síntomas subjetivos,* que caracterizan la forma de reaccionar del enfermo ante la agresión morbosa.

Los síntomas para entender de qué enfermedad se trata son:

— los dolores gástricos e intestinales y sus características;
— los síntomas a nivel oral, del esófago y del estómago;
— los síntomas a nivel del intestino delgado, del colon y del recto;
— los síntomas del bajo vientre: estipsis y/o diarrea.

Dolores gástricos e intestinales

«Dolor de barriga» del niño

Cuando el pediatra visita a un niño suele preguntar a los padres los síntomas de la enfermedad de su hijo. Es más, tan pronto como la edad del joven paciente lo permite, quiere oírlos en boca del propio niño. Por ejemplo, si el niño dice tener «dolor en la barriga», el médico no se contentará con una respuesta que dice poco o nada, sino que intentará averiguar *las características exactas del dolor:* ¿produce ardor o es como un calambre?, ¿espasmódico?, ¿erosivo?, ¿pulsátil?, ¿con punzadas?, ¿empieza siendo poco y luego duele cada vez más? Naturalmente hace falta mucha paciencia para explicar el significado de los adjetivos que pueden definir el dolor con algo más de precisión. Sin embargo, es indispensable si se quiere curar al niño mediante la homeopatía.

Dolor abdominal claramente definido por síntomas y modalidades

Únicamente si se logra *calificar el dolor con un adjetivo* se puede prescribir un remedio homeopático análogo.

El lector que quiera administrar a su hijo un remedio similar a los síntomas que el niño le explica, deberá leer atentamente las series de medicamentos homeopáticos indicados cada vez, y comparar los síntomas que en ellos se detallan con los expresados por el niño. Se eligirá el remedio más parecido, obteniendo una similitud total; o dos remedios complementarios de similitud parcial, que juntos sirven para alcanzar el mismo objetivo, o casi.

Tratamiento homeopático de los dolores gástricos e intestinales

Prescribir un remedio *simillimum* al tipo de dolor o dos remedios de similitud parcial alternados.

En el primer caso a la potencia *9CH,* dos veces al día, y en el segundo caso a la potencia *4CH,* dos veces cada uno.

ABIES NIGRA

Órgano específico: mucosas gastrointestinales.
• Gastralgia con ardor, acalambrada después de comer.
• Gastralgia pesada, como de huevo duro sin digerir.
• Gastralgia con ardor después de una comida abundante.
Empeora después de haber comido.

ARGENTUM NITRICUM

Órgano específico: estómago, intestino, mucosas.
• Dolores gástricos después de comer o por la noche.
• Dolores gástricos acalambrados, como una mordaza.
• Dolores gástricos roedores, espasmódicos, cortantes.
• Dolores gástricos erosivos, con náuseas.
• Dolores gástricos tensos, con ardor.
Empeora con el calor, con los dulces, por la noche.
Mejora con frío, presión, eructos.

ARSENICUM ALBUM

Órgano específico: sistema neurovegetativo, tubo digestivo.
• Dolores gástricos acalambrados después de comer helados o bebidas frías.
• Dolores gástricos después de comer.
• Dolores gástricos lacerantes, punzantes, como una llaga.

• Dolores gástricos que se hacen cada vez más opresivos.
• Dolores gástricos punzantes, raspantes, cortantes.
Empeora por la noche, con el frío.

BISMUTUM SUBNITRICUM

Órgano específico: estómago, duodeno.
• Dolores gástricos, acalambrados, con estímulo al vómito.
• Dolores gástricos, acalambrados, con temblores, estreñimiento.
• Dolores gástricos que se hacen cada vez más opresivos.
• Dolores gástricos después de comer.
• Dolores gástricos, punzantes, agudos.
• Gastralgia con vómito inmediatamente después de haber comido.

CANTHARIS

Órgano específico: esófago, estómago, colon, recto.
• Inflamaciones muy dolorosas y con escozor.
• Lengua recubierta de ampollas dolorosas y ardientes.
• Dolores faríngeos, gástricos; cólicos, rectales con escozor.
• Dolores gástricos, vespertinos, acalambrados.
• Dolores abdominales lancinantes, abrasantes.

CAPSICUM

Órgano específico: tubo digestivo en general.
• Dolores abdominales que queman como la pimienta negra.
• Gastralgia pesada, opresiva, hiperácida.
• Gastralgia acompañada de tensión inmediatamente después de comer.
Empeora con el frío, con alimentos condimentados con pimienta.
Mejora con bebidas calientes.

CARBO ANIMALIS

Órgano específico: mucosas gastrointestinales.
- Gastralgia con tensión, acalambrada, que se hace cada vez más opresiva.
- Gastralgia con ardor, que mejora comiendo.

Empeora con el frío, con el aire frío.
Mejora en una habitación caldeada.

COLOCYNTHIS

Órgano específico: musculatura lisa intestinal.
- Dolores abdominales acalambrados, punzantes como piedras afiladas.
- Dolores periumbilicales que obligan a flexionar el tronco.
- Dolores intestinales; gases.
- La expulsión de los gases no alivia.

Empeora con la cólera; por la noche.
Mejora con la presión y doblando el tronco.

CUPRUM METALLICUM

Órgano específico: estómago, intestino.
- Dolores gástricos, acalambrados; espasmos y convulsiones.
- Calambres gástricos debidos a pesadez gástrica con náuseas.
- Dolores gástricos espasmódicos.
- Cólicos con calambre abdominal causados por el frío.
- Cólicos espasmódicos; convulsiones.

Empeora con el frío, por la noche, con la presión.
Mejora bebiendo agua fría, sudando.

KALIUM CARBONICUM

Órgano específico: tubo digestivo.
- Dolores hipocondriacos en el lado derecho, cortantes, ardientes.
- Dolor abdominal debido a un estado de tensión después de comer.
- Dolor presionante, por la flatulencia.

Empeora de las 2 a las 3 de la madrugada, por la mañana, con el frío.
Mejora con el calor, estando inclinado hacia delante.

MAGNESIA CARBONICA

Órgano específico: musculatura lisa intestinal.
- Dolores por distensión gástrica.
- Gastralgia acalambrada, constrictiva, con temblores.
- Espasmos gástricos, intestinales, por nerviosismo.
- Empeora por la noche, con el frío, bebiendo leche.
- Mejora con el calor local.

MAGNESIA PHOSPHORICA

Órgano específico: órganos huecos, musculatura lisa.
- Espasmos y cólicos de órganos huecos.
- Dolores lancinantes, con paroxismo.
- Cólicos flatulentos en los niños.

Empeora con el frío, con la actividad.
Mejora con el calor, doblando el tronco.

MANDRAGORA OFFICINARUM

Órgano específico: sistema nervioso.
- Estados de distonía neurovegetativa a nivel gástrico.
- Dolores gástricos 1-2 horas después de las comidas.
- Cólicos intestinales nocturnos.

PLUMBUM METALLICUM

Órgano específico: tubo digestivo, musculatura lisa.
- Presión y calambres gástricos violentos.
- Dolores gástricos estando acostado o después de beber.
- Dolores gástricos; mejoran al eructar.
- Dolores gástricos con ardor.

• Dolores gástricos unas horas después de comer.

• Dolores gástricos, como causados por una fuerte presión.

• Cólicos muy violentos, con dolores continuos, sordos, calmados por una presión progresiva continua.

Empeora con la actividad, por la noche.

Mejora con las fricciones, con la presión fuerte.

PULSATILLA

Órgano específico: tubo digestivo y mucosas.

• Dolores gástricos gravativos, como si estuvieran producidos por una fuerte presión.

• Dolores gástricos agravados por alimentos calientes.

• Dolores gástricos agravados por alimentos grasos.

• Dolores gástricos después de haber comido.

Empeora con el calor, después de comer alimentos grasos o pesados.

Mejora acostándose sobre el lado que duele.

Síntomas orales, del esófago y gástricos

Halitosis, aliento de vómito acetonémico

La *halitosis* en el niño y el adolescente suele considerarse un fenómeno banal, del que no hay que preocuparse.

Los motivos más frecuentes son: el niño no lleva a cabo una perfecta higiene bucal, sufre gingivoestomatitis, come poca verdura cruda que, como se dice, «limpia los dientes». Por otro lado, el aliento que huele a acetona se encuentra en el niño que vomita completamente *(vómito acetonémico)* de forma persistente, tanto en la primera como en la segunda infancia. Se produce en niños ansiosos, agitados, inquietos e inestables debido a los nervios a nivel neurovegetativo y psíquico, en muchas ocasiones por causas familiares o ambientales.

Sin tratamiento, el fenómeno podría evolucionar hasta una exicosis peligrosa llegando incluso a provocar un coma, a causa de la pérdida de líquidos vitales.

Aerofagia, aerogastria y eructos

La deglución de aire *(aerofagia),* voluntaria o no, es un fenómeno fisiológico que puede ocasionar problemas. Al igual que cuando el aire permanece apresado en el estómago *(aerogastria),* pueden producirse eructos repetidos y dolorosos, ya sea la causa una mala digestión, o bien problemas nerviosos o de carácter. Los *eructos*, o emisiones ruidosas de gases por la boca, dependen, además de los citados problemas nerviosos, de una posible fermentación gástrica anormal.

Tratamiento homeopático de los síntomas orales, del esófago y gástricos

Prescribir un remedio *simillimum* al tipo de dolor o dos remedios de similitud parcial alternados.

En el primer caso a la potencia 9CH, dos veces al día, y en el segundo caso a la potencia 4CH, dos veces cada uno.

ACIDUM SULFURICUM

Órgano específico: estómago, páncreas, intestino.

• En el niño linfático, de buen apetito, diarreico; es víctima del nerviosismo y permanece contrariado por nada.

• Aftas bucales con mal aliento y tialismo.

• Aftas en el bebé y en la madre durante el periodo de lactancia.

• Halitosis, salivación abundante, eructo ácido.

- Acidez, vómito ácido, eructos, hipo.
- Eructos amargos, ásperos, ácidos, azucarados.
- *Empeora* bebiendo agua fría.
- *Mejora* con bebidas calientes, con el calor.

AMBRA GRISEA

Órgano específico: sistema neurovegetativo.
- En niño nervioso, que se agita y se cansa pronto.
- Niño delgado, débil, que se vuelve torpe cuando enferma.
- Aerofagia en cada bocado o sorbo de líquido.
- Aerogastria con despertar a medianoche.
- Eructos ácidos, a cada bocado, después de la tos.
- Eructos al final del día, con mejoría.
Empeora con la presencia de un extraño.
Mejora con las bebidas frías, eructando.

ANACARDIUM ORIENTALE

Órgano específico: duodeno, recto.
- En niño indeciso, con impulsos contradictorios.
- Halitosis ocasional, fétida, que altera el gusto.
- Gastropatía nerviosa, dispepsia, estreñimiento.
- Taquifagia con somnolencia después de comer.
Empeora con el trabajo mental, con la actividad física; por la mañana, con aplicaciones calientes.
Mejora comiendo, descansando, por la noche.

ANTIMONIUM CRUDUM

Órgano específico: estómago, intestino.
- En niño irascible, quejoso.

- En niño que no tiene apetito, al que sólo le gustan los alimentos ácidos.
- Hipersalivación con mucha sed por la noche.
- Eructos, aerogastria, vómitos.
- Eructos al vacío, sonoros, audibles.
Empeora con el calor excesivo, especialmente al sol.
Mejora descansando, al aire libre.

ARGENTUM NITRICUM

Órgano específico: estómago, intestino, mucosas.
- Niño deseoso de comer dulces, pero que le sientan mal.
- Niño nervioso, aerofágico, precipitado, extraño.
- Halitosis, boca con saliva viscosa, lengua seca.
- Dilatación gástrica después de comer y que mejora con eructos violentos, con ardor después de cada comida.
- Aerofagia, aerogastria, flatulencia enorme.
Empeora con el calor, con los dulces, por la noche.
Mejora con el frío, con la presión, eructando.

ARNICA

Órgano específico: estómago, intestino.
- Niño hipersensible y que enseguida refunfuña cuando se le toca.
- Niño que desea estar solo, indiferente a todo.
- Niño que no tiene apetito, que odia la carne y busca cosas ácidas.
- Halitosis y eructos ofensivos, con olor a huevos podridos.
- Aerogastria con peso gástrico, como una piedra.
- Eructos frecuentes por la mañana.
Empeora si se le toca y con el frío húmedo.
Mejora con el movimiento, acostado con la cabeza baja.

ASA FOETIDA

Órgano específico: sistema neurovegetativo; estómago, intestino.
- Niño gordinflón, con músculos fláccidos.
- Aerofagia, regurgitaciones, flatulencia gástrica enorme.
- Eructos ruidosos, irreprimibles, con sabor a ajo.
- Inversión del peristaltismo gastro-esofágico: todo presión de abajo arriba, nunca de arriba abajo.

Empeora por la noche, con aplicaciones calientes.
Mejora al aire libre, con una actividad moderada.

AURUM METALLICUM

Órgano específico: el sistema nervioso central.
- En niño hipersensible, hipercrítico, deprimido.
- El niño se encuentra mejor escuchando música.
- Halitosis ofensiva, fétida, como de queso agrio.
- Halitosis típica de las adolescentes en edad puberal.
- Gusto putrefacto y amargo en la boca, con tialismo.
- Pirosis con eructo y regurgitación.

Empeora por la noche, con el aire frío, en invierno.
Mejora al aire libre, con el calor, en verano.

CALCAREA CARBONICA

Órgano específico: estómago, intestino, mucosas.
- En niño con aerogastria frecuente y persistente: hinchazón gástrica molesta, visible, palpable.
- Lentitud, dificultad para digerir.
- Eructos por la mañana, en vacío; ásperos, ácidos.
- Eructos con regurgitación una hora después de la comida.

Empeora con el frío, con la humedad, después de comer.
Mejora al aire libre.

CARBO VEGETABILIS

Órgano específico: estómago, intestino.
- Niño débil, delicado, con inflamaciones humorales.
- Halitosis frecuente en niño que digiere mal.
- No tolera la leche, las grasas, la carne salada, los dulces.
- Gran flatulencia, acumulación de gases en el estómago.
- La flatulencia abdominal se acumula en la parte alta del abdomen.

Empeora después de haber comido alimentos grasos.
Mejora eructando.

CHINA

Órgano específico: estómago, hígado, intestino, bazo.
- En niño hiperactivo, fantasioso, hipersensible.
- Su hambre es desmesurada, pero digiere mal.
- Sufre dilatación gástrica después de haber comido.
- No mejora la tensión gástrica eructando.
- Padece flatulencia abdominal extrema.
- No tolera la leche y se desahoga eructando.
- Eructos mezclados con regurgitación de alimentos.
- Eructos ineficaces, sonoros, en vacío.
- Molestias en el estómago después de haber comido fruta.

Empeora con el frío, la humedad, las corrientes de aire, comiendo, al tacto y eructando.
Mejora por la noche con el calor.

GRAPHITES

Órgano específico: recto.
- Niño gordinflón, aprensivo, tímido, dubitativo pero no descuidado, perezoso, inactivo, que no intenta llevar a cabo ninguna actividad.
- Con sensación de frío en el cuerpo y temblores.
- Hambre sin límites, pero no le agrada la comida hervida y caliente, el pescado, las cosas azucaradas.
- Halitosis abrasante; eructos ácidos, irritantes.
- Aerogastria dolorosa, acalambrada, después de comer, con agravamiento provocado por cualquier tipo de comida.
- Los eructos mejoran el estado general.

Empeora con el calor, el tiempo húmedo y frío, por la noche.

Mejora en la oscuridad; al aire libre.

LYCOPODIUM

Órgano específico: hígado, estómago, intestino.
- Niño colérico, nervioso, autoritario, irritable.
- Quejoso, hipercrítico, malhablado, grosero.
- Le saltan las lágrimas con facilidad, a la mínima ocasión, sobre todo con la alegría o las buenas noticias.
- Halitosis, especialmente por la mañana; lengua seca.
- Aerogastria, flatulencia excesiva en el vientre.
- Eructos abrasantes, con ardor persistente en el esófago.
- Eructos en vacío; ineficaces e incompletos.

Empeora de las 4 a las 8 de la tarde; con el calor exterior.

Mejora con la actividad, al aire libre; desabrigándose; con los alimentos y las bebidas calientes; pasada medianoche.

Lateralidad derecha, de derecha a izquierda.

MAGNESIA MURIATICA

Órgano específico: intestino grueso, hígado.
- Niño nervioso, colérico, que digiere mal.
- Eructos acuosos, durante las náuseas.
- Eructos con fuerte olor a huevos podridos.
- Eructos con regurgitación de alimentos.
- Mejoría general después de eructar.

Empeora tomando leche, sal, en la costa.

Mejora con la actividad y al aire libre.

MERCURIUS VIVUS

Órgano específico: estómago, intestino recto, mucosas.
- Niño lento de reacciones, con memoria mediocre.
- Niño linfático, pletórico, ansioso, agitado.
- Aliento nauseabundo, fétido; tialismo viscoso.
- Sensación de hinchazón gástrica, con regurgitaciones.
- Eructos por la tarde, por la noche, agrios, irritantes.
- Eructos con regurgitaciones alimentarias, amargos.
- Eructos sonoros, audibles.

Empeora con el aire frío, con las temperaturas extremas; por la noche con el calor de la cama; con la humedad.

Mejora reposando en la cama.

NATRUM MURIATICUM

Órgano específico: sistema neurovegetativo; tubo digestivo.
- Niño triste y melancólico, que llora con facilidad.

- Llora sin motivo, especialmente si se le consuela.
- Le gusta estar solo y se enfada por nada.
- Aliento nauseabundo; putrefacto, fétido.
- Aerogastria, sensación de estómago lleno, pesado.
- Eructos; después de tomar una bebida; después de tomar leche.
- Eructos después de comer; con regurgitaciones.
- Eructos con el sabor de los alimentos.

Empeora si se le consuela, con el trabajo mental; hacia las 10 de la mañana; con el calor del sol; en la costa.

Mejora al aire libre; lavándose con agua fría; acostado sobre el lado izquierdo.

NATRUM SULFURICUM

Órgano específico: tubo digestivo, vías biliares.
- Niño corpulento, pesado, apático.
- Aliento nauseabundo, hinchazón gástrica después de haber comido.
- Aerofagia con flatulencia, regurgitaciones ácidas reiteradas.

Empeora con la humedad en todas sus formas.

Mejora con el tiempo seco, con el movimiento.

NUX VOMICA

Órgano específico: sistema neurovegetativo; tubo digestivo.
- Niño hipersimpaticotónico, nervioso biliar.
- Hipersensible, muy irritable, friolero.
- Halitosis, con pirosis, en mayor grado por la mañana.
- Hinchazón gástrica después de haber comido, pesado, quejoso.
- Eructos, amargos, irritantes, agrios, ásperos, por la noche.

- Eructos difíciles, ineficaces, incompletos.
- Eructos con regurgitaciones de alimentos y sabor de comida.

Empeora al despertarse y después de las comidas.

Mejora descansando y con el tiempo húmedo.

PHOSPHORUS

Órgano específico: estómago, intestino.
- Niño constantemente cansado, que necesita descansar siempre.
- Indiferente a lo que le rodea, abatido.
- Temeroso y angustiado, como temiendo que ocurra algo.
- Halitosis nauseabunda con regurgitaciones de alimentos.
- Eructos ásperos, agrios, después de beber leche; desagradables.
- Eructos paroxísticos; niño que siempre tiene hambre, y que necesita comer con bastante frecuencia para poder aguantar.
- Eructos desde el primer bocado, con regurgitación de comida.

Empeora al caer la noche, con los cambios de temperatura.

Mejora en la oscuridad, con el frío.

PLATINA

Órgano específico: estómago-intestino, genitales femeninos.
- Niño que sufre espasmos, débil, irritable; alterna soberbia con angustia y melancolía.
- Aerogastria con fermentaciones y flatulencia.
- Hinchazón epigástrica con necesidad de aflojarse la ropa.
- Náuseas y eructos persistentes, debilidad.

Empeora con el reposo, al final del día, por la noche.

Mejora caminando, moviéndose, al aire libre.

PULSATILLA

Órgano específico: tubo digestivo y también mucosas.
• En niña o niño femenino, silencioso, sumiso; que busca la simpatía de quienes le rodean.
• Cualquier disgusto se lo lleva rápidamente el viento.
• Humor y síntomas variables.
• Aliento nauseabundo, por la mañana; tialismo frecuente.
• Eructos después de comer mantequilla o alimentos grasos o muy ricos.
• Eructos nauseabundos; fluidos; con regurgitaciones.
Empeora con el calor, con el reposo, en una habitación caldeada; con la lluvia; después de haberse mojado los pies.
Mejora al aire libre; con el movimiento lento.

SILICEA

Órgano específico: tubo digestivo, tejido conectivo.
• Niño delgado, con extremidades gráciles.
• Presenta un cierto retraso en el desarrollo, no por defecto de alimentación, sino de asimilación.
• Sin embargo, es un niño volitivo, hipersensible, tenaz en la consecución de sus objetivos.
• Falta de apetito, pero con mucha sed.
• Rechaza los alimentos calientes, la carne.
• Hipo, náuseas, regurgitaciones, vómito acuoso.
• Después de comer, tensión, saciedad gástrica.
• Abdomen duro y tenso, borborigmos, flatulencia.
Empeora con el frío, al aire libre, en invierno.
Mejora con el calor.

THUJA

Órgano específico: sistema neurovegetativo, mucosas.
• Remedio de fondo del sujeto dismetabólico.
• Notable dilatación gástrica, por aerogastria.
• Aerofagia bebiendo té, especialmente si está caliente.
• Pesadez de estómago; eructos después de comer.
• Eructos agrios, irritantes; con el sabor de las comidas; amargos; nauseabundos; con regurgitaciones de comida.
Empeora con el frío, la humedad; por la noche, con el calor de la cama; con el frío; después de las vacunaciones.
Mejora con la presión.

Síntomas del colon, del recto y del intestino delgado

Tratamiento homeopático de aerocolia, borborigmos, meteorismo, flatulencia

Prescribir un remedio *simillimum* al tipo de dolor o dos remedios de similitud parcial alternados.
En el primer caso a la potencia *9CH*, dos veces al día, y en el segundo caso a la potencia *4CH*, dos veces cada uno.

ALLIUM SATIVUM

Órgano específico: estómago, intestino.
• Pesadez gástrica y dilatación abdominal dolorosa con meteorismo, en niño goloso y con sobrepeso.
• Problemas digestivos al mínimo exceso.

ALOE SOCOTRINA

Órgano específico: tubo digestivo, especialmente colon.

• En niño sensible al dolor, que come más de lo normal y tiende al sobrepeso.
• Importante dilatación abdominal provocada por los gases, borborigmos.
• Borborigmos por la mañana, flatulencia al final del día.
• Gases fétidos, ruidosos, crepitantes.
• Dolor tras expulsar flatulencia.
Empeora por la mañana, pronto; con el clima cálido y seco.
Mejora expeliendo gases o defecando; con el clima frío.

ARGENTUM NITRICUM

Órgano específico: estómago, intestino, mucosas.
• En niño delgado, nervioso, triste, que le gustan los dulces.
• Lengua seca, roja, dolorida, sin sed.
• Flatulencias ruidosas después de comer alimentos dulces, azúcar.
Empeora con el calor, con los dulces, por la noche.
Mejora con el frío, con la presión, eructando.

CALCAREA CARBONICA

Órgano específico: estómago, intestino, mucosas.
• En niño que sufre meteorismo gástrico frecuente, con abdomen flatulento y sensible a la palpación.
• Desea comer huevos y pan; no le apetece la carne.
• También le apetecen alimentos indigestos, pesados.
• Pasa de la inapetencia a la bulimia.
• Prurito anal causado por ascárides.
Empeora con el frío y la humedad; con el esfuerzo.
Mejora al aire libre.

CANTHARIS

Órgano específico: esófago, estómago, colon, recto; riñones, vías urinarias, gónadas.

• En niño impresionable, irascible, travieso.
• La ansiedad y la agitación no lo abandonan nunca.
• Abdomen hinchado, timpánico, con borborigmos.
• Se acompaña de dolores intestinales ardientes.
• Tenesmo anal y urinario; prolapso rectal.
Empeora orinando, con la presión abdominal.
Mejora doblando el tronco.

CAPSICUM

Órgano específico: tubo digestivo y mucosas.
• En niño de humor triste y caprichoso.
• Bastante obeso, blando, con digestiones difíciles, que empeoran el humor, haciéndolo más obstinado.
• Ardores en el tubo digestivo, desde el ano, como si le hubieran echado pimienta.
• Dilatación abdominal que oprime la respiración.
• Flatulencia; meteorismo; cólicos con ventosidades.
Empeora con el frío, con los alimentos condimentados con pimienta.
Mejora con las bebidas calientes.

CARBO VEGETABILIS

Órgano específico: estómago, intestino.
• En niño grácil, debilitado, lento y perezoso.
• Ávido de alimentos ácidos, salados o azucarados.
• Gran flatulencia en la parte alta del abdomen con dolores acalambrados.
• Meteorismo, timpanitis abdominal después de comer.
• Mejora con la emisión de gases.
• Flatulencias durante la diarrea, durante la micción.

• Tenesmo; prurito anal; humedad anal pruriginosa.

Empeora al final del día; después de haber comido alimentos grasos.

Mejora eructando; si se le da aire.

CHINA

Órgano específico: estómago, hígado, intestino, bazo.

• En niño hiperactivo, fantasioso, hipersensible.

• Tiene un hambre desmesurada, pero digiere mal.

• Sufre una gran flatulencia abdominal, que se propaga por todo el abdomen, estómago e intestinos.

• Borborigmos, fermentaciones, flatulencias después de comer fruta.

• Meteorismo con timpanitis y borborigmos insistentes.

• Eructos y/o emisión abundante de gases fétidos.

• Empeora después de comer, especialmente al final del día.

• No siente alivio eructando o con las flatulencias, porque los gases se renuevan constantemente.

Empeora con el frío, la humedad, las corrientes de aire, los alimentos, el tacto, los eructos.

Mejora por la noche, con el calor.

COCCULUS

Órgano específico: estómago, intestinos.

• En niño que padece crisis de astenia irritable, al que le gusta aislarse en un rincón.

• Aversión por la comida, desea bebidas frías.

• Dilatación abdominal gaseosa muy marcada.

• Flatulencia por la noche, a medianoche.

• Cólicos con ventosidades y sensación dolorosa, como si el abdomen estuviera lleno de agujas o de piedras puntiagudas.

Empeora debido al insomnio acompañado de inquietud, falta de sueño y estrés.

Mejora sentándose.

GRAPHITES

Órgano específico: estómago, recto.

• Niño gordinflón, aprensivo, tímido, dubitativo.

• Descuidado, tímido, inactivo, que nada le despierta la curiosidad.

• Con sensación de frío en el cuerpo y estremecimientos.

• Máxima flatulencia en el abdomen, que está muy dilatado.

• Borborigmos de gases aprisionados, como si estuviera a punto de producirse la diarrea.

• Expulsión abundante de gases fétidos, precedida de cólicos.

• Humedad anal, pruriginosa, glutinosa.

• Prurito con escoriación anal.

Empeora con el calor, el tiempo húmedo y frío, por la noche, acostado sobre el lado derecho, durante y después de las menstruaciones.

Mejora en la oscuridad; al aire libre; tapándose con ropa caliente.

Lateralidad izquierda.

KALIUM CARBONICUM

Órgano específico: tubo digestivo.

• En niño débil e hipersensible.

• De humor variable, versátil; o triste o alegre.

• Cualquier cosa que el niño come se transforma en gases.

• Fuerte dilatación abdominal inmediatamente después de comer, aunque la comida haya sido escasa o muy ligera.

• Meteorismo muy marcado a nivel del hipogastrio.

• Meteorismo, flatulencias; dolor abdominal ardiente.

• El dolor abdominal se alivia al doblar el tronco.

Empeora a las 2, las 3 o las 5 de la madrugada, con el frío, acostado sobre el lado izquierdo.

Mejora con el calor, durante el día.

LYCOPODIUM

Órgano específico: hígado, estómago, intestinos.
- Niño nervioso, autoritario, irritable.
- De inteligencia despierta, penetrante, pero débil muscularmente.
- Llorón, hipercrítico, malhablado, grosero.
- Llora fácilmente, a la mínima ocasión, sobre todo cuando experimenta una alegría o recibe una buena noticia.
- Su carácter repercute en el tubo digestivo, con excitabilidad digestiva, tensión, flaccidez.
- Dilatación abdominal especialmente en la parte baja.
- Flatulencia excesiva, borborigmos por gases encerrados.
- Aerocolia de derecha a izquierda, con gran acumulación de gases en el ángulo cólico izquierdo.
- Espasmos en la región hepática.

Empeora después de comer; entre las 4 y las 8 de la tarde; con el calor.

Mejora con la actividad, al aire libre; destapándose; con alimentos y bebidas calientes; pasada medianoche.

Lateralidad a la derecha, de derecha a izquierda.

NATRUM SULFURICUM

Órgano específico: tubo digestivo, vías biliares.
- Niño corpulento, pesado, apático.
- Hipersensible al dolor y a las contrariedades.
- A menudo sufre una agitación excesiva e inquietud.
- Flatulencias abdominales, cólicos con ventosidades, borborigmos especialmente en el colon ascendente.

- Borborigmos y flatulencias por la mañana al defecar.
- Necesidad urgente de evacuar, aunque sólo se expulsan flatulencias sin excrementos.
- Flatulencias tras beber la leche, después de almorzar, por la noche, mientras tiene lugar la diarrea, que alivia.
- Meteorismo importante, con timpanitis, en el hipogastrio.
- Flatulencias con dolores cólicos y diarrea en forma de aspersión.
- Borborigmos que empeoran después de haber evacuado.
- Dolores en el recto abrasantes durante la defecación.

Empeora con la humedad.

Mejora con el tiempo seco, con el movimiento.

NITRICUM ACIDUM

Órgano específico: mucosas, estómago, recto.
- En niño abatido, indiferente.
- Desganado, llora y no acepta que le consuelen.
- Se preocupa por su estado de salud, piensa en dolencias del pasado.
- Irritado, tiene arranques de cólera y medita venganzas.
- El conjunto de la sintomatología mental mejora cuando se le lleva a pasear en automóvil.
- Inflamación crónica de las mucosas.
- Dolores rectales, anales, ardientes, después de la defecación.

Empeora al final del día, por la noche, al despertarse, con el frío; cuando cambia el tiempo; con el contacto, con el ruido.

Mejora viajando en automóvil.

NUX MOSCHATA

Órgano específico: sistema nervioso vegetativo, sistema gastrointestinal.
- En niño mutable, de humor irregular.

• Pasa de la más profunda tristeza a una tremenda alegría.

• No destaca por su inteligencia.

• Todo lo que come se transforma en gases.

• Dilatación gástrica y abdominal justo después de haber comido.

• Síndrome dispéptico hiposténico, flatulencia, con palpitación, náuseas.

• Tensión, rigidez abdominal durante la menstruación.

• Meteorismo abdominal después de un esfuerzo mental.

Empeora por la mañana, al despertarse, al final del día, con el frío.

Mejora con el tiempo seco y cálido; en una habitación caldeada.

NUX VOMICA

Órgano específico: sistema nervioso vegetativo; tubo digestivo.

• Niño hipersimpaticotónico, nervioso biliar.

• Hipersensible, muy irritable, friolero.

• Flatulencia por la mañana, después de comer.

• Dilatación flatulenta con cólicos espasmódicos.

• Flatulencia abundante con timpanitis y borborigmos.

• Pared abdominal hipersensible, dolorida.

• Dolores abdominales, acalambrados, por la mañana, en la cama.

Empeora por la mañana al despertarse; sobre las 8 o las 9 de la noche; con la actividad mental; después de comer; si se abusa de los laxantes; con el frío, con el tiempo seco y ventoso.

Mejora con el reposo; con el tiempo húmedo.

PHOSPHORUS

Órgano específico: el estómago y los intestinos.

• Niño siempre cansado, que necesita reposar.

• Indiferente a lo que le rodea, abatido.

• Temeroso y angustiado, como temiendo que ocurra algo.

• Hipersensibilidad abdominal, adomen dolorido.

• Borborigmos, del estómago al intestino.

• Cólicos violentos, dolores agudos, dilatación abdominal; tensión gaseosa, emisión copiosa de flatulencias durante la diarrea, con alivio de la tensión.

Empeora con la palpación, al caer la noche, al final del día, con el calor, si cambia el tiempo, subiendo escaleras.

Mejora en la oscuridad, y también con el frío.

PODOPHYLLUM PELTATUM

Órgano específico: tubo digestivo, hígado, vesícula biliar.

• En lactantes y niños que durante la dentición sufren cólicos intestinales y episodios diarreicos.

• En niño deprimido anímicamente, que tiene miedo del mundo exterior y no sabe valerse en la vida.

• Numerosos borborigmos, ruidosos, en el colon ascendente.

• Flatulencia, borborigmos, dolores en el colon tranversal (a las 3 de la madrugada, casi siempre con diarrea).

• Calambres intestinales a las 10 de la mañana y a las 5 de la tarde.

• Olor muy ofensivo de los gases y de los excrementos diarreicos.

• En niños con diátesis hepatopática.

• Heces abundantes, amarillentas.

Empeora al despuntar el día, después de comer; a partir de la zona derecha, durante la dentición.

Mejora con el tiempo fresco, al aire libre, acostado sobre el vientre, con la fricción.

PULSATILLA

Órgano específico: tubo digestivo, mucosas.
- En niña o niño femenino, silencioso, sumiso; que busca la simpatía de quienes le rodean.
- Cualquier disgusto se lo lleva rápidamente el viento.
- Humor y síntomas variables.
- Dilatación abdominal flatulenta muy molesta.
- Borborigmos y cólicos después de comer, al final del día, por la noche, como si estuviera a punto de producirse la diarrea.
- Flatulencia, meteorismo, borborigmos en el hipocondrio.
- Hinchazón abdominal.
- Dolores abdominales por la mañana al despertarse; al final del día.
- Dolores rectales irritantes, como una llaga, punzantes.

Empeora con el calor, con el reposo, en una habitación caldeada; después de comer alimentos grasos o pesados; con la lluvia.

Mejora al aire libre; con el movimiento lento.

RAPHANUS SATIVUS NIGER

Órgano específico: estómago, intestinos, vesícula biliar.
- En niño nervioso biliar como remedio espasmolítico, colecistocinético, con flatulencia abdominal extendida.
- Meteorismo hipogástrico después de haber comido.
- Borborigmos nocturnos, expulsión de gases dificultosa.
- *Empeora* con el movimiento, tomando leche, después de comer.
- *Mejora* al aire libre.

RHUS TOXICODENDRON

Órgano específico: sistema nervioso, estómago, intestinos.

- Gran dilatación abdominal con acumulación de gases.
- Meteorismo y flatulencias, después de haber comido; borborigmos pasada la medianoche; dolores abdominales como heridas por contusión.
- Dolores localizados en la región del colon ascendente.
- Sensibilidad extrema: no se soporta ningún tipo de presión en el abdomen, ni tan siquiera el peso de las sábanas.

Empeora con el reposo, el tiempo frío y húmedo, la humedad, por la noche, acostado sobre el lado en donde está localizado el dolor.

Mejora con el movimiento, con el calor, con el calor seco.

RUMEX CRISPUS

Órgano específico: tubo digestivo, mucosas.
- Flatulencia abdominal dolorosa con borborigmos.
- *Empeora* con el tiempo frío, respirando aire frío.
- *Mejora* con la emisión de flatulencias; con el calor.

SECALE CORNUTUM

Órgano específico: sistema neurovegetativo, aparato digestivo, musculatura lisa, nervios vasculares.
- Borborigmos; meteorismo timpánico; inflamaciones.
- Meteorismo acompañado por dolores violentos, ardientes; con mucha sed; mucha sensibilidad a la palpación.

Empeora con el calor, en una habitación cálida, estando abrigado; en el transcurso de una hemorragia.

Mejora con el frío, destapándose, haciendo gimnasia.

SILICEA

Órgano específico: sistema nervioso, tubo digestivo.

- Niño delgado, con extremidades gráciles, no por defecto de alimentación, sino de asimilación.
- Presenta un retraso en el desarrollo físico, pero es voluntarioso, hipersensible, tenaz en el logro de los objetivos.
- Abdomen terso, duro, especialmente después de comer.
- Meteorismo timpánico, después de comer; borborigmos.
- Dolores alrededor del ombligo con necesidad de defecar.

Empeora con el frío; al aire libre; destapándose; durante el invierno; con el frío húmedo; con la humedad; con las temperaturas extremas, de calor o frío.

Mejora con el calor; en verano.

SULFUR

Órgano específico: sistema nervioso; estómago, intestinos.
- En niño nervioso, fácilmente impresionable, que se calma rápidamente.
- Está a menudo malhumorado, refunfuñón, peleón.
- En ocasiones manifiesta un temperamento agresivo.
- Sin embargo, en la práctica se muestra indeciso y vago.
- Muy fantasioso, se abandona a sueños fabulosos, imagina estar al frente de cosas grandiosas.
- Pero también sabe tocar con los pies en el suelo.
- Conoce el valor práctico del dinero.
- No siente envidia, puesto que está convencido de que su familia ocupa una excelente posición social.
- El aparato digestivo dispone de un «gran vientre», un abdomen dilatado, sensible y dolorido.
- Con mucha flatulencia e importante emisión de gases.
- Borborigmos; con dolores cólicos y diarrea matutina.
- Borborigmos; por la tarde; por la noche, antes de defecar.

- Flatulencias; al final del día, por la noche; necesidad de evacuar, pero en realidad sólo se expelen ventosidades.
- Flatulencias inodoras; nauseabundas; como de huevos podridos.
- Meteorismo por la tarde, al final del día, después de comer.
- Prurito anal; durante el día, por la mañana; acostado, por la noche; durante y después de la defecación; se extiende por todo el perímetro del ano; empeora al rascarse, con el calor de la cama.

Empeora: con el calor de la cama; por la noche; durmiendo; estando de pie; con el agua, lavándose; a las 11 de la mañana; después de comer; periódicamente; al cambiar el tiempo; con el frío, con el aire frío, al aire libre.

Mejora: con el tiempo caluroso y seco; con las fricciones; acostado sobre el lado derecho, expeliendo ventosidades.

STAPHYSAGRIA

Órgano específico: sistema neurovegetativo, tubo digestivo.
- En niño sensible a la mínima percepción mental.
- Orgulloso, domina sus impulsos, pero sufre y se pone de mal humor, irritable, caprichoso.
- Busca la soledad, que se impone por vejación.
- En su abdomen se oyen borborigmos por flatulencia, con expulsión frecuente de ventosidades calientes y muy fétidas.

Empeora con la cólera, la indignación, los disgustos.

Mejora con el calor, el reposo, por la noche.

THUJA

Órgano específico: sistema neurovegetativo, mucosas.
- En niño anímicamente deprimido y con ideas fijas.

• Inquietud constante con nerviosismo por cualquier cosa.

• Dilatación abdominal, hinchazón, flatulencia.

• Borborigmos, como si tuviera algo vivo en su interior.

• Meteorismo timpánico; antes y después de comer.

• Prurito anal; al final del día.

Empeora con el frío, la humedad; por la noche; con el calor de la cama; de las 3 de la mañana a las 3 de la tarde; con el frío; con la humedad; después de las vacunaciones.

Mejora con la presión.

ZINCUM METALLICUM

Órgano específico: tubo digestivo.

• Alteraciones gastrointestinales en niño nervioso, con cambios de ánimo.

• Dilatación abdominal con borborigmos, meteorismo al final del día.

• Cólicos con ventosidades fétidas.

Empeora con el ruido, el tocamiento, la presión, por la noche después de comer; entre las 11 y las 12 de la mañana.

Mejora general después de eccema o diarrea.

Síntomas del tránsito intestinal

Tratamiento homeopático del estreñimiento y de la diarrea

Prescribir un remedio *simillimum* al tipo de dolor o dos remedios de similitud parcial alternados.

En el primer caso a la potencia *9CH*, dos veces al día, y en el segundo caso a la potencia *4CH,* dos veces cada uno.

ABIES NIGRA

Órgano específico: mucosas gastrointestinales.

Estreñimiento: crónico con ardores rectales.

En niño melancólico; inapetente por la mañana; famélico por la tarde; borborigmos al finalizar la comida; espasmos antiperistálticos esofágeos y cardiales.

ABROTANUM

Órgano específico: estómago, intestinos.

Alternancia de diarrea y estreñimiento; heces lientéricas.

En niño enfadado, irritable; hambre insaciable; pérdida de peso a pesar de comer mucho; no soporta la leche; puede tener convulsiones.

ACIDUM BENZOICUM

Órgano específico: estómago, intestinos.

Diarrea: espumosa, blanquecina como agua con jabón.

Heces: nauseabundas, putrefactas, descoloridas, blanquecinas.

En niño: delicado, miedoso, con enuresis nocturna.

En lactante: heces muy fétidas, blanquecinas y tan líquidas que traspasan el pañal.

ACIDUM NITRICUM

Órgano específico: estómago, intestinos, recto, riñones.

Diarrea: por la mañana; causada por bebidas frías; en épocas de calor; se realiza mucho esfuerzo pero se producen pocas heces, como si se quedara una parte de estas en el interior.

Heces: verdes; blandas; sanguinolentas; pastosas.

Estreñimiento: alternado con diarrea; evacuación difícil, necesidades y esfuerzos ineficaces; estreñimiento doloroso.

Heces: insuficientes, incompletas, no alivian; nauseabundas, verdosas, duras y secas, cubiertas por una mucosidad viscosa, a bolitas, como de oveja.

En niño linfático, nervioso, irritable, hipersensible al ruido, al tacto, al dolor; se enrabieta o acumula rencor.

ACIDUM SULFURICUM

Órgano específico: bazo, páncreas, intestinos.

Diarrea: provocada por el mínimo cambio alimentario; generalmente matutina; muy fétida, verdosa, abundante; indolora; debilitante; después de comer; involuntaria; durante la dentición.

Heces: blandas; escoriantes, irritantes; verdes, negras; amarillo naranja, amarillo azafrán; recubiertas de mucosidades viscosas; sanguinolentas.

Estreñimiento: heces pequeñas, como las de cabra, bolitas duras, negras.

En niño linfático, nervioso, irritable, precipitado; anímicamente abatido, malhumorado; alteraciones en el sueño, después de despertarse antes de tiempo; somnolencia matutina; temblores generalizados, sin causa objetiva aparente.

ACONITUM

Órgano específico: estómago, intestinos.

Diarrea: aguda, verdosa, debida a un golpe de frío violento; debida a un calor excesivo, después de haber comido fruta; en verano a causa del abuso de bebidas muy frías; mucosanguinolenta, con fiebre y nerviosismo.

Heces: fragmentadas como las espinacas; agrias, corrosivas; con flatulencia; involuntarias; sanguinolentas.

En niño agitado, nervioso, sanguíneo, vivaz; hipersensible, el ruido le pone nervioso, y también la música; exasperación sin consuelo posible, grita, llora, se lamenta.

AESCULUS HIPPOCASTANUM

Órgano específico: intestino grueso, recto, venas.

Estreñimiento: de alimentos no digeridos; con esfuerzos ineficaces.

Heces: duras, secas, marrones, blanquecinas, verdes; se expelen con dificultad, con dolores en la zona lumbosacra.

En niño con la cabeza un poco en las nubes, de memoria frágil, con pocas ganas de aplicarse; irritable, triste, desmoralizado, refunfuñón, de humor cambiante.

AETHUSA CYNAPIUM

Órgano específico: estómago, intestinos.

Diarrea: del lactante, verdosa, disentérica; de niños que no toleran la leche; gastroentérica con convulsión y postración.

Heces: abundantes, acuosas, lientéricas; claras o brillantes, amarillas, verdes, negras.

En niño que no tolera la leche durante la dentición y durante la canícula; con un intestino que se desajusta fácilmente; cuando se encuentra mal, el niño se agita, grita, delira; cuando se encuentra bien, no sabe aplicarse al estudio; durante el día oscila entre agitación y somnolencia.

AGARICUS MUSCARIUS

Órgano específico: sistema neurovegetativo, intestinos.

Diarrea: por la mañana, en los niños, después de haber comido.

Heces: acuosas, biliosas, de olor fétido o inodoras.

Estreñimiento: alternado con diarrea; consecuencia del abuso de fármacos; evacuación difícil; tenesmo rectal después de defecar.

Heces: duras, negras, amarillas; recubiertas de mucosidad viscosa.

En niño lento en el caminar, en el habla, en el aprendizaje; retrasado en los estudios, se niega a aplicarse y a trabajar; inquieto, huraño, con grandes cambios de estado anímico.

ALETRIS FARINOSA

Órgano específico: estómago, órganos pélvicos.

Estreñimiento: atónico, por inercia del colon y del recto, con sensación de peso en el recto y dolores lacerantes al defecar.

Heces: grandes, voluminosas; duras o inicialmente blandas y a continuación duras; siempre acompañadas de flatulencias putrefactas. En niño dispépsico, atónico, que se cansa con facilidad.

ALOES SOCOTRINA

Órgano específico: estómago, intestino (colon).

Diarrea: urgente en niño goloso; inmediatamente después de comer, con aerocolia ruidosa; por la mañana con urgencia nada más levantarse; por la tarde después de comer fruta, crustáceos, alimentos ácidos.

Heces: amarillentas, acuosas, con mucosidades; expelidas repentinamente; ardientes, escoriantes, flatulentas; inadvertidas expeliendo una ventosidad.

Estreñimiento: poco frecuente, con heces incompletas, duras.

Heces: inadvertidas, se encuentran en la ropa interior.

En niño indolente, «cansado de nacimiento», aunque irritable cuando sufre una mala digestión o cólicos.

ALUMINA

Órgano específico: estómago, intestino, mucosas (secas).

Inactividad del recto, pérdida de la capacidad expulsiva.

Ausencia total de ganas de defecar.

Diarrea: poco frecuente; necesidades y esfuerzos ineficaces.

Estreñimiento: heces secas, duras, nódulos como excrementos de cabra; con heces blandas, pero que se eliminan con dificultad; típica del que viaja.

En niño débil y triste, nervioso e impulsivo, mentalmente inestable, con fobias (cuchillos, sangre), psicoasténico que padece estreñimiento constante.

ANTIMONIUM CRUDUM

Órgano específico: estómago, intestinos.

Diarrea: aguda; por la noche, por la mañana; acuosa; de los niños, como leche cuajada.

Heces: lientéricas; mucha mucosidad; sólidas-líquidas; tenesmo.

Estreñimiento: esfuerzos ineficaces; evacuación lenta, difícil; insuficiente, incompleta, insatisfactoria; ano dolorido; prolapso rectal después de defecar.

En niño irascible y refunfuñón, que no soporta que le toquen ni le miren; la niña se muestra melancólica, descontenta; ambos tienen poco apetito.

ARGENTUM NITRICUM

Órgano específico: estómago, intestino, mucosas.

Diarrea: repentina, violenta; inmediatamente después de comer; debido a inestabilidad psicomotriz, ansiedad por anticipación.

Heces: con mucosidad, verdosas, como espinacas trituradas; expulsadas salpicando repetidamente; con restos rojos; rellenas de mucosidades purulentas; olor fétido nauseabundo.

Estreñimiento: alternado con diarrea.

Heces: negras, duras, verdes; recubiertas por una mucosidad viscosa.

En niño inestable, precipitado, constantemente agitado, pero lento en la ejecución, insomne, onicofágico.

ARSENICUM ALBUM

Órgano específico: sistema neurovegetativo, estómago, intestinos.

Diarrea: copiosa, disentérica, coleriforme, agotadora.

Heces: abundantes, corrosivas; lientéricas; con olor a huevos podridos; involuntarias, durmiendo u orinando.

Estreñimiento: alternado con diarrea; con esfuerzos ineficaces.

Heces: escasas, pequeñas, negruzcas, duras, escoriantes, agrias, irritantes; muy fétidas, apestan a cadáver.

En niño serio, que no sonríe, ansioso, irascible, avaro, concienciado, que busca compañía.

ASA FOETIDA

Órgano específico: sistema nervioso, estómago, intestinos.

Diarrea: con dolores agudos, lancinantes, hipocondriacos; a la mínima variación del régimen alimentario.

Heces: acuosas, líquidas, pastosas; abundantes; marrones, verdes; en forma de excrementos (mezcladas con orina).

Estreñimiento: ocasional; necesidades y esfuerzos ineficaces.

Heces: duras, pastosas, de pequeñas dimensiones.

En niño bulímico nervioso, espasmódico, aerofágico; hiperestesia por contacto, pinchazos lancinantes; soñoliento de día, sueño agitado por la noche.

BAPTISIA TINCTORIA

Órgano específico: sistema nervioso; intestinos.

Diarrea: fétida, agotadora, indolora, aguda, febril.

Etiología: infección intestinal.

Heces: pastosas, pequeñas.

Remedios a intercalar en todos los casos de fiebre séptica.

En niño que padece infección aguda. *¡Debe combinarse con antibiótico!*

BARYTA CARBONICA

Órgano específico: tubo digestivo, sistema endocrino, sistema circulatorio.

Diarrea: después de cólera; nocturna; incontinencia rectal.

Heces: corrosivas, escoriantes; expulsadas con violencia y repentinamente; involuntarias, orinando; lientéricas.

Estreñimiento: pocas heces.

Heces: nudosas, duras; líquidas al principio, luego duras.

En niño mal desarrollado, retrasado; lento en comprender, en aprender, en moverse; aprensivo y con la mente llena de preocupaciones imaginarias, está siempre en guardia ante los extraños.

El remedio, regulador de la constitución, debe tomarse con continuidad y durante un largo periodo.

BROMIUM

Órgano específico: estómago, intestinos, glándulas.

Diarrea por la mañana, por la noche: después de comidas ácidas.

Heces: acuosas, lientéricas.

En niño gordinflón, sanguíneo; con afecciones endocrinas; desea alimentos ácidos, que causan la diarrea.

BRYONIA

Órgano específico: estómago, intestinos, mucosas.

Diarrea: durante el día; por la mañana, antes de levantarse de la cama; después de realizar una actividad; en época calurosa; después de comer fruta.

Heces: marrones, copiosas, ácidas; lientéricas; pastosas; biliosas; nauseabundas, putrefactas, como queso agrio; de color marrón, oscuro, amarillo, verde.

Estreñimiento: atónico, por sequedad de la mucosa intestinal.

Heces: voluminosas; de color oscuro, como chamuscado; secas como agrietadas. En niño de tipo sanguíneo biliar, colémico, eufórico; goloso, gran comedor; con más propensión al estreñimiento que a la diarrea.

CALCAREA CARBONICA

Órgano específico: sistema endocrino, tubo digestivo.

Diarrea: en los niños, en la dentición.

Heces: incoloras; lientéricas, ácidas; irritan los glúteos del niño; olor fétido como de huevos podridos; involuntarias.

Estreñimiento: necesidades ineficaces, evacuación incompleta.

Heces: duras, blanquecinas como el yeso; se desmenuzan.

En niño linfático, brevilíneo, robusto, globoso, hipoevolucionado; adenopático, dispéptico ácido, hipertrófico, con retraso psicofísico, propenso a verminosis.

CAUSTICUM

Órgano específico: nervios vegetativos, vejiga y recto.

Estreñimiento: crónico, espasmódico y con paresis; evacuación difícil; de pie expulsa mejor las heces; necesidades y esfuerzos ineficaces, insensibilidad rectal; incontinencia de las flatulencias.

Heces: duras, como las de cabra, oleosas, grasas, viscosas; finas y largas; recubiertas de mucosidades viscosas.

En niño miedoso, que se agarra a la falda de su madre; teme la oscuridad de su habitación, no quiere quedarse solo en ella; llora con facilidad, por nada, no sabe reprimir las lágrimas; quiere imponer su carácter desde pequeño.

CHAMOMILLA

Órgano específico: sistema neurovegetativo, tubo digestivo.

Diarrea: aguda del recién nacido, durante la dentición; después de un acceso de cólera; después de un golpe de frío; nocturna.

Heces: parecidas a espinacas o a huevos hervidos; ardientes; fétidas como huevos podridos; de color verdoso.

En neonato o niño colérico, caprichoso, inaguantable; se calma sólo si está en brazos o si se le mece; sufre calambres gástricos, enteralgias flatulentas.

CHELIDONIUM

Órgano específico: estómago, intestinos, hígado.

Diarrea: nocturna, viscosa, amarilla o marrón.

Estreñimiento: alternado con diarrea.

Heces: duras como piedras, secas, como quemadas; arcillosas, descoloridas, amarillas; blancuzcas como el yeso.

En niño delgado, frágil, apático, lento en el pensamiento y en la acción; exagerado en sus escrúpulos con el sentimiento de haber cometido algo irresponsable.

CHINA

Órgano específico: estómago, hígado, intestinos, bazo.

Diarrea: agotadora, deprimente, adelgazante, indolora; tras comer fruta, pescado, bebidas frías; con el calor; típica después del destete del neonato; en la dentición; después de pasar el sarampión, la viruela; después de purgativos; al mínimo desajuste alimentario.

Heces: abundantes, corrosivas, escoriantes, agrias; claras, amarillas, acompañadas de mucha flatulencia abdominal.

En niño anémico, apático, taciturno, muy débil; eretismo nervioso, hipersensibilidad al tacto, al dolor.

COFFEA CRUDA

Órgano específico: sistema neurovegetativo, sistema vasomotor.

Diarrea: nerviosa; durante la comida; indolora, pero desfibrante; debida a emociones imprevistas, por sobrefatiga, por hiperactividad cerebral, estrés o sorpresas agradables.

Heces: copiosas, frecuentes, acuosas, nauseabundas.

En niño hiperactivo, hipersensible, especialmente con lo que le gusta; llora de alegría, alterna llanto con risa; padece insomnio por excitación mental.

COLLINSONIA

Órgano específico: estómago, intestino.

Diarrea: después de un periodo de estreñimiento, disentería, tenesmo; infantil, reiterada, crónica.

Estreñimiento: atónico, por inercia intestinal, por sedentarismo.

Heces: como de cabra, secas, claras.

En niño dispéptico atónico, colítico, flatulento.

CUPRUM METALLICUM

Órgano específico: tubo digestivo, musculatura lisa.

Diarrea: violenta, repentina, con calambres; inicio y final bruscos; náuseas, vómito; en los niños; durante la dentición; con el calor.

Heces: como agua de arroz, blandas.

En niño agitado, espasmófilo (tics, convulsiones).

GELSEMIUM SEMPERVIRENS

Órgano específico: sistema nervioso, tubo digestivo.

Diarrea: repentina, involuntaria, abundante, inodora; después de un susto, de malas noticias, miedo, emoción.

Heces: verdosas, crema o marronosas.

En niño miedoso de aparecer en público; cobarde; solitario, inhibido.

GRAPHITES

Órgano específico: tubo digestivo, sistema endocrino.

Diarrea: esporádica o después de un periodo de estreñimiento.

Heces: negruzcas, lientéricas, nauseabundas.

Estreñimiento: atónico, habitual, crónico.

Heces: voluminosas, duras, recubiertas de mucosidad densa, viscosa.

Niño ansioso, miedoso, irritable, asustadizo, indolente, llorón, de ideas fijas.

HELLEBORUS NIGER

Órgano específico: estómago, intestinos.

Diarrea: abundante, gelatinosa, esencialmente mucosa; mucosidad acuosa, clara, insistente, incolora; durante la dentición; involuntaria.

Estreñimiento: después de diarrea, con heces duras, pequeñas, secas.

En niño débil, delicado.

En adolescente triste, angustiado.

En chicas que han tenido la primera menstruación, si esta se retrasa.

HEPAR SULFUR

Órgano específico: estómago, intestinos.

Diarrea: frecuente en los chicos, después de comer; olor fétido, lientérica, ácida.

Heces: acuosas; como excrementos (heces y orina).

Estreñimiento: habitual, por atonía intestinal; dificultad para evacuar, incluso cuando las heces son blandas.

Heces: duras o blandas, de olor fétido, con alimentos sin digerir.

En niño que come apresuradamente, irascible, colérico; un poco cruel, pirómano, impulsivo, que lleva la contraria.

HYDRASTIS CANADENSIS

Órgano específico: tubo digestivo, mucosas, piel.

Diarrea: matutina, que obliga a salir de la cama.

Heces: abundantes, acuosas, agrias, corrosivas, escoriantes.

Estreñimiento: persistente, sin necesidad ni estímulos; por abuso de laxantes y de alcohol.

Heces: pequeñas, duras; troceadas; blancas; claras; recubiertas de una mucosidad amarillenta; amarillas, grises.

En niño anoréxico nervioso, dispéptico, atónico, con secreciones amarillentas, densas, viscosas, pegajosas.

HYOSCIAMUS NIGER

Órgano específico: sistema nervioso, mucosa digestiva.

Diarrea: por la noche, durmiendo; indolora; orinando.

Heces: acuosas, escasas, frecuentes, nauseabundas o inodoras.

En niño espasmófilo, hiperexcitado o apático; celoso, agresivo, malhablado, que patalea; insoportable, después del nacimiento de un hermano menor, le pega, intenta morderle, se pasea desnudo para protestar.

IODUM

Órgano específico: tubo digestivo, aparato circulatorio.

Diarrea: forma disentérica, blanca.

En niño linfático; desnutrido, pero con apetito; no sabe estarse quieto; se pone nervioso, se irrita, se enfada; locuaz, excitable, pero no coordina las ideas.

IPECA

Órgano específico: sistema neurovegetativo, tubo digestivo.

Diarrea: forma disentérica, viscosa, sanguinolenta; en verano, en niños que comen poco; enteritis disentérica con tenesmo persistente.

Heces: verdes, fermentadas, acuosas o con mucosidades o espumosas.

En niño caprichoso, irascible; alteraciones causadas por el enfado, por el hecho de sentirse despreciado.

KREOSOTUM

Órgano específico: sistema neurovegetativo, tubo digestivo.

Diarrea: marronosa y muy nauseabunda; infantil durante la dentición.

Heces: acuosas, verdosas y fétidas, amarillentas.

Estreñimiento: por atonía mecánica e hiposecreción.

Heces: duras, secas, escoriantes, sanguinolentas; marrones, grises, negras; alternadas con diarrea.

En niño anémico, friolero, insatisfecho, irritable, amante de la música.

MAGNESIA CARBONICA

Órgano específico: sistema neurovegetativo, tubo digestivo.

Diarrea: por la mañana; por la tarde; por la noche; en el niño después de comer fruta, en épocas de calor; nerviosa, con tenesmo y escozor.

Heces: abundantes, ácidas, verdosas, acuosas, espumosas, lientéricas, amarillas; de olor áspero, ácido, putrefacto.

Estreñimiento: nervioso, alternado con diarrea espasmódica.

Heces: secas, muy duras, voluminosas; recubiertas de mucosidad pegajosa; se rompen en el margen del ano.

En niño delgado, hipoproteico, con sudor ácido, desmineralizado; irritable; ansioso en varias ocasiones; flatulento, enterocólico, padece ascárides.

MERCURIUS SOLUBILIS

Órgano específico: nervios periféricos, tubo digestivo.

Diarrea: por la mañana; al final del día, por la noche; con tiempo frío; infantil; infecciosa, con nerviosismo.

Heces: blancuzcas, hipocólicas.

En niño agitado, obsesivo, apresurado, con dificultades escolares, fobias, sentimiento de culpabilidad, superficial.

NATRUM CARBONICUM

Órgano específico: sistema nervioso, tubo digestivo.

Diarrea: aguda, en forma de aspersión, de olor ácido; en el niño que no tolera la leche.

Heces: flatulentas, de color amarillo como la pulpa de la naranja.

Estreñimiento: alternado con diarrea; evacuación difícil, a pesar de que las heces blandas retroceden por el conducto rectal.

Heces: duras que se desmenuzan en el margen del ano; como bolas, como excrementos de oveja.

En niño psicoasténico; se encierra en sí mismo; tiene dificultades para seguir una conversación; hipersensible a los ruidos, especialmente al tono; se cansa fácilmente.

NUX MOSCHATA

Órgano específico: sistema nervioso, sistema neurovegetativo, tubo digestivo, mucosas, esfínteres.

Diarrea: nocturna; en verano; otoñal; infantil.

Heces: como huevos aplastados, nauseabundas; amarillas; verdes; fluidas, blandas; melena y heces sanguinolentas.

Estreñimiento: alternado con diarrea.

Heces: evacuación difícil a pesar de ser las heces blandas, que bajan y retroceden por el conducto rectal.

En niño nervioso, hipersensible; cuando está enfermo, está siempre soñoliento o duerme.

PHOSPHORICUM ACIDUM

Órgano específico: sistema neurovegetativo, tubo digestivo.

Diarrea: matutina; al final del día; indolora, no debilitante; en niños durante la dentición, después de comer fruta ácida o después de un estado de nerviosismo.

Heces: acuosas, fluidas; lientéricas; biliosas; nauseabundas.

En niño psicoasténico, cansado, se fatiga al mínimo esfuerzo; que se sobresalta con el ruido o con el contacto; sonámbulo, duerme mal, con pesadillas; estudiando sufre cefalalgias.

PODOPHYLLUM PELTATUM

Órgano específico: tubo digestivo, hígado, vejiga de la hiel.

Diarrea: urgente, nocturna, a las 4 de la madrugada, por la mañana; después de comer fruta ácida junto con leche; en los niños en el curso de la dentición.

Heces: expulsadas de forma repentina; lientéricas; ácidas, ásperas, nauseabundas; blancas como el yeso; excrementos.

Estreñimiento: alternado con diarrea.

Heces: pastosas, como trozos de yeso, secas.

En niño ansioso al final del día, agitado por la noche; gime, se lamenta durmiendo; lo mismo hace durante la dentición.

PULSATILLA

Órgano específico: mucosas, tubo digestivo.

Diarrea: por la mañana y por la tarde, aunque con mayor frecuencia por la noche; después de tomar alimentos ricos, alimentos fríos; cuando se le cambia la dieta.

Heces: siempre multiformes: corrosivas, escoriantes, acuosas, purulentas, aplanadas, verdes, o de color amarillo verdoso.

Estreñimiento: alternado con diarrea; persistente, dificultoso, con deseos frecuentes, pero ineficaces.

Heces: escasas, duras, secas.

En niño huraño o dulce, siempre afectuoso, condescendiente, pusilánime, con dependencia psíquica; ansioso, necesitado de afecto; agitado por la noche;

claustrofóbico; problemas debidos a humillación, fracaso, exceso de euforia, cólera, presentimientos tristes.

SILICEA

Órgano específico: tubo digestivo (recto).

Diarrea: especialmente por la noche; en niños durante la dentición; en niños débiles, irascibles.

Heces: acuosas, lientéricas; expulsadas con violencia; blancuzcas como el yeso; claras o brillantes.

Estreñimiento: por atonía intestinal; atonía rectal; neonatal; femenino.

Heces: secas, duras, nudosas, irritantes; también blandas, pero retroceden en el recto.

En niño delicado, enclenque, de desarrollo lento; carácter dulce; miedoso, especialmente a la hora de aparecer en público; falta de fe en sí mismo; malhumor, irritabilidad que se agrava cuando se le consuela; concienciado; habla en sueños; sonambulismo en luna llena y nueva.

STAPHYSAGRIA

Órgano específico: sistema neurovegetativo, tubo digestivo.

Diarrea: típica de los niños; aguda, también disentérica; después de ser regañado o castigado.

Heces: lientéricas, flatulentas, gaseosas, irritantes; cubiertas de una mucosidad viscosa, de olor fétido como huevos podridos.

Estreñimiento: espasmódico, después de un disgusto o contrariedad; tras haber tomado bebidas frías; evacuaciones difíciles.

Heces: incompletas; secas; como excrementos de perro.

En niño con sentimiento de culpa, excesivamente contrariado; solitario, tímido, somatiza su rumiar psíquico en cefalalgias, dolores de vientre, escozores al orinar.

SULFUR

Órgano específico: sistema nervioso, sistema neurovegetativo, tubo digestivo, venas, aparato urogenital.

Diarrea: de buena mañana, a las 5, imperiosa, indolora; el niño se despierta por la urgencia; se produce a la mínima variación alimentaria; en los niños, después de la leche, durante la dentición.

Heces: de todo tipo; acuosas; lientéricas; escasas; agrias, corrosivas; con mucosidades, pastosas, espumosas, purulentas, blandas; verdes, de color amarillo verdoso; de olor ácido o fétido.

Estreñimiento: alternado con diarrea.

Heces: de todo tipo: bolitas, de cabra, duras, quemadas; a fragmentos; recubiertas por mucosidad viscosa.

En niño nervioso, impaciente, bulímico, vago; se niega a lavarse; pusilánime, arrogante, ansioso, irascible; intelectualmente lento, cree que hace las cosas bien en el colegio, pero se equivoca, se olvida; tiene una elevada opinión de sí mismo.

Trastornos de las funciones

Inestabilidad psicomotriz

Noción de inestabilidad psicomotriz

La organización psicomotriz del niño cuando entra en crisis se concreta en *inestabilidad psicomotriz.*

La inestabilidad psicomotriz se entiende como una inquietud motriz que está asociada a una falta de control y a una escasa capacidad de atención y concentración.

En los primeros años de vida es una condición fisiológica, por lo que entra dentro de lo normal.

Más tarde se convierte en patológica en la *segunda infancia* y en la *pubertad*, periodos en los que se manifiesta en forma de un estímulo excesivo a los movimientos, de dificultades en la atención y en la escucha, de escasa capacidad de comprensión y de obrar en consecuencia.

Pasados los *siete* años la situación se hace realmente crítica, aunque es susceptible de corrección. En cambio, después de la pubertad se puede fijar definitivamente, pasa a ser un rasgo permanente del carácter, con tendencia a las huidas, a vagabundear, al comportamiento asocial o disocial.

No se trata, por lo tanto, solamente de un problema motriz o psicológico: se define como un *síndrome típicamente psicomotriz,* pero también intervienen mecanismos psíquicos que condicionan la motricidad, es decir, las mismas imágenes psíquicas del movimiento y las disposiciones motrices.

En la práctica, no queda imposibilitado el movimiento, sino que sólo queda impedida una realización armoniosa de los movimientos del cuerpo en el tiempo y en el espacio.

Inestabilidad psicomotriz constitucional

Cualquier alteración funcional puede depender de la inestabilidad constitucional. Se manifiesta como *inquietud* y *agitación*, sin causa específica aparente, asociadas a un impulso irresistible e imperioso de cambiar constantemente de lugar.

En clase, el niño no es capaz de estar tranquilo en su sitio, y tiene necesidad de pasearse por el aula. En casa le ocurre lo mismo: lo toca todo, coge las cosas y las deja. Y así en todas partes.

La agitación es general: afecta especialmente a la cabeza, y también al tronco y a las extremidades.

El niño se toca el cuerpo, sobre todo el tronco. Se toca el pelo y se arranca cabellos *(tricotilomanía).*

Antes de dormirse se agita, mueve la cabeza a ambos lados, la restrega contra la almohada, mueve las piernas.

Inestabilidad psicomotriz adquirida

La inestabilidad motriz también puede ser adquirida, y puede ser el resultado de problemas orgánicos o, en muchos casos, de circunstancias desfavorables en el terreno psicológico, familiar o ambiental. Esta fenomenología patológica es mucho más frecuente que la constitucional. El cuadro va mucho más allá de los límites de la inestabilidad psicomotriz propiamente dicha. La *agitación* es constante, el niño se mueve de forma precipitada y febril, hasta el agotamiento físico. La agitación no es más que un medio para dar salida a un *estado de ansiedad*, o bien para resolver una situación de tensión. El síntoma fundamental, más o menos escondido o disimulado, es el *ansia de anticipación.*

Tratamiento homeopático de la inestabilidad psicomotriz constitucional

Prescribir en cada caso el siguiente remedio único, a la potencia *30CH*-dosis o 5 gránulos en cada toma a días alternos, aumentando la separación entre tomas según la mejoría.

TARENTULA HISPANICA

• Inquietud, inquietud motriz.
  • Agitación, agitación ansiosa.
  • Inestabilidad hipercinética.
  • Impulso a cambiar constantemente de sitio.
  • Apresuramiento, en los movimientos, caminando.
  • Tics: se arranca cabellos (*tricotilomanía*).
  • Tic mientras está durmiendo: sacude la cabeza.
  • Sueño agitado, terrores nocturnos, sonambulismo.
  • Gime, se lamenta durante toda la noche.
  • Gran impresionabilidad, hiperestesia.
  • Comportamiento agresivo, con amenazas, cólera con amenazas.
  • Lleva la contraria, terquedad.
  • Simulación de la enfermedad, histerismo.
  • Manías: baila continuamente, cleptomanía.
  • Se niega a comer, o bien muestra bulimia desordenada.
  • Cambios de estado anímico: de la euforia a la tristeza.
  • Movilización excesiva de los estados mentales opuestos.
  • Aversión a que se le hable.
  • Aversión a ser tocado.
  • Aversión a estar acompañado.
  • *Empeora* cuando se le consuela.
  • *Mejora* con la música, y también al aire libre.

Tratamiento homeopático de la inestabilidad psicomotriz adquirida

Prescribir el *simillimum* a la sintomatología del niño a la potencia *30CH*-dosis o 5 gránulos en cada toma a días alternos, aumentando la separación entre tomas según la mejoría.

ARGENTUM NITRICUM

Tipo clásico del agitado ansioso.
  • Agitación constante, precipitada y febril.
  • Impulso irresistible a caminar deprisa.
  • Impulso irresistible a hacer todas las cosas deprisa.
  • Ansiedad por anticipación más o menos escondida.
  • Ansiedad por anticipación del escolar.
  • Con diarrea por anticipación, con onicofagia.

ARSENICUM ALBUM

Agitación con necesidad de cambiar continuamente de sitio.
  • Agitación nocturna con movimiento continuo en la cama.
  • Inquietud, miedo a la soledad, a la muerte.

CHAMOMILLA

Remedio clásico para la agitación de los niños.
  • Agitación en forma de crisis.
  • Agitación nocturna del neonato.
  • Agitación del niño durante el sueño con gemidos y lamentos.
  • Agitación con movimiento continuo en la cama.
  • Agitación con desaires de los niños hacia sus padres.
  • Agitación con impaciencia porque todo parece lento.

- Agitación con irascibilidad en circunstancias concretas.
- *Empeora* con la música.

CHINA

Remedio clásico para el niño que tiene oxiuros (lombrices intestinales).
- Agitación y comportamiento insoportable.
- Lo toca todo, tira todos los objetos que se le dan después de haberlos pedido, y luego los reclama gritando.
- No quiere ser mirado, tocado, ni que le den la mano al caminar.
- Grita mientras duerme, rechina los dientes, y continuamente gira la cabeza a ambos lados.
- Se frota la nariz continuamente, se la rasca con insistencia, se arranca la piel de los bordes de las fosas nasales.

GELSEMIUM SEMPERVIRENS

Remedio para el niño que enferma después de un susto.
- Agitación, temblor interno, después de malas noticias.
- Agitación con diarrea, palpitaciones, temblores.
- Agitación acompañada de sensación de aturdimiento y de confusión, a causa de suceso imprevisto.
- Ansia de anticipación típica del escolar.
- Ansia de anticipación ante un encuentro inhabitual, muy importante, que cohíbe.
- Ansia de anticipación debido a la enorme timidez; sobre todo cuando tiene que aparecer en público.

HYOSCIAMUS NIGER

Remedio para los estados delirantes, para las alucinaciones.
- Gran agitación de las extremidades, movimiento incesante.

- Agitación nocturna e insomnio.
- Agitación excitada en los niños.
- Contracciones frecuentes de los músculos de manos y pies.
- Problemas en los tendones, contracturas.
- Agitación convulsiva, como si tuviera el mal de San Vito.

KALIUM BROMATUM

- Agitación con ansiedad nocturna en los niños.
- Agitación con ansiedad durante la dentición.
- Agitación de las extremidades, especialmente de las manos.
- Agitación constante de los dedos, palpándolo todo.
- Agitación durante el sueño, sonambulismo.
- Rechinar de dientes, terrores nocturnos, enuresis.

RHUS TOXICODENDRON

- Agitación por el día y por la noche causada por dolor.
- Agitación con cambio continuo de posición.
- Ansiedad con necesidad de andar al aire libre.

STRAMONIUM

Remedio para el delirio febril muy intenso (otros remedios para el delirio: Belladonna, Hyoscyamus).
- Delirio furioso, desordenado, locuaz.
- Agitación motriz violenta.
- Agitación motriz con locuacidad.
- Convulsiones de cualquier tipo.

ZINCUM METALLICUM

- Agitación incontenible de las extremidades inferiores.

• Agitación especialmente de los pies, incluso durmiendo.

• Temblor general, contracciones, sacudidas musculares.

• Somnolencia más marcada después de las comidas; con inquietud en las extremidades inferiores.

Trastornos del sueño

Horas de sueño del niño

Las horas de sueño son:

— de 16 a 20, desde el nacimiento hasta los seis meses;
— de 16 a 18, desde los seis meses hasta el año;
— de 14 a 17, desde el año hasta los dos años.

En los siguientes años disminuyen progresivamente hasta estabilizarse en las 10 horas. Pasados los cuatro años, ya no es necesaria la siesta.

Pavor nocturnus y pesadillas

El *pavor nocturnus* (miedo nocturno) tiene lugar en la primera parte del sueño y tiende a repetirse.

El niño se despierta, se sienta; tiene miedo y la mirada perdida en el vacío, llora y chilla. Al cabo de 10-20 minutos se vuelve a dormir y a la mañana siguiente no recuerda nada. Durante el *pavor* el niño no tiene que ser despertado.

La *pesadilla* es poco frecuente y se produce en la segunda parte del sueño, hacia la mañana. Es un sueño acompañado de miedo. El niño se despierta, aunque por unos instantes continúa viviendo el sueño. Es más, es capaz de explicar lo que le ha causado el miedo. Si ha pasado mucho miedo no quiere volver a dormirse y se le tiene que tranquilizar hasta que le invada el sueño. Por la mañana recuerda bien lo ocurrido durante la noche.

Estos problemas desaparecen espontáneamente después de los doce años, pero hay que actuar para normalizar el sueño del niño.

Tratamiento homeopático de las alteraciones del sueño

Prescribir el remedio *simillimum* a la sintomatología del niño y suministrarlo a la potencia *15CH* antes de acostarse, repitiéndolo otra vez durante la noche, en caso de despertarse.

BORAX

• El hecho mismo de acostar al niño en la cama (síntoma clave: miedo del movimiento hacia abajo), basta para asustarle y hacerle llorar.

• El niño se duerme pero se despierta con un sobresalto.

• El niño se ha sobreexcitado al final del día, jugando o enfadándose (pataleos).

CINA

• Niño con sueño agitado, con oxiurios.

• Duerme boca abajo, grita durmiendo, rechina los dientes, gira la cabeza a ambos lados en la almohada.

• Niño sin disposición a hacer nada, antipático, hipermovido.

• Lo toca todo, lo tira todo y luego lo reclama.

• Detesta ser mirado, tocado, llevado en brazos.

KALIUM BROMATUM

• Niño inquieto, con inestabilidad psicomotriz particular (agitación constante característica de las manos).

• Ansiedad, agitación durante el sueño, sonambulismo.

- Rechinar de dientes, terrores nocturnos.
- El niño cree ver fantasmas y chilla.

KALIUM PHOSPHORICUM

- Niño hipersensible, que se desmoraliza fácilmente.
- Niño que se cansa rápido en la escuela, escuchando, estudiando.
- Niño que tiene pesadillas; habla mientras duerme; sueña continuamente con fantasmas amenazantes, ladrones, caídas, fuego.
- A menudo sus terrores nocturnos están relacionados con la actividad escolar, con el estrés mental.
- Por la mañana nunca tiene ganas de levantarse.

STRAMONIUM

- Niño que no soporta la oscuridad de la habitación; mejora al lado de una lámpara con luz moderada.
- Niño que no soporta estar solo; no se duerme si no tiene agarrada la mano de una persona conocida.

- Le resulta difícil dormirse, aunque se esté cayendo de sueño.
- Mientras duerme, a menudo alza la cabeza de la almohada.
- En plena noche, de repente se despierta, presa de un gran terror, no reconoce a nadie, grita muerto de miedo y se agarra a quien esté cerca de él.
- Se despierta por la noche después de haber soñado cosas perturbadoras, o que infunden miedo, animales, sobre todo perros.

ZINCUM METALLICUM

- Niño con propensión a espasmos y contracturas musculares.
- Sueño nocturno agitado con sacudidas en todo el cuerpo.
- Por la noche se despierta repetidamente, con sobresaltos.
- Sueños aterrorizantes, pesadillas, *pavor nocturnus*, sonambulismo.
- Crisis recurrentes de sonambulismo con gran agitación de las extremidades inferiores, especialmente pies.
- Somnolencia y bostezos frecuentes durante el día.

Alteraciones del comportamiento y de la sociabilidad

Trastornos psicorreactivos

El niño y el adolescente, muy sensibles a la tensión emotiva ambiental, se dejan influir por todo lo que ocurre a su alrededor.

El comportamiento social puede cambiar en pocas semanas cuando la tranquilidad de la vida familiar se ve turbada por continuas discusiones entre los padres, o cuando las tensiones amenazan con destruir la unidad familiar.

En estos casos, los arranques de cólera, el encerrarse en sí mismo, las reacciones agresivas o tristes, suelen ser la expresión de una ansiedad profunda, de la que el adolescente y el niño son poco conscientes, pero que incide en su conducta y condiciona todas sus actividades.

Tipologías características

El niño que padece problemas psicorreactivos puede ser tildado de turbulento, caprichoso, colérico, terco, obstinado (con *síntomas de agresividad*); tímido, inquieto, aprensivo, celoso, mentiroso (con *síntomas de miedo*). Estos síntomas están relacionados con el instinto social.

Las alteraciones del carácter y de la afectividad se producen a menudo en niños sanos e inteligentes, pero que no han sido educados de manera correcta y de forma socialmente adecuada; son víctimas de factores socioambientales perjudiciales para su equilibrio.

El agresivo y el turbulento, el hostigador y el colérico

Alteraciones caracteriales

Un niño que es reprendido continuamente, incluso sin motivo, cuando expresa o manifiesta su propia voluntad, puede reaccionar rebelándose, si posee un carácter fuerte, decidido a no someterse. Entonces, empezará a hacer todo lo que disgusta a los adultos que intentan oprimirle con una educación represiva de la individualidad.

Se opondrá con fuerza a las imposiciones; se mostrará maleducado en familia; se dedicará a hostigar a los compañeros y será el primero en salir perjudicado.

Se pondrá tan nervioso que no logrará concentrarse en los estudios, en los juegos y en otras actividades.

Infringirá sistemáticamente las normas y los horarios. Rechazará los consejos de quien le quiere ayudar.

Contribución de la homeopatía en psicopatología

La *pedohomeopsiquiatría* se presenta como una opción para prevenir y curar las alteraciones caracteriales.

A la vez que propongo al lector los medicamentos homeopáticos ya indicados para la inestabilidad psicomotriz, ahora apunto otros para las alteraciones psicorreactivas: agresividad y turbulencia; cólera e indignación, de quien se considera injustamente castigado y se siente marginado; celos de posesión o rivalidad o frustración.

Tratamiento homeopático de los síntomas de agresividad

Prescribir a la potencia *30CH* a días alternos el *simillimum* a la fisionomía caracterial del niño o del chico que debe ser normalizado a nivel psicorreactivo comportamental.

Espaciaremos las tomas a partir de la primera mejoría.

ANACARDIUM ORIENTALE

• Niño desagradable con las personas a las que ama y respeta.

• Es consciente de hacerles daño, pero no puede evitarlo.

• Agresivo, busca los conflictos, después de estrés nervioso.

• Se enfada fácilmente, ríe cuando debería comportarse con seriedad.

AURUM METALLICUM

• Niño o adolescente con sentidos dotados de hipersensibilidad.

• Es aún más sensible al dolor físico y moral, y a cualquier tipo de desilusión, que le deja indignado y deprimido hasta el punto que se autocritica y se crea un sentimiento de culpabilidad.

• Reacciona a los reveses de la vida con explosiones de cólera y con la misantropía, que no es más que un signo de poco aprecio por la vida.

BRYONIA

• Niño caprichoso, contrariado, colérico.

• Niño frágil, inseguro, triste.

• Se siente abatido, tiene ganas de llorar, se desespera.

• Se refugia en la soledad y se niega a participar.

• Detesta hablar, responder, comprometerse.

• Se opone violentamente a las imposiciones y a las órdenes.

• Se vuelve conflictivo con los compañeros y maleducado en la clase.

• Ha tocado con las manos lo que significa el miedo; sólo recupera la calma cuando recobra la fuerza necesaria para desobedecer.

CHAMOMILLA

• Niño caprichoso, descontento y constantemente insatisfecho.

• Muy sensible a las ofensas, llora y se enfada muchísimo.

• Adopta una mala conducta, se vuelve insoportable, grosero, e incluso violento.

• Las regañinas, los castigos y los pescozones no sirven para nada.

• No se necesita una educación autoritaria, a la que el niño reaccionaría cada vez con mayor agresividad: la agresividad es la respuesta que compensa las contrariedades.

CINA

• Niño o adolescente turbulento, muy agitado, intolerante a las observaciones, obstinado, desobediente, travieso, siempre inquieto, colérico.

• Parece indeciso y no sabe con exactitud lo que quiere.

• Parece huraño y no le gusta que le miren.

• Se pone en guardia cuando alguien se le acerca.

• Se muestra insensible a las demostraciones de afecto.

• Reacciona a las caricias de los padres con un gruñido.

• Con el paso de los años no pierde su susceptibilidad.

• No acepta ningún tipo de alusión o broma sobre su persona.

• Reacciona con dureza, con hostilidad, hacia el entorno.

HEPAR SULFUR

• Niño o adolescente colérico si se le contradice.

• Se deja llevar por palabras duras e injuriosas.

• Siente impulsos totalmente irracionales de violencia, destrucción, piromanía.

• Sin embargo, también se siente triste, desolado, sobre todo por la noche.

• Siente angustia, desmoralización, desearía quitarse la vida.

• Le gustan las armas de fuego.

• Su hipersensibilidad le induce a no aceptar un entorno que no le gratifica y no le satisface.

• Si no se cura podría evolucionar en una esquizoneurosis.

HYOSCIAMUS NIGER

• Niño o adolescente de carácter claro, marcado.

• Reacciona contra el entorno con agresividad colérica.

• Quiere ser malo, luchador, cruel.

• Quiere pelearse, y reaccionar golpe a golpe.

• Le gusta caminar a cuatro patas, como un animal.

• Le gusta desnudarse y caminar desnudo por la habitación.

• Esta regresión exibicionista indica un malestar interior formado por miedos primordiales, una regresión instintiva animal para superar las frustraciones.

IODUM

• Niño o adolescente, agitado, extraordinariamente turbulento.

• En la clase está siempre fuera de su sitio.

• En su irritabilidad imprevisible e inmediata encontramos un claro indicio de inquietud reprimida, que puede transformarse en cólera dañina, como ocurre a menudo.

• Su voracidad bulímica es otro signo de reacción agresiva para librarse del peso de las frustraciones.

LACHESIS

• Niño o adolescente hablador, celoso, delator.

• Agresivo con su lenguaje rápido y provocador, obliga a los demás a escucharle y a oír sus opiniones.

• Hace discursos reivindicativos para descargar en el prójimo toda la responsabilidad de sus propias carencias y fracasos.

• La niña es muy susceptible: una palabra o un gesto son a menudo mal interpretados y se convierten en el pretexto de nuevos disgustos y reproches contra los demás.

• Los celos son un signo claro de agresividad posesiva, de cólera, de egoísmo e incluso de su propia infidelidad.

• La delación es un recurso utilizado para su propio provecho.

• Celos y delación son signos de agresividad.

LYCOPODIUM

• Niño o adolescente hipercrítico de todo y de todo el mundo.

• Respondón pedante, burlón e irritante; cuando es alumno puede convertirse en el terror de maestros tímidos; puede mostrarse irónico, insolente, pero inteligente, despierto, escrupuloso y metódico en los estudios, hasta el punto de enfadarse consigo mismo si no está bien preparado.

• Siente un gran cariño por sus padres que, sin embargo, no le comprenden, porque sólo ven de él la apariencia externa de niño pesado, turbulento, aprovechado, ignorando su existencia profunda, la angustia silenciosa, el temor ante las novedades, la incapacidad de simular.

NUX VOMICA

• Niño agresivo, conflictivo, con arranques de cólera.

• Hipersensible, muy irritable, se ofende fácilmente.

• Guarda resentimiento, rencor, impaciencia, ira, engaño.

• Puede actuar con maldad con los compañeros y con sus padres, si decide enfrentarse con fuerza a las imposiciones.

• Quiere ser independiente y ser responsable de sus cosas.

• En el colegio se esfuerza, pero tiene dificultades de concentración en los cálculos aritméticos.

PETROLEUM

• Niño o adolescente irritable y conflictivo por naturaleza.

• Susceptible en grado patológico, se ofende por motivos banales.

• Todo lo interpreta como una vejación hacia su persona.

• Esta actitud puede convertirse en insociabilidad, puede psicosomatizarse en anorexia o en bulimia nocturna, puede quedar compensada con dolores variados que aparecen y desaparecen rápidamente.

• Generalmente todo ello repercute en el rendimiento escolar, ya que disminuye la capacidad de atención, de análisis, de memorización y de organización de las informaciones.

PHOSPHORUS

• Niño turbulento en grado máximo, que se muestra hiperexcitado, que nunca está quieto y va cambiando constantemente de sitio.

• Hiperlocuaz, sabe vivir en una completa euforia, pero también puede manifestar violencia de forma repentina y colérica.

• La irritación puede llevarle hasta palabras delirantes.

• Posee una vivacidad prodigiosa, las ideas fluyen de él ininterrumpidamente, pero de forma desordenada.

• Sin embargo, esto último no le impide concentrarse en el tema.

• Logra tomar nota de todo lo que ocurre a su alrededor, por bien que aparentemente no concede importancia alguna a lo que ha visto y ha fijado perfectamente en la mente.

PLATINA

• Niño o niña agresivos, orgullosos, arrogantes, soberbios.

• Tienen la costumbre de juzgar a los demás siempre con desprecio.

• Solamente aceptan integrarse en un grupo si tienen la posibilidad de mandar en este.

• No soportan que se les contradiga o se les critique.

• La niña es presumida y siempre quiere ser la más guapa. Si se siente humillada, reacciona con maldad y se convierte en una tirana.

STAPHYSAGRIA

• Niña muy caprichosa, irritable, malhumorada.

• Su irritación es interior, se muestra introvertida, desconfiada.

• En raras ocasiones la envidia desemboca en explosiones de cólera, de las que se arrepiente y le producen un gran sufrimiento interior.

• Niño con mucho carácter, huraño y enfadoso, de cara larga.

• Prefiere aislarse, estar solo, hablar poco.

• Tiene la apariencia de un niño apático, indiferente o triste.

• En realidad es hipersensible a lo que ocurre a su alrededor, se ofende por comentarios o gestos ambiguos o sin malicia.

• Se puede definir como un agresivo rencoroso que madura las cosas en su interior.

SULFUR

• Niño egoísta, irritable, impaciente, respondón, conflictivo, siempre malhumorado, refunfuñón.

- Exige que sus deseos se satisfagan inmediatamente.
- Nervioso, tendencia a la utopía, sueña con arreglar el mundo.
- Carácter nervioso y mitómano, tiene un concepto exagerado de sí mismo.
- Se complace en lamentarse de estar infravalorado.
- Se le considera un indolente, un perezoso, especialmente por las mañanas: dice estar cansado, se apoya en la pared o se sienta.
- Lanza fuertes resoplidos y jadea por el esfuerzo que debe realizar.
- Es desordenado y sucio, descuida la higiene personal.
- La madre tiene que obligarle a lavarse, el maestro ha de esforzarse en quitarle de encima la pereza, soñolienta y autocomplacida.
- El niño pasa todo el día en un estado de beata somnolencia, que le pasa factura por la noche, con insomnio, pesadillas y miedo.

TARENTULA HISPANICA

- Niño que sufre inestabilidad psicomotriz constitucional, que se manifiesta con inquietud, agitación ansiosa, inestabilidad hipercinética, ganas de cambiar constantemente de sitio, tics, miedos nocturnos, pesadillas, sonambulismo.
- Niño maniaco, aunque carece de la euforia propia de los maniacos.
- En muchos casos comparte con los maniacos el aspecto dramático, el apresuramiento, el comportamiento impaciente con los demás, a quienes considera lentos; la irritabilidad colérica; la conducta agresiva y conflictiva.
- La música es lo único que logra calmarle, siempre (se cuenta que en la Edad Media la picadura de la tarántula producía trastornos histéricos espectaculares en mujeres que luego eran calmadas por músicos especializados en el ritmo de la *tarantella*).

El tímido y el inseguro, el miedoso y el taciturno

Una sociedad competitiva

Los problemas caracteriológicos de los niños tímidos e inseguros, miedosos y taciturnos, suelen ser más raramente motivo de consulta pediátrica que los problemas de los niños turbulentos y agresivos. *¡Demasiado raramente!*

En las estructuras sociales competitivas, como las actuales, basadas en la eficacia, las personas que se comportan con timidez y que no buscan una afirmación de ellas mismas en las conversaciones, es decir, que no «participan» en la competencia, quedan «olvidadas», relegadas.

Alteraciones caracteriales

Los niños *tímidos* muestran reacciones de *temor*, pero el análisis de los contenidos de sus miedos demuestra *que tienen miedo únicamente de ellos mismos,* incluso cuando el miedo está referido a objetos externos (miedo de la gente, de los exámenes, de aparecer en público). El sentimiento de sus propias debilidades, de sus insuficiencias, se impone al conocimiento racional y concreto de las capacidades y los méritos reales.

Existen los tímidos *frágiles,* que son los que necesitan sentirse protegidos y tranquilizados. Luego están los tímidos *ansiosos*, que pierden lugares en la escala social. Otro grupo es el de los tímidos *inadaptados,* en los que la timidez se convierte en un signo de enfermedad. También destacan los taciturnos, de pocas palabras, *lacónicos,* aunque ello no representa un signo patológico. Los hay taciturnos por *protesta,* indignados, que reivindican sus propios derechos. Finalmente tenemos a los taciturnos *deprimidos,* que son enfermos cuyo comportamiento escapa a su propia voluntad, al autocontrol. Tienen que ser tratados.

Tratamiento homeopático de los síntomas del miedo

Prescribir a la potencia *30CH* a días alternos el *simillimum* a la fisionomía caracterial del niño o del chico que debe ser normalizado a nivel psicorreactivo comportamental.

Espaciaremos las tomas a partir de la primera mejoría.

ARGENTUM NITRICUM

• Niño tímido inadaptado, bajo presión.
• Mentalmente frágil, excitable y emotivo.
• Su imaginación está dominada por el miedo, por diversas fobias, por ideas fijas, por el ansia de anticipación.
• Una mala noticia le hace correr hacia el retrete.

ARSENICUM ALBUM

• Niño tímido, ansioso, taciturno, reservado.
• Niño con sentimiento de culpabilidad que no sabe justificar.
• Se siente perseguido, sufre ataques de pánico.
• Tiene una obsesión anormal por la muerte, impropia de su edad.
• Es ansioso, agitado, inseguro, está dominado por ataques obsesivos de ansiedad periódica.
• Su meticulosidad en las situaciones difíciles contrarresta el miedo ansioso y la angustia.

BARYTA CARBONICA

• Niño tímido ansioso o inadaptado.
• Aversión por la gente que no conoce; se esconde detrás de los muebles cuando algún extraño entra en casa.
• Disimula sus emociones como si estuviera asustado, como si estuviera avergonzado de algo.

• Desconfiado en el sentido más absoluto del término porque tiene miedo.
• Aprensivo, continuamente se inventa obstáculos imaginarios, desgracias inexistentes que están por llegar.

BROMIUM

• Niño tímido inadaptado, taciturno deprimido.
• Su reacción ante los sucesos desagradables no desemboca en el llanto, sino en la melancolía.
• Su estado anímico es de profunda tristeza, mejora con el movimiento.
• Tiene alucinaciones particulares en la oscuridad.
• Sus características tienen un cierto fundamento hereditario, puesto que pueden observarse en uno de los progenitores, en un tío, etc.
• Los disgustos y las desilusiones favorecen estas actitudes.

CALCAREA CARBONICA

• Niño tímido ansioso, taciturno reservado.
• Los problemas psicorreactivos se resumen en el miedo, que se articula en un buen número de temores ansiosos.
• Los temores se acentúan en la oscuridad de la noche.
• Su impulso inmediato es la huida.
• Niño pusilánime, se atrinchera en la indiferencia ante sus propias obligaciones y en el rechazo de ciertas personas.
• Descontento, confuso, irritable, obstinado, ve el lado negativo de las personas y de las cosas.

CALCAREA FLUORICA

• Niño tímido inadaptado.
• Estructuralmente asimétrico, de carácter inestable.
• Su comportamiento es variable, imprevisible.

• Tiende a esquivar las prohibiciones, le gusta el absurdo.

• Atontado, en él predominan las decisiones desordenadas.

• En la escuela no presta atención, es indisciplinado y fanfarrón.

• Interiormente está dominado por un miedo irracional, por una acumulación de temores infundados, y tiene dificultad por salir de su estancamiento autista.

CALCAREA PHOSPHORICA

• Niño tímido inadaptado, taciturno como protesta.

• Está descontento de sí mismo, se deprime inmediatamente después de un disgusto, de un enfrentamiento o de una humillación.

• No quiere hablar, se refugia en un silencio protestatario después de un enfado, un disgusto o del dolor causado por una regañina.

• No soporta programas y recomendaciones coercitivas.

• No quiere que le lleven la contraria y se desilusiona.

• La hipersensibilidad le predispone a problemas afectivos, a manías, a depresiones más profundas, a distimia o neurosis depresiva.

CANNABIS INDICA

• Niño tímido, muy frágil, locuaz deprimido.

• Es incapaz de concentrar sus pensamientos a causa de la cantidad de ideas que le afloran en la mente.

• Desmemoriado, no logra terminar la explicación iniciada.

• Deprimido-ansioso, tiene miedo de volverse loco y cambia fácilmente de humor.

• Eufórico-megalómano, se siente omnipotente.

• Notable síndrome alucinatorio: auditivo, visual, exaltante o asustadizo;

cualquier cosa adopta una apariencia desconocida, un rostro diabólico.

CAUSTICUM

• Niño tímido ansioso, taciturno reservado.

• Se refugia en las faldas maternas para calmarse.

• Su aprensión se manifiesta en varias circunstancias, cuando debe ir al médico o por la noche.

• No quiere permanecer solo en la oscuridad de la noche.

• Falta de confianza consigo mismo muy marcada.

• Su estado anímico triste y melancólico le hace ver todo negro.

• El humor melancólico-lagrimoso es preponderante, aunque puede alternarse con irritabilidad, ansiedad, histerismo.

• Muestra interés por participar en el dolor ajeno.

CHINA

• Niño tímido inadaptado, taciturno deprimido.

• Está obsesionado por la idea de ser desgraciado.

• Apático, indiferente, desmoralizado, indeciso.

• Poco apto para el trabajo mental.

• No tiene fe en sí mismo, se considera un cobarde.

• Desobediente, despreciativo, obstinado, tozudo.

• Sólo quiere hablar de hechos desagradables que ya pertenecen al pasado.

• Acumula rencor, critica y recrimina a los demás.

• Se equivoca al hablar, coloca mal las palabras o las invierte; al escribir olvida algunas letras.

• Sufre alucinaciones, ve gente, tiene visiones cerrando los ojos y cree que alguien le persigue.

FLUORICUM ACIDUM

• Niño taciturno deprimido o inadaptado.

• Humor cambiante, insociable, incapaz de aplicarse de una forma constante a un trabajo serio, sólo piensa en divertirse.

• Pasa de la euforia a la angustia, permaneciendo apartado en un rincón durante todo el día, reticente, en silencio.

• No soporta la disciplina familiar, huye de casa para vivir el riesgo, desinhibido, sin pudores.

• Indicios y actitudes maniacas.

GELSEMIUM SEMPERVIRENS

• Niño tímido ansioso, taciturno reservado.

• Es un ansioso inmóvil, paralizado por el miedo.

• Carece totalmente de confianza en sí mismo.

• Cuando se le pregunta en el colegio, habla con afonía, la memoria se le bloquea, tiene crisis de diarrea; al salir del aula del examen recupera la memoria.

• Enferma después de recibir malas noticias o de experimentar una emoción imprevista.

• Desea que le dejen solo, quiere estar tranquilo.

• La presencia de otra persona, aunque sea silenciosa, le resulta turbadora. Siente un rechazo instintivo por todo lo que no conoce, ya sean cosas o personas.

GRAPHITES

• Niño tímido ansioso, taciturno reservado.

• Hipersensible, demasiado impresionable, irascible.

• Se sobresalta sin motivo, llora por nada; un hecho banal le causa preocupación y le hace sufrir hasta la desesperación.

• Triste, melancólico, desesperado, siente necesidad de llorar, una necesidad acentuada por la música, que le entristece.

• Su excesiva timidez le impide ganar seguridad.

• En clase duda siempre qué tiene que responder.

IGNATIA

• Niño tímido ansioso, taciturno deprimido.

• A menudo su ansiedad no tiene ningún motivo de ser, aparente o consciente; es un malestar localizado en la garganta.

• El malestar es muy parecido a la ansiedad por anticipación, a una ansiedad por miedo inminente, por un gran disgusto, por cólera, celos o indignación reprimida.

• En muchas ocasiones hay una desproporción entre el motivo y el efecto, entre la causa real y las reacciones, a todas luces excesivas.

• Casi siempre la reacción es temporal, excepcional.

• La depresión se funde en un llanto involuntario; el estado anímico y la actitud cambian rápidamente con la mutabilidad propia de un temperamento nervioso.

KALIUM BROMATUM

• Niño tímido ansioso o inadaptado.

• Primer síntoma clave: la angustia somatizada, con agitación de las manos y los pies, movimientos espasmódicos, gestos de torsión, rostro ansioso.

• Segundo síntoma clave: alteraciones del sueño, con miedos nocturnos, pesadillas, sonambulismo.

• En el adolescente, que es vulnerable afectivamente, los estados de angustia acompañan un síndrome psíquico que puede ir de la simple depresión irritable hasta la astenia intelectual mayor y a un estado catatónico.

KALIUM PHOSPHORICUM

• Niño tímido muy frágil, taciturno deprimido.

• Propenso a la tristeza, lo suele ver todo negro.

• Oscuros presentimientos le desmoralizan profundamente.

• Cae en una depresión nerviosa considerable.

• Está dominado por un fuerte complejo de inferioridad, no ajeno a un cierto retraso intelectual.

• Callado, llorón, muy miedoso y, por otro lado, sensible a las emociones agradables, que le «recargan» las baterías energéticas.

• Se dan las premisas de actitudes paranoicas: desconfianza, hipervigilancia, actitud misteriosa, no aceptación de la culpa incluso cuando está fundamentada.

KALIUM SULFURICUM

• Niño tímido frágil, taciturno reservado.

• Indeciso, pretextuoso, voluble, indolente.

• Timidez con propensión a las lágrimas.

• Dominado por un fuerte complejo de inferioridad.

• En clase es perezoso, el esfuerzo mental le fatiga, no le gusta aplicarse, esforzarse, competir.

• Su aversión por la sociedad y por la gente le convierte en un niño obstinadamente apático.

MERCURIUS SOLUBILIS

• Niño tímido, ansioso, taciturno, deprimido.

• Síntoma clave: la inestabilidad con temor de enloquecer.

• Es miedoso, trepidante, tembloroso, está disgustado con la vida.

• Se siente bajo de moral, reacciona con indiferencia a todo, no tiene ganas de estudiar ni de trabajar.

• Lento, perezoso, desmemoriado, espiritualmente vacío.

• Incapaz de responder a las preguntas, debido en parte a la inestabilidad de sus ideas, que se le escapan.

NATRUM CARBONICUM

• Niño tímido ansioso, taciturno reservado o deprimido.

• El mínimo esfuerzo mental le provoca malestar, le hace incapaz de pensar, de aplicarse en las tareas del colegio.

• Dificultad para concebir y para combinar las ideas.

• No logra terminar ninguna frase, ni completar ningún cálculo.

• Le pasan por la cabeza pensamientos tristes y melancólicos, que le deprimen; empeora con la música y el calor.

• Se separa de los amigos, de la gente, de la sociedad.

NATRUM MURIATICUM

• Niño tímido ansioso, taciturno reservado o deprimido.

• Triste, lacrimoso, hipocondriaco, resentido, contrariado.

• Busca la soledad para desahogarse de sus males.

• Todos sus problemas son de origen emocional, están relacionados sobre todo con la esfera de lo espiritual, penas, falta de afecto, mortificaciones sufridas, lutos.

• Recuerda especialmente las cosas y los hechos más desagradables.

• Le falta lógica, el pensamiento y la acción se contrastan.

• Su tristeza es profunda y generalmente silenciosa. Siente una auténtica aversión por la compañía.

• Débil y torpe, deja caer los objetos.

- Anímicamente deprimido, triste, físicamente debilitado, adelgaza a pesar de mantener el apetito.
- ¡Se resiste a la psicoterapia!

NATRUM SULFURICUM

- Niño tímido ansioso, taciturno reservado.
- Puede estar durante horas con alguien sin hablar.
- Sus respuestas son siempre lacónicas.
- No le gusta hablar de sí mismo, jactarse, exhibirse.
- Es un asténico que todo lo encuentra duro, que tiene dificultades con sólo decidirse a actuar.
- Colecciona ideas pesimistas; su depresión aumenta cuando el tiempo es húmedo, en otoño y en primavera.

PLUMBUM METALLICUM

- Niño tímido inadaptado, taciturno deprimido.
- Terror por todo lo que desconoce, cosas o personas.
- Rehúsa la compañía hasta el punto de desaparecer rápidamente cuando entra en un local en donde hay gente.
- Desconfiado, suspicaz, ansioso, alimenta miedos extraños que le hacen mentir, simular, le inducen a adoptar astucias incorrectas, con el único fin de desorientar a quienes le rodean.
- Tiene una memoria débil, no encuentra nunca la palabra adecuada.

PULSATILLA

- Niño tímido muy frágil, taciturno reservado.
- Permanece en silencio, apartado, sin responder a las preguntas que se le hacen.
- Si se le estimula responde con signos, con un sí o un no.

- Niña dulce, afable, pero cuando se siente triste se encierra en el silencio para lamentarse sola.
- Si tiene que salir de casa, quiere que le acompañen para alejar sus temores.
- Cuando le falta apoyo, no tiene ni la fuerza ni el valor de moverse y de compadecerse.
- Tiene una sensación de total soledad en la casa en la que vive; el mundo le parece deshabitado.

RHUS TOXICODENDRON

- Niño tímido ansioso o inadaptado, taciturno.
- La ansiedad le impide estar encerrado en casa; necesita caminar al aire libre.
- No logra concentrarse, reflexionar largamente.
- No puede aguantar un esfuerzo mental.
- Al escribir olvida las letras y las palabras.
- Al hablar confunde fácilmente las ideas.

SEPIA

- Niño tímido ansioso, taciturno deprimido.
- Tiende a estar deprimido, melancólico, indolente, poco aficionado al trabajo o al juego.
- Su actitud se manifiesta con indiferencia y apatía.
- Da la sensación de que todo le resulte indiferente, carente de interés. Responde de mala gana a las preguntas que se le hacen.
- Cuando se queda solo se cansa, pero detesta que alguien haga el gesto de ocuparse de él.
- El hecho de rechazar la ayuda o el consuelo no hace más que aumentar su sentimiento de culpabilidad, al que se le añade irritabilidad, cansancio, tristeza, languidez, llanto fácil.

• Se siente triste y desgraciado, sin alegría de vivir.

SILICEA

• Niño tímido e inseguro, pusilánime y deprimido.
• Teme no estar a la altura de lo que se le exige.
• Inteligente, necesita ser alentado y que se le valore en el plano físico y moral.
• Cuando habla o escribe, se interrumpe fácilmente.
• La memoria no le ayuda, se queda en blanco.
• Todo esto le produce desolación.

SULFURICUM ACIDUM

• Niño taciturno, reservado.
• Esquiva la conversación, no responde a las preguntas, no por obstinación, sino por incapacidad.
• Es nervioso e impaciente, se enfada por nada y se encoleriza por una tontería.
• Actúa con prisas, precipitadamente.
• Padece de insomnio, tiene pesadillas y contracciones en los dedos de las manos mientras duerme.

THUJA

• Niño tímido ansioso, taciturno reservado.
• Los problemas de carácter y de comportamiento se definen en tres puntos:

— inestabilidad caracterial;
— reacciones impulsivas;
— problemas de sociabilidad.

• Estos problemas son frecuentes y pueden estar asociados o no a dificultades familiares y socioeconómicas.

• Estado anímico inestable, poco ceñido a la realidad.
• Raramente toma iniciativas personales.
• Las secuelas neurológicas infantiles propician la evolución de la delincuencia juvenil, tal como demuestran estudios sistemáticos.

TUBERCOLINUM RESIDUUM

• Niño tímido inadaptado, psicopático ansioso.
• Niño taciturno deprimido, por temperamento.
• Nervioso, irritable al despertarse, descontento de todo.
• Necesita cambiar de sitio y desplazar los objetos.
• Carácter mutable, ciclotímico, lunático.
• Aversión injustificada hacia determinadas personas.
• Cansado, se desmoraliza con facilidad, quejoso.
• Astenia mental, angustia, aislamiento afectivo.
• Posibilidad de crisis esquizoides o esquizofrénicas.

ZINCUM METALLICUM

• Niño tímido ansioso, taciturno por oposición.
• No le gusta tomar partido por alguna cosa.
• La aplicación constante al estudio le produce agotamiento.
• Memoria débil, que obliga a que se le repitan las preguntas antes de poder responder.
• Desahoga su frustración agitando las piernas y los pies de forma compulsiva.

TERCERA PARTE
DE LA JUVENTUD A LA SENILIDAD: LA SALUD DE LOS ADULTOS

Introducción al tratamiento homeopático del adulto

En este apartado dejaremos atrás la reactividad viva a la enfermedad del niño y del adolescente para afrontar los problemas de la edad adulta, que han de ser conocidos, del modo más objetivo y ponderado, por parte de los interesados.

La edad adulta lleva consigo la semilla de la enfermedad crónica. Con la terapia antibiótica y la quimioterapia se han eliminado las enfermedades agudas de la infancia y la adolescencia. Nos han dejado una herencia iatrogénica y la subcronicidad, que son aspectos que conviene sanar.

Afortunadamente, la homeopatía nos ha ayudado a eliminar los residuos en forma de toxinas que los microorganismos agresores y también los fármacos convencionales de síntesis química habían exterminado, esterilizando nuestros tejidos, pero debilitando al mismo tiempo la capacidad energética de autocuración que todos los seres vivos poseen desde el nacimiento.

La curación homeopática, utilizada constantemente por nuestros padres cuando éramos lactantes y niños, regeneró al máximo, y de una forma biológicamente adecuada, nuestro organismo, dejándolo en condiciones ideales para afrontar la carga patógena de la edad adulta, en un entorno socioecológico nada favorable como es el actual.

He preferido extenderme en las listas de remedios y de explicaciones en la primera y en la segunda partes, ya que también sirven de base para el tratamiento homeopático general del adulto y del anciano.

Por consiguiente, el lector deberá remitirse a los síntomas y a las enfermedades ya tratadas en los dos apartados anteriores (patología alérgica, respiratoria, intestinal, y también comportamental, puesto que se asemejan en muchos aspectos).

En ningún momento repetiré lo dicho hasta el momento. Los síntomas y las enfermedades tratados en la segunda parte, dedicada al niño y al adolescente, *se encuentran también en el adulto* sin que las causas hayan cambiado, y por lo tanto el lector solamente tendrá que consultarla.

En este apartado presentaremos *fichas de autoterapia práctica* para enfermedades del adulto, de medicina general y especializada: cardiacas, circulatorias, hepatobiliares, renales y de la vejiga, osteoarticulares, así como fichas de ginecología, obstetricia y de andrología.

Enfermedades respiratorias

Bronquitis crónica

Iniciar cuanto antes el tratamiento y continuar con *Ammonium carbonicum 4CH*, 4 gránulos tres veces al día, cuando se manifiesten los siguientes síntomas de enfermedad:

• Tos con catarro mucoso y, más a menudo, mucopurulento.

• Disnea con tos y estertores mucosos o mucopurulentos.

• Estertores por acumulación de mucosidad difícil de expectorar.

El *médico* habrá percibido, con la auscultación:

• Murmullo áspero con ronquidos y estertores en la región pulmonar.

Añadir, eventualmente:

Pyrogenium 4CH, el «antibiótico homeopático», para evitar las complicaciones infecciosas, 4 gránulos dos veces al día.

Tabacum 30CH, para reducir el consumo de tabaco, una dosis semanal, sin tomar otros remedios ese mismo día.

Bronquiectasia

Después de la visita médica y de la broncografía empezar con *Antimonium tartaricum 4CH*, 4 gránulos cuatro veces al día, cuando se advierten los siguientes síntomas de enfermedad:

• Tos con expectoración purulenta, abundante por la mañana.

• Tos húmeda, con estertores audibles a distancia.

El *médico* habrá percibido, con la auscultación:

• Estertores con burbujeo localizados en una zona del tórax.

Añadir, eventualmente, y con tomas alternadas *Kalium jodatum 4CH,* 4 gránulos cuatro veces al día:

• Expectoración verdosa.

• Empeoramiento general por la noche y con la humedad.

Catarro crónico

Para evitar la degeneración precancerígena:

Arsenicum jodatum 4CH, 4 gránulos cuatro veces al día:

• Secreción nasal amarillenta mucopurulenta, espesa, irritante.

• Inflamación fácil y progresiva de las mucosas.

Alternar con *Arsenicum*, si aparecen también los síntomas específicos, el siguiente remedio:

Hydrastis canadensis 4CH, 4 gránulos cuatro veces al día:

• Secreciones amarillentas, espesas, viscosas, no irritantes.

• Expectoración bronquítica crónica del fumador empedernido.

• Necesidad de drenar las mucosas y las vías biliares.

Tomar, una vez por semana, como remedio único durante aquel día:

Phosphorus 30CH, una dosis de glóbulos:

• Catarro con dolor de garganta, catarro unilateral.

• Secreción nasal de color verde, estriada de sangre.

• Tos cada mañana, al levantarse; tos al final del día.

Enfisema pulmonar difuso

Después de control médico y radiológico, empezar con:

Arsenicum album 4CH, 4 gránulos tres veces al día, cuando se manifiestan los siguientes síntomas de enfermedad:

• Imposibilidad de respirar profundamente; tórax ensanchado.

• Secreciones y excreciones fétidas; empeoramiento a la 1 de la madrugada.

El *médico* habrá observado mediante percusión:

• Hipofonesis y timpanismo en toda la región pulmonar.

• RX: agrandamiento de los campos pulmonares, hipertransparentes.

Añadir, eventualmente, y con tomas alternas:

Aralia racemosa 4CH, 4 gránulos tres veces al día:

• Rinitis con secreción nasal acuosa irritante en cualquier corriente de aire.

• Disnea silbante con sensación de ahogo.

• Crisis asmáticas con tos; se alivian expectorando.

Gripe

Empezar el tratamiento con:

Aconitum 4CH, 4 gránulos cada hora hasta la aparición de sudor:

• Fiebre muy alta, seca, ardiente, con escalofríos; mucha sed.

• Dolor en la laringe, en la faringe, detrás del esternón, tos irritante.

• Taquicardia, hiperestesia, insomnio.

Cuando aparece el sudor, sustituir *Aconitum* por:

Belladonna 4CH, 4 gránulos cada 4 horas:

• Fiebre elevada, cefalea, garganta roja, dolor de amígdalas.

• Fotofobia, lagrimeo, epistaxis, dolor de oídos.

• Estertores con burbujeo localizados en una región determinada del tórax.

Al desaparecer la fiebre, sustituir *Belladonna* por:

China 9CH, 4 gránulos dos veces al día:

• Astenia física, palidez, hipotensión.

Y/o también:

Kalium phosphoricum 9CH, 4 gránulos dos veces al día:

• Astenia neuropsíquica, apatía mental.

Propensión a esclerosis pulmonar y a enfermedades respiratorias crónicas

Para combatir la predisposición a la cronicidad:

Calcarea fluorica 4CH, 4 gránulos cuatro veces al día:

• Dilatación bronquial, infecciones respiratorias crónicas.

• Dificultades respiratorias, tos debida a hormigueo en la laringe.

Asociar, a intervalos:

Causticum 4CH, 4 gránulos cuatro veces al día:

• Persistencia de mucosidad en la garganta, como falsas membranas.

• Dolores cáusticos de arriba abajo de la tráquea, mientras se tose.

• Tos cavernosa, causada por mucosidades que no se desprenden.

Asociar, una vez por semana como único remedio:

Hepar sulfur 30CH, una dosis de glóbulos:

• Catarro crónico, purulento, expectoración difícil.

Enfermedades gastroentéricas

Cefalea y hemicránea digestiva

Nux vomica 4CH, 4 gránulos tres veces al día, cuando se manifiesta:
• Cefalea matutina en la cama, frontal con calor.
• Halitosis ácida, con pirosis, en mayor grado por la mañana.
• Dilatación gástrica después de comer, saciedad, ardores.
Asociar, una vez por semana:
Lycopodium 30CH, una dosis de glóbulos:
• Cefalea de las 4 a las 8 de la tarde; cefalea frontal, temporal.
• Dolores gástricos después de comer, opresivos, que van a peor.
• Dolores hepáticos que se irradian a la espalda.

Cirrosis hepática del alcohólico

Después de control médico y hepatobiopsia, empezar con:
Phosphorus 15CH, 4 gránulos a días alternativos:
• Dispepsia, molestias en el útero, astenia.
• Hepatomegalia, esplenomegalia, edemas en las extremidades inferiores.
• Ansia hipocondriaca, ansia de soledad.
• Indiferencia hacia los familiares, cansancio al pensar.
Además, alternando con *Phosphorus:*
Lachesis 15CH, 4 gránulos a días alternos:
• Enrojecimiento de la nariz y conjuntiva subictérica.
• Fases de excitación locuaz alternadas con fases depresivas.
• Hipertensión venosa con hígado hinchado, dolorido.

• Hemorroides purpúreas, protuberantes, muy sensibles.

Colitis segmentarias

¡Necesidad de control médico!
Se localizan en el ciego, flexión del colon, en la ampolla rectal.
Natrum sulfuricum 4CH, 4 gránulos tres veces al día:
• En el ciego, como culminación del dolor 7-8 horas después de la comida.
• Dispepsia ácida, flatulenta, diarrea aguda y crónica.
• Alternancia de estreñimiento y diarrea; heces de gran volumen.
• Mejora después de una evacuación blanda.
O bien, cuando se da la siguiente sintomatología:
Raphanus sativus niger 4CH, 4 gránulos tres veces al día:
• Localización en la flexión del colon y en la ampolla rectal.
• Meteorismo abdominal con molestia originada por los gases sin salida.
• Diarrea con expulsión violenta de heces.
• Dolores intestinales agravados por el movimiento.
Asociar siempre, una vez por semana:
Paratyphoidinum B 15CH, una dosis de glóbulos a la semana:
• Para regularizar el tránsito intestinal.

Colitis espasmódicas

Antimonium crudum 15CH, 5 gránulos cada hora:
• Lengua recubierta por una pátina espesa y blanca como la leche.
• Vómito alimentario después de una comida muy abundante.

• Heces primero semiduras y luego semilíquidas.

• En persona de buen comer, gruñona o sentimental.

O bien, cuando se da la siguiente sintomatología:

Graphites 15CH, 5 gránulos cada hora:

• Cuadro cólico doloroso, estreñimiento crónico, atónico.

• Heces voluminosas y secas, o bien cubiertas de mucosidades filamentosas.

• Estremecimientos, alteraciones hormonales, metabolismo lento.

• Estremecimientos, coexistencia con problemas dermatológicos.

Colitis mucomembranosas y seudomucomembranosas

En la colitis mucomembranosa:

Graphites 9CH, 4 gránulos tres veces al día:

• Estreñimiento habitual, sin ganas, por inactividad rectal.

• Crisis dolorosas (1-2 días), vómito, palidez, bradicardia.

• Después: heces grandes mucosas, cubiertas de falsas membranas.

• Humedad anal pegajosa, pruriginosa.

En colitis seudomucomembranosa:

Mercurius solubilis 9CH, 4 gránulos tres veces al día:

• Heces diarreicas, agrias, corrosivas, escoriantes, irritantes.

• Fiebre, vómito, taquicardia, hipotensión, oliguria.

• Dilatación abdominal, tenesmo, heces mucosanguinolentas.

Colon irritable

• Esta alteración de la función cólica sin base orgánica, causada por situaciones emocionales, se trata con:

Colocynthis 4CH, 4 gránulos tres veces al día:

• Dolores en el abdomen de tipo calambre, punzantes como si fueran producidos por piedras afiladas.

• Dolores cólicos con muchos gases, empeoran con la cólera.

Asociar, alternando:

Graphites 4CH, 4 gránulos tres veces al día:

• Extrema flatulencia del abdomen, que presenta dilatación.

• Expulsión abundante de gases fétidos precedida de cólicos.

• Estreñimiento atónico, con ampolla rectal vacía.

Asociar, una vez por semana:

Gelsemium sempervirens 30CH, una dosis de glóbulos:

• Ansia de anticipación, temblor interno, diarrea por miedo.

• Diarrea cuando se debe afrontar una dificultad.

Diarrea aguda

En las diarreas funcionales simples, se tomará:

Podophyllum peltatum 15CH, después de cada crisis de diarrea:

• Diarrea acuosa o mucosa, abundante, precedida de dolores y borborigmos abdominales, de madrugada o por la mañana.

• Heces amarillentas, expulsadas a chorro, fétidas.

• Después: debilidad extrema, con tenesmo, sensación de vacío.

• Mejora acostado sobre el vientre y con el calor.

Asociar, alternando si es necesario:

Colocynthis 7CH, 4 gránulos dos veces al día:

• Diarrea acompañada de fuertes calambres.

• El enfermo mejora doblando el tronco y con la presión.

Diarrea de las rectocolitis ulcerosas

¡Necesidad de control médico!

Diarrea con lesiones ulcerantes microhemorrágicas:

Argentum nitricum 15CH, 4 gránulos una vez al día:

• Diarrea verde o serosa sanguinolenta con fiebre moderada.

• Con astenia, descenso ponderal, tenesmo, dolores abdominales.

Asociar: cuando el paciente presenta anemia, deshidratación:

China 5CH, 4 gránulos cuatro veces al día:

• En estados crónicos con pérdida de líquidos vitales.

• Diarrea indolora, pero que produce debilidad, anorexia.

• Excesiva flatulencia del estómago y del intestino.

• Fermentación, borborigmos con emisión de ventosidades.

• Cuadro clínico que no mejora eliminando gases.

Asociar: en estados hemorrágicos, alternando con *China*:

Cinnamomum 5CH, 4 gránulos cuatro veces al día:

• Astenia general, por pérdida abundante de líquido.

• Hemorragia intestinal de sangre roja, que empeora con el movimiento.

• Dispepsia ácida, aerofagia, flatulencia, diarrea.

Diarrea emotiva

Argentum nitricum 15CH, 4 gránulos dos veces al día:

• Diarrea emotiva con flatulencia.

• Gases sonoros, heces verdes como espinacas.

• En persona nerviosa, delgada, agitada, precipitada, que sufre ansia de anticipación.

O bien, cuando se da la siguiente sintomatología:

Gelsemium 15CH, 4 gránulos dos veces al día:

• Diarrea antes de entrar en acción o después de un susto.

• Especialmente después de recibir malas noticias, miedo, pena, ira.

• Después de emociones imprevistas, bruscas, muy desagradables.

• En individuo cobarde, que quiere estar solo, tranquilo.

Hemorroides, crisis agudas

¡Necesidad de control médico!

Por hipertensión venosa, fragilidad venosa y digestiva:

Lachesis 4CH, 4 gránulos cada hora hasta la desaparición del dolor.

• Dolor pulsátil en hemorroides externas, violáceas.

• Hemorroides hiperestésicas al contacto, mejor si sangran.

• Hemorroides durante las menstruaciones, pulsátiles.

O bien, con hemorroides diversas y hasta la desaparición de la molestia:

Acidum muriaticum 4CH, 4 gránulos cada hora:

• Hemorroides azuladas, hinchadas, transpirantes, ano inflamado.

• Dolorosas al menor contacto, mejoran con calor local.

• Especialmente en las mujeres y jóvenes.

Asociar, una vez por semana:

Nux vomica 30CH, una dosis de glóbulos:

• Estreñimiento crónico, abuso de laxantes, de comida, de estimulantes.

• Hemorroides punzantes, pruriginosas, que se suelen presentar junto con punzadas lumbares.

• Hemorroides en personas dispépticas, que presentan una constitución delgada, flacas.

Hemorroides crónicas

Síntomas: pesadez pélvica, secreciones serosas, hemorragias esporádicas, proctitis catarral paralela a las hemorroides:

Collinsonia 4CH, 4 gránulos tres veces al día:
• Procedencia de hemorroides, con mucho dolor, durante el embarazo.
• Por interrupción de las reglas, acompañada de estreñimiento.
• Estreñimiento con heces voluminosas, difíciles de expulsar.

Asociar un remedio de fondo similar al enfermo, como:

Nux vomica 30CH, una dosis de glóbulos una vez por semana:
• Hombre sedentario, enérgico, colérico, activo, autoritario.
• Hemorroides crónicas, congestionadas, voluminosas, sanguinolentas.
• Hemorroides de los bebedores, de los alcohólicos; estreñimiento.

O bien, un remedio de fondo similar al enfermo, como:

Sepia 30CH, una dosis de glóbulos una vez por semana:
• Mujer sedentaria, asténica, nerviosa-biliar, deprimida.
• Sufre estreñimiento; sensación de cuerpo extraño en el recto.
• Epistaxis después de cefalea, junto con hemorroides.

Hepatitis vírica

Apoyar la terapia convencional, hasta unos 15 días después de que las transaminasas hayan recuperado el nivel normal:

Phosphorus 15CH, 5 gránulos cada mañana.

Inicio: fiebre, malestar, artralgias, anorexia.
• Náuseas, vómitos, dolencia abdominal, diarrea.

Después: ictericia, fuerte astenia, hepatosplenomegalia.

• Prurito; posible aumento de tamaño de los ganglios cervicales.
• Linfopenia con linfocitosis; VES variable; bilirrubinemia.
• Bilirrubinuria, aumento transaminasas SGOT-SGPT.
• HBAg en hepatitis por virus B; heces acólicas, arcillosas.

Insuficiencia digestiva

Datos de laboratorio: hiperlipemia, hipercolesterolemia, hipertrigliceridemia, glucemia prediabética.

Datos clínicos: discinesia de la vesícula biliar, insuficiencia pancreática endocrina y exocrina.

Tomar durante unos dos meses:
Nux vomica 4CH, 4 gránulos por la mañana y por la tarde:
• Náuseas matutinas estando todavía acostado; estreñimiento por sedentarismo.
• Pequeña insuficiencia hepática, dispepsia con cefalea.
• Alimentación grasa, suculenta, con vino y licores.

A alternar con:
Kalium carbonicum 4CH, 4 gránulos por la mañana y por la tarde:
• Disminución del ritmo metabólico, con notable meteorismo abdominal.
• Cualquier alimento se transforma en gas, con descenso en el rendimiento neuromuscular.
• Estreñimiento con heces voluminosas, depresión.

Asociar, cada 15 días en este orden:
Lycopodium 30CH, una dosis de glóbulos:
• Enfermedades hepatobiliares y correspondientes consecuencias.
Baryta carbonica 30CH, una dosis de glóbulos:
• Disminución del ritmo metabólico con déficit funcional, esclerosis de los tejidos.

• Déficit endocrino: tiroides, gónadas, próstata, ovarios.

Sepia 30CH, una dosis de glóbulos:
• Hinchazón epigástrico, estómago pesado, abdomen frío.
• Digestión lenta; indigestión de comidas grasas.

Sulfur 30CH, una dosis de glóbulos:
• Estado de autointoxicación, déficit circulatorio, estasis venosa.
• Dificultad en la metabolización de los prótidos, oliguria, flatulencia por putrefacción intestinal, somnolencia.

Insuficiencia hepática leve (dispepsia)

Lycopodium 9CH, 4 gránulos, una vez al día por la mañana:
• Dolores gástricos después de comer; empeoran al final del día, acostado.
• Eructos amargos, de sabor agrio, después de comer.
• Hinchazones, borborigmos abdominales, a partir de las 4 de la tarde.
• Flatulencia abdominal después de comer y defecando.

O bien, en un enfermo con síntomas distintos:

Pulsatilla 9CH, 4 gránulos una vez al día, por la mañana:
• Halitosis, mal sabor de boca, pesadez gástrica.
• Digestión lenta; náuseas y eructos.
• Lengua con pátina de color blanco amarillento, espesa.
• Hinchazón epigástrica, dolores abdominales generalizados.

Úlcera gastroduodenal

¡Necesidad de control médico!

Lycopodium 30CH, 4 gránulos una vez cada 2 días:
• Ansiedad, aprensión gástrica después de sufrir una contrariedad.

• Cólera o inquietud, después de discutir, al final del día.
• Gastralgia que empeora a partir del mediodía, después de comer.
• Úlcera con vómitos ácidos acompañados de escalofríos.
• Eructos amargos, de sabor agrio, después de comer.
• Apetito doloroso al despertarse durante la noche.
• Deseo de azúcar, de alimentos y bebidas calientes.

O bien, si se dan estos síntomas:

Argentum nitricum 30CH, 4 gránulos a días alternos:
• Inflamaciones subagudas y crónicas con tendencia ulcerosa.
• Agitación, ansiedad por anticipación, estrés emocional.
• Febrilidad ansiosa, impulsos inmediatos e incontrolados.
• Dolor, ardor, acidez, saciedad, tensión gástrica.
• Eructos ruidosos y con ardor, que empeoran después de comer o de abusar del azúcar; mejoran con el calor.

Remedios «de fondo» de los síndromes digestivos

Grandes policrestos

Del conjunto de medicamentos homeopáticos de espectro de acción amplio *(policrestos)* que se imponen en la terapia de los síndromes digestivos, tanto a nivel físico como mental, nos centraremos en los siguientes: *Nux vomica, Lycopodium, Pulsatilla, Ignatia, Sepia.*

Como remedio de fondo, y prescritos a una potencia alta (al menos 30CH) pueden actuar en el bioterreno genético y ambiental en el que se crean y se desarrollan las enfermedades gastroentéricas.

Estos remedios se utilizan *solos* y hasta que se obtiene *una mejoría clara,* en las siguientes patologías: dispepsias, problemas de tránsito intestinal, cefaleas por digestión difícil o alterada, gastritis, úlceras gastroduodenales, dilatación abdominal flatulenta, situaciones diarreicas y/o estípticas de solución complicada y en la patología del hígado, de las vías biliares, del páncreas.

Radio de cobertura sintomatológica de los policrestos

Cada uno de estos remedios abarca los siguientes componentes:

Los síntomas psíquicos, mentales y emocionales de la persona enferma.

El organotropismo, es decir, hacia qué órganos se ejerce preferentemente la acción del remedio.

Las polaridades de los tejidos, es decir, hacia qué tejidos se ejerce preferentemente la acción del remedio.

La sintomatología del aparato digestivo, que es muy amplia y multiforme.

Deseos y aversiones alimentarias.

Modalidades de agravamiento y de mejoría generales.

El tipo sensible al remedio (biotipo).

Nux vomica

Psique, psicosomatización: este remedio actúa en la hipersensibilidad psíquica y física a los estímulos externos, a factores atmosféricos, luz, olores, ruido; a factores emocionales experimentados de forma brusca y espasmódica, con irritabilidad, resentimiento, hipocondría.

Organotropismo: sistema nervioso central, sistema nervioso vegetativo, nervios vasculares, tubo digestivo, hígado, vejiga de la hiel, sistema venoso, grandes articulaciones, vías respiratorias superiores, vejiga, útero.

Polaridad de los tejidos: insuficiencia hepática (*Lycopodium*); congestión venosa (*Sepia*); autointoxicación (*Sulfur*).

Sintomatología del aparato digestivo: pesadez gástrica 1 o 2 horas después de haber comido; con somnolencia; ardores gástricos, dolores, sensación de piedra dura en el estómago; náuseas y vómitos con cefalea; flatulencia, cólicos con espasmos; estreñimiento; diarrea por abuso de alcohol, hemorroides internas dolorosas, quemazón y prurito, mejoran con el agua fría; pérdida de sangre en la defecación.

Aversiones: a la compañía; a la carne, al pan.

Deseos: bebidas alcohólicas, excitantes (café, tabaco).

Empeora: con la cólera, al despertarse, durante las primeras horas de la mañana, después de un esfuerzo mental, después de comer; después de comidas o drogas estimulantes; con ruidos, olores, si se le toca, con el tiempo seco, con el viento seco, con el viento frío.

Mejora: con el calor, con las bebidas calientes, cuando descansa, después de una siesta o cabezadita; durante el tiempo húmedo; al final del día; con la presión fuerte.

Tipo sensible: hiperactivo, sedentario, autoritario, muy susceptible, tenso, agresivo; hipocondriaco; colérico; sanguíneo; susceptible; brusco, alocado.

Lycopodium

Psique, psicosomatización: este remedio actúa en la astenia irritable; en el temor, la emotividad, la angustia; en la sensación de soledad, el temor a no ser buscado incluso gustándole estar solo; en la falta de confianza en uno mismo, síntoma clave de la persona similar al remedio; en la timidez e indecisión, o en el orgullo dictatorial oculto tras esta desconfianza; en la actitud hipercrítica, rencorosa y provocadora.

Organotropismo: hígado y vías biliares, así como también sistemas nerviosos central y vegetativo, aparatos digestivo, respiratorio y urogenital, amígdalas, mucosas, piel, ojos.

Polaridad de los tejidos: hígado, vías biliares; genitales masculinos.

Sintomatología del aparato digestivo: halitosis matutina; hambre canina, pero que se sacia inmediatamente; molestias al terminar de comer; somnolencia después de comer; dispepsia atónica; cáncer de estómago; hepatitis, litiasis, crisis biliares y vómito de bilis; ardor en el esófago, eructos amargos; aerofagia, aerocolia, hiperflatulencia, gran acumulación de gases en el ángulo intestinal esplénico; meteorismo, borborigmos; estreñimiento desde la pubertad; estreñimiento ocasional del viajero.

Aversiones: al pan, al café, a los productos harináceos; a la carne.

Deseos: azúcar, dulces, ostras (que agravan la sintomatología).

Empeora: de las 4 a las 8 de la tarde, acostado sobre el lado derecho; después de haber dormido, con comidas y bebidas frías.

Mejora: con alimentos y bebidas calientes, con la cabeza descubierta; desabrochándose la ropa; al aire libre, después de medianoche y por la mañana.

Tipo sensible: inteligente, pero físicamente débil; sus males se relacionan con el hígado y las vías biliares; nervioso, hipersensible, autoritario, melancólico.

Pulsatilla

Psique, psicosomatización: este remedio actúa en la inestabilidad anímica, en la tristeza lagrimosa, inquieta, en la dubitación y en la desmoralización fácil; en la timidez extrema; en el miedo hacia el sexo opuesto, en el temor al crepúsculo y a la oscuridad nocturna; en el miedo a encontrarse solo en medio de mucha gente.

Organotropismo: sistema nervioso central, sistema nervioso vegetativo, hipófisis, mucosas, útero, ovarios, venas, estómago, intestino, hígado, vejiga de la hiel, vejiga de la orina, riñones, ojos, orejas, articulaciones, huesos.

Polaridad de los tejidos: estado catarral de las mucosas; problemas circulatorios; congestión venosa; órganos genitales femeninos.

Sintomatología aparato digestivo: halitosis, vómito; dolor, regurgitación; dilatación epigástrica; pesadez de estómago; abdomen frío; digestión difícil, lenta; indigestión de alimentos grasos, helados, carne de porcino; eructos, después de haber comido o nocturnos; dilatación abdominal penosa y flatulenta, que puede ir asociada con problemas menstruales o diarrea; diarrea con heces muy variables, fétidas; diarrea nocturna, por haber comido dulces o fruta; prurito anal, hemorroides internas.

Aversiones: carne grasa, especialmente de cerdo; mantequilla, pan, agua; alimentos y bebidas calientes; tabaco.

Deseos: alimentos ácidos, frescos, fruta y dulces (que sientan mal).

Empeora: con el calor, en una habitación caldeada, descansando, cuando sube el barómetro, cuando hay tormenta, después de comer, con alimentos grasos (mantequilla) y pesados, comiendo pan.

Mejora: al aire libre, con aplicaciones frías, con el movimiento, acostado sobre el lado dolorido.

Tipo sensible: femenino; temperamento dulce pero variable; ensimismado; indeciso; se desmoraliza fácilmente, aunque encuentra consuelo con la misma facilidad; un poco celosa y también envidiosa, avara.

Ignatia

Psique, psicosomatización: este es un remedio que actúa en la hipersensibilidad; en las conductas exacerbadas, histéricas; en la variabilidad de los síntomas; en la tensión emocional; en la tensión mental; en el hecho de cavilar pensamientos tristes, peleas familiares, desilusiones amorosas, disgustos; en el sufrimiento de penas silenciosas.

Organotropismo: sistemas nerviosos central y vegetativo, bulbo raquídeo, médula espinal, aparato genital femenino; aparatos digestivo y respiratorio; extremidades.

Polaridad de los tejidos: bulbo-medular, médula espinal; astenia psíquica que se somatiza normalmente en el esófago y el estómago («bolo» histérico).

Sintomatología aparato digestivo: vacío en el estómago, que no mejora comiendo, sino con eructos ácidos; sensación de estómago flojo; dispepsia paradójica (no tolera los alimentos simples, y en cambio digiere bien las comidas indigestas); aerofagia con eructos; calambres en el estómago; borborigmos, cólicos con ventosidades; heces duras; prolapso rectal, hemorroides internas; dolor de vientre, que se extiende, abdominal, después de un periodo de excitación.

Aversiones: a la compañía, al olor de tabaco.

Deseos: de comidas fuertes, ácidas y de pan.

Empeora: cuando recibe consuelo, con las contrariedades; con los olores fuertes (café, tabaco), con los dulces.

Mejora: con la distracción, comiendo, con el calor.

Tipo sensible: femenino; linfático-nervioso, hiperestésico, hiperemotivo; enormemente impresionable; sufre las malas consecuecias de los disgustos; melancólico; desea la soledad y suspira por ella al mejorar; histerismo, con alternancia risa-llanto y suspiros frecuentes.

Sepia

Psique, psicosomatización: este remedio actúa en la astenia psíquica, en la depresión con irritación y tristeza, en la tendencia a la neurastenia-psicoastenia; en el deseo de soledad, con indiferencia y apatía; en la aversión por la familia, por el esposo; en el humor pésimo; en el «verlo todo negro».

Organotropismo: sistemas nerviosos central y vegetativo, nervios periféricos, nervios pélvicos; útero, ovarios, aparato digestivo, piel, aparato locomotor.

Polaridad de los tejidos: congestión uterina, venosa, hepática, biliar: ptosis de los tejidos de soporte; sequedad uterina; pesadez genital como si los órganos quisieran salir.

Sintomatología aparato digestivo: anorexia; digestión lenta; gastralgias con ardor después de comer; con sensación de aflojamiento gástrico; náuseas por la mañana o después de almorzar, junto a pesadez abdominal; vómito bilioso, matutino; dolores hepáticos agudos, irradiados hasta el hombro derecho; estreñimiento durante las menstruaciones o durante el embarazo; heces duras; agrietamiento, humedad anal; hemorroides voluminosas; dolor que se propaga hacia abajo *(bearing-down)* en el vientre.

Aversiones: grasas, carne, leche, olor de cocina.

Deseos: alimentos ácidos (vinagre), amargos, bebidas frías.

Empeora: al recibir consuelo, con el frío y el calor húmedo; por la mañana temprano, al final del día; de pie, de rodillas; tras sudar; en locales concurridos.

Mejora: con el sueño, con el calor, con los alimentos ácidos.

Tipo sensible: femenino, biliar-nervioso, pletórico, gran tristeza, mucha irritabilidad; no tolera la contradicción; aversión por los negocios, el trabajo, el marido y los hijos; no es capaz de sentir amor por nadie, ni de ser afectuosa; es hipersensible a la música, que le molesta mucho.

Enfermedades cardiacas

Angina de pecho

Síntomas y signos

Malestar grave con dolores de pocos minutos en la zona del esternón que se irradian al cuello, a la mandíbula y al brazo izquierdo. El individuo experimenta angustia y una sensación de muerte inminente. Son signos de insuficiencia cardiaca coronaria provocados por un esfuerzo físico o por un estrés emocional agudo o persistente. Llamar al médico de urgencias, si es la primera vez, o bien tomar la medicación que en una ocasión anterior hubiera prescrito el médico.

Tratamiento homeopático

Mientras se espera la llegada del servicio de urgencias:
Cactus grandiflora 30CH, una dosis de glóbulos inmediatamente:
• Dolor de opresión en el corazón causado por un esfuerzo.
• Dolor como si una mano de hierro apretara el corazón.
• Dolor irradiado al brazo izquierdo.
• Posible edema en la mano izquierda.
• Angustia, palidez, palpitaciones, arritmia, disnea.
• Mejora con la inmovilidad, al aire libre.
• Empeora si se mueve y/o se agita.

Arritmias cardiacas sinusales

Síntomas y signos

Las alteraciones del ritmo sinusal pueden ser de dos tipos:
Taquicardia sinusal: frecuencia regular de P-Q-RST normales con frecuencia superior a 90/min; en individuo sano, después de un esfuerzo físico, emoción, estrés psíquico, abuso de tabaco, de café, de té, de alcohol; buscar la causa; especialmente en caso de hipertiroidismo.
Bradicardia sinusal: frecuencia regular de P-Q-RST normales con frecuencias inferiores a 60/min; comprobar la causa.

Tratamiento homeopático de la taquicardia

Si la causa es el hipertiroidismo:
Lycopus virginicus 15CH, 4 gránulos cada hora:
• Ritmo cardiaco rápido, con latidos fuertes.
• Exoftalmia, temblores, termofobia, empeora con el calor.
• Eretismo cardiaco por hipersimpaticotonía.
Si la causa es el nerviosismo, la hiperactividad, el insomnio:
Coffea cruda 30CH, 4 gránulos cada hora:
• Euforia, hipersensibilidad a las emociones alegres.
• Sensibilidad excesiva al dolor, al ruido y al contacto.
Si la causa depende de la hiperemotividad y del humor inestable:
Ignatia 15CH, 4 gránulos cada hora:
• Opresión faríngea debida a la emotividad, al nerviosismo.
• Palpitaciones funcionales, histeria, lipotimia.
• Insomnio inicial después de excitación emotiva.
Si la causa es un síndrome genital, dismenorrea:
Actaea racemosa (Cimicifuga) 9CH, 4 gránulos cada hora:
• Taquicardia, punzadas en el corazón, hipermenorrea.
• Empeora durante las menstruaciones.

Tratamiento homeopático de la bradicardia

En la bradicardia por diferentes causas, según los síntomas, se elegirá el remedio *simillimum* o se alternarán dos similares:

Iberis amara 9CH, 4 gránulos cada 2 h:
- Taquicardia fugaz y eretismo, seguidamente bradicardia prolongada.
- Bradiarritmia, pulso y corazón lentos; astenia; vagotonía.
- *Cuore influenzale*, bradicardia de los ictéricos.
- Hipertrofia cardiaca con depresión del pulso.

Naja tripudians 9CH, 4 gránulos cada 2 horas:
- Pulso lento, hipotensión arterial, hipertrofia cardiaca.
- Astenia cardiaca constitucional; insuficiencia izquierda.
- Problemas en la deambulación, anomalías valvulares.
- Endocarditis, miocarditis, asma cardiaca.

Digitalis 9CH, 4 gránulos cada 2 horas:
- Insuficiencia cardiaca con bradiarritmia, asistolia.
- Ritmo cardiaco bi-tri-tetrageminal, ralentizado.
- Ansiedad, especialmente nocturna.
- Empeora al mínimo movimiento.
- Mejora con el estímulo, aumentando la diuresis.

Tratamiento homeopático de la arritmia extrasistólica y palpitaciones

Con insuficiencia cardiaca latente, cuando no se debe recurrir a glucósidos cardiacos y a descompensación cardiaca:

Aurum metallicum 15CH, 4 gránulos dos veces al día:
- Eretismo circulatorio, plétora, hipertensión arterial.
- En persona sanguínea, simpaticotónica, apresurada.

Infarto de miocardio

Etiopatogénesis

Necrosis del miocardio en base anémica. En la mayoría de los casos por presencia de *arteriosclerosis coronaria,* punto de partida para la formación de trombos que pueden provocar la oclusión de los vasos coronarios. Las *causas concurrentes psicológicas* pueden ser muchas:

— personalidad con predisposición al infarto: individuos hiperactivos, perfeccionistas, ambiciosos, obsesionados por el éxito;

— persona emotiva, pero que se autocontrola y está convencida de ser más fuerte, superior al mal;

— tipología nerviosa cíclica eufórico-depresiva, con tendencia a permanecer en una zona próxima a la depresión;

— situaciones que evocan agresividad, pero también miedo al problema existencial, con la consiguiente sensación de impotencia al luchar.

Profilaxis y homeoterapia

La *profilaxis* desempeña un papel importante. Existen remedios útiles incluso cuando el infarto ya está en curso. Se puede prevenir en su fase previa *(preinfarto)* con homeoterapia.

En el momento en que empieza el infarto, el único remedio es el ingreso en una *Unidad de Cuidados Intensivos Cardiológicos.* El infarto sin complicaciones se manifiesta con un dolor en el área retrosternal resistente a la nitroglicerina, acompañado o no de descenso de la presión arterial o de molestias gástricas. El tratamiento aplicado en la UCI se basa en la terapia convencional, y no contempla la posibilidad de soporte homeopático. Esto sí es posible, en cambio, como tratamiento preventivo o durante la convalecencia, si el paciente acepta.

Tratamiento homeopático de soporte a la terapia convencional

Situaciones clínicas en las cuales es posible acompañar la *terapia convencional* con productos homeopáticos de soporte, cuya función será estimular las capacidades de autodefensa del individuo y reducir los efectos secundarios producidos por los medicamentos alopáticos necesarios, pero que sin embargo son potencialmente iatrógenos.

Son utilizables también cuando no se producen crisis.

En la inquietud y en la palpitación cardiaca:

Aconitum 15CH, 4 gránulos, aproximadamente cada 30 minutos cuatro veces:
- Inquietud intensa, ansiedad terrible, miedo a morir.
- Angustia, opresión en el tórax, dolor precordial.
- Palpitaciones de día, con ansiedad precordial.

En los problemas de la circulación coronaria:

Strophanthus 15CH, 4 gránulos, cada 15 minutos, cuatro veces:
- Latidos en todo el cuerpo, taquicardia.
- Estado de descompensación cardiocirculatoria.

Crataegus oxyacantha 15CH, 4 gránulos cada 2 horas, cuatro veces:
- Corazón senil, hipertónico; preinsuficiencia cardiaca.
- Sedativo, a administrar junto con los glucósidos cardiotónicos.

Tanto en el sobreesfuerzo cardiaco como en el vascular:

Arnica 15CH, 4 gránulos, cada 2 horas, cuatro veces:
- En todas las situaciones de sobreesfuerzo vascular.
- Esfuerzo grande realizado por el corazón, cardiomegalia que suelen padecer los deportistas.
- Dolor y disnea debidos al esfuerzo, subidas de tensión.

En el infarto y en el angor *(angustia) grave:*

Latrodectus mactans 15CH, 4 gránulos cada 15 minutos, cuatro veces:
- Dolor precordial violento, opresivo.
- Dolor irradiado al brazo izquierdo o a ambos brazos.
- Enfriamiento, bajada de la tensión, pulso «filiforme».

Insuficiencia cardiaca leve y reversible

Para una acción en el tejido miocárdico, se tomarán, como tónicos cardiovasculares, los siguientes medicamentos homeopáticos, alternados.

Corazón senil, corazón hipertónico, sedativo general:

Crataegus oxyacantha 9HC, 4 gránulos dos veces al día:
- Signos de insuficiencia cardiaca con hipotensión.
- Disnea debida al esfuerzo, al calor, a estar en una habitación cerrada.
- Arritmia, variable, con hipotensión emocional.
- Insuficiencia y estasis de la circulación venosa.
- Ansiedad, inquietud, insomnio del cardiópata.
- Opresión detrás del esternón con cardialgias, insomnio.

Debilidad miocárdica, preinsuficiencia, corazón nervioso:

Convallaria 9CH, 4 gránulos dos veces al día:
- Corazón lento en reposo, rápido y arrítmico al someterse a esfuerzo.
- Dolor precordial puntual, arritmia con paro-retroceso.
- Disnea, oliguria, edema con necesidad de acción en los tejidos dirigido al sistema linfático.

Neurosis cardiaca postinfarto

Definición y síntomas

La neurosis cardiaca no es una enfermedad, sino un estado mental: se sufren seudoataques de corazón, taquicardia, arritmia, dolores de angina, y todo ello se relaciona con estímulos emotivos externos o internos. Las causas deben buscarse en el estrés provocado por tener que vivir en condiciones dramáticas, junto a la dificultad de aceptar las limitaciones que impone el caso.

Síntomas: irritabilidad, hipocondría, depresión, egoísmo; con eretismo cardiaco, insomnio, cardiofobia, cardiohipocondría.

Tratamiento homeopático

Se toma el *simillimum* a los síntomas mentales-emocionales.

Potencia 30CH a días alternativos.

Elegir entre los siguientes el que más se ajuste al caso.

ARSENICUM ALBUM

• Inquietud intensa y agitación interna y externa.

• Ansiedad muy marcada, especialmente pasada medianoche.

• Fuerte sentimiento de culpabilidad, más o menos inconsciente.

• Miedo a morir, acentuado en soledad.

• Ansiedad cardiaca y precordial, por la noche.

• Palpitaciones cardiacas: a las 3 de la madrugada; irregulares.

AURUM METALLICUM

• Tendencia constante al suicidio, en el cual se piensa continuamente.

• Profundo estado de melancolía, profunda tristeza y depresión.

• Aburrimiento y asco de la vida, especialmente al caer la tarde.

• Opresión, dolores cardiacos al subir las escaleras.

CAUSTICUM

• Muchos temores: de morir, al caer la tarde, por la noche.

• Teme las discusiones, la oscuridad, los fantasmas, los perros.

• Normalmente suele estar triste, melancólico, taciturno.

• Participa en las desgracias ajenas.

• Ansiedad cardiaca precordial, mejora caminando.

GELSEMIUM SEMPERVIRENS

• Cualquier malestar tiene una causa emotiva, brusca, repentina.

• Especialmente si se trata de malas noticias.

• Ansia de anticipación; teme morir.

• Se mueve continuamente para impedir que el corazón se detenga.

HEPAR SULFUR

• Hipersensible al dolor, psíquica y físicamente.

• Persona irritable, violenta, descontenta de todo.

• Arranques de cólera violenta.

• Pretende tener siempre razón, llevar la contraria.

• Apresurado, precipitado comiendo y bebiendo, nunca está tranquilo.

• Apresurado, precipitado hablando; después, compungimiento, tensión, opresión torácica, tras haber hablado.

IGNATIA

• Cualquier malestar tiene una causa emotiva, especialmente si es reciente.

• Está causado por la ira con ansiedad, espanto, pena, sufrimiento.

• Debido a un amor no correspondido, a un disgusto vivido en silencio.

• Extrasístoles esporádicas, lipotimia con ansiedad, tras una fuerte emoción.

• Palpitaciones por la mañana, mientras todavía está en la cama.

• Opresión torácica, cardiaca, después de recibir reproches.

• Taquicardia emotiva.

MEDORRHINUM

• Vive siempre acechado por ideas y quehaceres, precipitados.

• Se sobresalta por nada, con gran excitación debida al ansia de anticipación.

• Llora mientras habla de su enfermedad y explica sus síntomas.

• Dolor precordial, desde la base hasta el vértice del corazón.

• Irradiado a la mano izquierda, con palpitaciones a causa del esfuerzo.

NATRUM MURIATICUM

• Todas las molestias se derivan de las emociones, de origen espiritual.

• Puede enfermar por un amor no correspondido o rechazado.

• Por haber perdido el objeto de su amor, o también por muerte.

• Por sufrimiento, espanto, ira, malas noticias.

• Su tristeza es muy honda y, por lo general, silenciosa.

• Abriga resentimiento, cavila cosas tristes pertenecientes al pasado y llora.

• Palpitaciones violentas por ansiedad, un esfuerzo o asuntos tristes.

NUX VOMICA

• Gran hipersensibilidad e irritabilidad.

• Se ofende, guarda resentimiento.

• Enferma por causas emotivas, ira, espanto, rabia.

• Palpitaciones después de almorzar, después de tomar café.

• Sacudidas cardiacas, que empeoran acostado.

• Sensación de fatiga precordial.

PHOSPHORUS

• Miedo de morir, empeora al final del día.

• Temor de quedarse solo y de morir por enfermedad.

• Ansiedad hipocondriaca, llena de presentimientos tristes.

• Ansiedad, calor precordial, angina de pecho.

• Palpitaciones al levantarse de la cama, por la noche, durante una relación sexual, al menor movimiento.

PSORINUM

• Tendencias suicidas, pero tiene miedo a morir.

• Depresión intensa, ansiedad causada por sentimiento de culpabilidad.

• Hipostenia miocárdica, hipotensión, dolor picante.

• Palpitaciones ansiosas agravadas por la actividad y el esfuerzo.

PULSATILLA

• Temores en el crepúsculo, tímida, bondadosa, dulce.

• No es capaz de explicar sus síntomas sin llorar.

• Opresión cardiaca por la noche, durante las reglas.

• Palpitaciones, después de comer, por la noche en la cama.

SULFUR

• Palpitaciones por la noche, en la cama o al acostarse.

• Pulsaciones en el tórax al despertarse durante la noche.

• Punzadas cardiacas en la escápula izquierda.

Enfermedades circulatorias

Acrocianosis

Definición y síntomas

Coloración *azulada* o de color *rojo violáceo* en las puntas de los dedos de las manos y también de los pies, por asfixia local debida al estancamiento de la sangre venosa.

Generalmente suele ir unida a problemas vasomotores y tróficos (*acroparestesias, esclerodermia*).

Tratamiento homeopático

Resulta conveniente alternar los siguientes remedios:

Agaricus phalloides 4CH, 4 gránulos, tres veces al día, cada 2 horas:
- Acrocianosis con acrodinia de manos, pies, nariz, orejas.
- Dolores punzantes como agujas de hielo.
- Situaciones de desgaste físico o de colapso.

Secale cornutum 4CH, 4 gránulos, tres veces al día, cada 2 horas:
- Parestesia, mala circulación.
- Piernas frías, cianóticas, con manchas equimóticas.
- Intolerancia al calor, búsqueda de contacto con el frío.

Litium tigrinum 4CH, 4 gránulos, tres veces al día, cada 2 horas:
- Dismenorrea, leucorrea, excitación sexual.
- Problemas circulatorios de origen nervioso.
- Palpitaciones, pulsatilidad en todo el cuerpo.
- Sujeto de sexo femenino que la mayoría de las veces se muestra ansioso, nervioso, agitado, siempre en movimiento.

Piernas cansadas y edema cardiaco, pulmonar y renal

Definición

Aumento anormal del líquido intersticial de los tejidos.

Piernas cansadas por insuficiencia cardiaca derecha, con estasis de la circulación de retorno.

Edema cardiaco, cuando se produce descompensación cardiaca; por estasis venosa; por retención de sodio y de agua; por problemas funcionales de las paredes capilares; por anoxia, por hipoprotidemia.

Edema pulmonar, cuando se produce descompensación cardiocirculatoria izquierda. Inhibición del pulmón de parte del líquido seroso que sale de los capilares, disnea con expectoración de líquido espumoso, rosáceo.

Edema renal, característico del síndrome nefrótico.

Tratamiento homeopático de soporte a la terapia convencional para cualquier tipo de edema

Apis mellifica 15CH, 4 gránulos cada 30 minutos, cuatro veces:
- Acción antiedematosa y antiflogística.
- Hinchazón hidrópica de todas las extremidades.
- Dolores agudos, ardientes, intensos, punzantes como si se tratara de picaduras de abeja.
- Piel alternativamente seca y caliente transpirando.
- Ausencia de sed, oliguria, estasis venosa, hipoprotidemia.

Alternar con:

Strophantus 15CH, 4 gránulos cada media hora, cuatro veces:

• Remedio para la descompensación cardiocirculatoria.
• Cuando se produce insuficiencia cardiaca e hipotensión.
• Para aumentar la fuerza de contracción del miocardio.
• En los problemas de ritmo cardiaco, de pulso inestable.
• Para estimular o incrementar la diuresis.

Tratamiento homeopático de las piernas cansadas

Apis mellifica 9CH, 4 gránulos dos veces al día:
• Sensación de hinchazón de pies, del pulgar de los pies.
• Dolores agudos, ardientes, punzantes como picaduras de abeja.
• El dolor mejora con aplicaciones frías.
Alternar con:
Vipera 9CH, 4 gránulos dos veces al día:
• Inflamación venosa y perivenosa de las extremidades.
• Flebitis superficial, con cordón venoso duro, doloroso.
• Edema perivenoso doloroso, cianosis de las extremidades, calambres.

Tratamiento homeopático de soporte a la terapia convencional para el edema cardiaco y cardiorrenal

Alternar dos veces al día cada uno de los remedios:
Apocynum cannabinum 4CH, 4 gránulos:
• Insuficiencia cardiaca; pulso débil, irregular; disnea.
• Insuficiencia cardiorrenal, oliguria que tiende a anuria.
• Sed intensa, supresión de la transpiración, diarrea.
• Bradicardia, repercusión gastrointestinal.

• Edema en los genitales y también en las piernas.
Digitalis purpurea 4CH, 4 gránulos:
• Bradiarritmia, ritmo bigeminal o trigeminal, asistolia.
• Insuficiencia cardiaca; palidez, cianosis, oliguria, edemas.
Añadir una vez al día:
Arsenicum album 15CH, 4 gránulos:
• Edemas cardiorrenales, nefríticos; albuminuria; ascitis.
• Sed intensa; ansiedad; agitación; diarrea; abatimiento.
• Disnea y angustia precordial.

Tratamiento homeopático de soporte a la terapia convencional para el edema pulmonar agudo

Digitalis 15CH, 4 gránulos cada 15 minutos, cuatro veces:
• Descompensación cardiaca aguda por cardiopatía de hipertensión.
• Disnea intensa, angustiante; cianosis; sudación fría.
• Tos con expectoración de líquido rosáceo, espumoso.
Alternar con:
Strophantus 15CH, 4 gránulos cada 15 minutos, cuatro veces:
• Descomposición cardiocirculatoria de tipo izquierdo.
• Arritmias cardiacas, con pulso unos momentos lento y otros rápido.
• Edemas de origen cardiaco, con disnea angustiante y expectoración de líquido rosáceo espumoso.

Tratamiento homeopático de soporte a la terapia convencional para el asma cardiaca

Tomar cada 10 minutos, de forma alternada, los remedios que se proponen a continuación:
Naja tripudians 15CH: 4 gránulos:
• Disnea paroxística, que aparece durante el reposo, de noche.

- Insuficiencia cardiaca ventricular izquierda.
- El paciente se duerme y se despierta repentinamente con una sensación de ahogo; tiene que sentarse para encontrarse mejor.
- Palpitaciones, que se agravan acostado sobre el lado izquierdo.
- Tos seca, irritante, relacionada con la enfermedad cardiaca.

Kalium carbonicum 15CH, 4 gránulos:
- Crisis asmática de las 2 a las 3 de la madrugada.
- Disnea paroxística que se manifiesta cuando han transcurrido unas horas de sueño.
- Sensación angustiante de «falta de aire»; sudor frío.
- Broncospasmo cardiaco con espiración sibilante.
- Astenia muscular marcada, debido al cansancio.

Hipertensión arterial

Definición, síntomas, tipos

Aumento de la presión arterial por encima de los 140/90 mmHg.

Es la causa principal de problemas cardiacos.

Síntomas: inquietud, cefalea pulsátil, vértigos, pulso acelerado.

Hipertensión esporádica: benigna, pasajera, pocos síntomas.

Hipertensión esencial: no se relaciona con patologías renales, ni con arteriosclerosis; está causada por espasmo arteriolar y afecta tanto a la presión sistólica como a la diastólica.

Hipertensión por arteriosclerosis: debido a alteraciones anatómicas de los vasos arteriales de carácter degenerativo, con endurecimiento y pérdida de elasticidad de las paredes vasales; característica del envejecimiento precoz y de la senilidad.

Tratamiento homeopático para crisis de hipertensión pasajeras

Tomar cada 10 minutos hasta superar la crisis el medicamento homeopático simillimum:

Aconitum 15CH, en una dosis de 4 gránulos:
- Hipertensión provocada por emoción, frío seco, aortitis.
- Cefalalgia, palpitaciones, angustia, miedo de la muerte.

Arnica 15CH, 4 gránulos:
- Hipertensión en individuo pletórico, provocada por el estrés.
- Crisis de hipertensión, con cabeza caliente, cuerpo frío.

Gelsemium sempervirens 15CH, 4 gránulos:
- Hipertensión que generalmente está causada por la emoción, por el ansia de anticipación.
- Crisis de poliuria, con orina muy clara, como el agua.

Glonoinum (Trinitrinum) 12CH, 4 gránulos:
- Hipertensión intermitente con hemicránea congestiva.
- Después de haber sufrido un golpe de sol o de haber vivido una emoción imprevista, violenta.

Ignatia 30CH, 4 gránulos:
- Crisis de hipertensión de origen emotivo, acompañadas de estados de ansiedad, histerismo.

Tratamiento homeopático de la hipertensión arterial esencial espasmódica

Se tendrá que elegir el remedio simillimum *al enfermo:*

Nux vomica 15CH, 4 gránulos, una vez al día:
- Sujeto hiperexcitable, irritable, asténico, sedentario.
- Hiperestesia, no tolera que se le contradiga, espasmos.

Opium 15CH, 4 gránulos, una vez al día:

• Sujeto eufórico, hiperestésico, con mucha imaginación.

• Hipertensión que predispone a patología vascular.

• Rostro de color rojo oscuro, sudación caliente, pulso lleno, lento.

Rauwolfia 15CH, 4 gránulos, una vez al día:

• Hombre todavía joven, taquicárdico emotivo, hiperactivo.

• Mujer todavía joven, tensa, ansiosa, emotiva, histérica.

Sulfur 15CH, 4 gránulos, una vez al día:

• Sujeto que presenta ciclos de euforia-depresión.

• Congestión circulatoria irregular, problemas de tensión.

• Enrojecimiento periférico de las mucosas y de los orificios nasales.

• Cefalea congestiva, termofobia, pies ardientes.

Tratamiento homeopático de la hipertensión crónica por arteriosclerosis

Se ha de administrar el remedio simillimum *al enfermo:*

Aurum metallicum 15CH, 4 gránulos, una vez al día:

• Arteriosclerosis no descompensada o en curso de descompensación.

• Palpitaciones duras, ondulantes; latidos visibles en las arterias.

• Grave depresión psíquica con tendencia al suicidio.

• Melancolía, conducta silenciosa, sensación de frío, pulso arrítmico.

Baryta carbonica 15CH, 4 gránulos, una vez al día:

• Sujeto pesado, lento, también mentalmente.

• Notable obstinación que en muchas ocasiones alcanza los límites de la testarudez.

• Insuficiencia circulatoria, arteriosclerosis dolorosa.

Hipotensión arterial

Definición y síntomas

Disminución de la presión arterial por debajo del valor medio: 110-105 sistólica, 60/70 diastólica. Fatiga matutina, desgana, cefalea, sensación de frío y sudación, palidez.

Hipotensión ortostática: pasando de la posición horizontal a la vertical. Malestar general, palidez, sudación, vista que se nubla.

Tratamiento homeopático

Tomar el medicamento homeopático simillimum *al estado del enfermo:*

Crataegus 9CH, 4 gránulos, dos veces al día:

• Corazón cansado, pulso débil, piernas cansadas.

Kalium carbonicum 9CH, 4 gránulos, dos veces al día:

• Debilidad general, anemia, edemas varios, lipotimias.

Natrum muriaticum 15CH, 4 gránulos, una vez al día:

• Pérdida de peso importante, anemia, edemas frecuentes, depresión.

Psorinum 9CH, 4 gránulos, dos veces al día:

• Debilidad, arreactividad, sensación intensa de frío.

Pulsatilla 9CH, 4 gránulos, dos veces al día:

• Anemia, problemas recurrentes, dolores errantes, hipomenorrea.

Silicea 15CH, 4 gránulos, una vez al día:

• Astenia importante, física y nerviosa; cefalea crónica.

• Estipsis insistente; sensación de frío muy marcada.

Tubercolinum 9CH, 4 gránulos, dos veces al día:

• Debilidad, anemia, adelgazamiento importante; dolores errantes.

• Hipersensibilidad al frío; antecedentes de tuberculosis.

Relación de medicamentos homeopáticos de acción cardiocirculatoria

Elegir el más similar al enfermo o a la enfermedad, o bien dos similares que cubran el caso.

ACONITUM

• *Angor pectoris,* hipertensión y taquicardia.

• *Angor* coronario agudo, que suele ir acompañado de angustia por la muerte; se irradia del tórax al brazo izquierdo, con parestesias.

• Pulso duro, tenso; palpitaciones; taquicardia paroxística.

• Crisis de hipertensión arterial; riesgo de «ictus cerebral».

• Hemorragias de sangre arterial, sangre roja, brillante.

• Todos los síntomas cardiovasculares caracterizados por agitación y por empeoramiento debido al frío, frío seco, noche y miedo.

• *Tipo sensible:* sanguíneo-nervioso, simpaticotónico, congestionado; muy agitado, presa de angustia y miedo de todo.

AESCULUS HIPPOCASTANUM

• Remedio para la circulación venosa, para el estado de inflamación pasiva venosa, de evolución lenta, pero no carente de dolencia gravativa.

• Venas hinchadas y congestionadas, que presentan un aspecto como si fueran a estallar.

• Congestión del sistema hepático-venoso, con formación de un riego venoso excesivo generalizado, en especial en las venas hemorroidales y del esófago.

• Evolución de la congestión a la ulceración.

• Hemorroides punzantes y poco sangrantes.

• Varices purpúreas y úlceras en las extremidades inferiores.

• *Tipo sensible:* sanguíneo-biliar; asténico-nervioso.

• Empeora con el calor, permaneciendo de pie, durmiendo.

AGARICUS MUSCARIUS

• Acrocianosis; acrodimia de las manos, pies, nariz, orejas, con dolores punzantes como agujas de hielo.

• Palpitaciones dolorosas con sensación de opresión.

• Pulso intermitente e irregular.

• Tics, tortícolis, espasmos, convulsiones coreicas (baile de San Vito).

• Sabañones con escozores y picor insoportable.

• Estados de degradación neurológica y mental, senil.

• A causa de estupefacientes, drogas, alcoholismo.

• *Tipo sensible:* patoso; alterna estados de euforia con tristeza; ansiedad después de las reglas, síncope después del coito; sexualmente excitado, pero impotente; charlatán, pero no responde a las preguntas.

• Empeora con el frío, con el esfuerzo mental.

AMMONIUM CARBONICUM

• Insuficiencia respiratoria, y también cardiaca y renal.

• Palpitaciones, taquicardia; disnea, sudores fríos.

• Puede tratarse también de un problema funcional de astenia cardiaca.

• Palpitaciones y disnea que empeoran con el movimiento, aunque sea mínimo, y en una habitación caldeada, de modo que el enfermo tiene que acostarse y todas las molestias desaparecen paulatinamente.

• *Tipo sensible:* se ahoga en la depresión mental.

• El hombre: rechoncho, fláccido, asténico, distraído, arreactivo.

• La mujer: empeora con la menstruación; llorona, se lamenta de sufrir crisis de debilidad con ansiedad, especialmente por la mañana; pero por la tarde el malhumor desaparece. Ambos empeoran con el frío húmedo.

APIS MELLIFICA

• Remedio para cualquier tipo de edema, agudo y crónico.

• Edemas de formación rápida, rosáceos, translúcidos; con dolores punzantes, ardientes, irritantes, que se desplazan con celeridad de un punto a otro; en algunos casos prurito.

• Hinchazones edematosos como bolsas debajo de los ojos; en las manos, en los pies; gran sensibilidad al tacto.

• *Tipo sensible:* linfático-sanguíneo, vagotónico, distiroideo; suspicaz, distraído, desmañado, llorón. Mujeres, especialmente viudas o divorciadas; en general diligentes, pero ahora se les caen las cosas de las manos.

• Empeoramiento general después de dormir; con el calor; con el tacto; por la tarde.

ARISTOLOCHIA CLEMATITIS

• Acroeritocianosis de las chicas jóvenes; extremidades frías; venas y varices dilatadas.

• Empeora antes y después de la menstruación; moviéndose.

• *Tipo sensible:* gran sensibilidad nerviosa, llora con facilidad; persona enfermiza, con vértigos, sensación de frío, escalofríos, apetito a pesar de las náuseas.

ARNICA

• Todas las condiciones de sobresfuerzo cardiaco y vascular.

• Cardiomegalia, corazón deportista; disnea por esfuerzo.

• Insuficiencia coronaria, *angor,* debilidad extrema.

• Hipertensión arterial, a golpes secos, hipertensos.

• Congestión cefálica, cabeza caliente-cuerpo frío.

• Fragilidad capilar; hematoma por rotura de capilares.

• *Tipo sensible:* sanguíneo-biliar; simpaticotónico; hipertenso; pletórico; solitario, obstinado, miedoso.

ARSENICUM ALBUM

• Corazón senil: fibrilación, arritmias.

• Corazón irritable: latidos demasiado fuertes, visibles.

• Pulso rápido (sobre todo por la mañana), débil, irregular.

• Degeneración miocárdica en descompensación inicial.

• Afecciones valvulares. Endocarditis, pericarditis.

• Varices que queman como el fuego; mejoran con el calor.

• *Tipo sensible:* tiene una intensa inquietud o agitación, no sólo interna, sino que exteriormente también se percibe; con crisis de ansiedad nocturna que le obligan a levantarse de la cama para caminar por la habitación; gran sentimiento de culpabilidad; terror a morir.

AURUM METALLICUM

• Hipertensión en sujeto pletórico, carótidas latentes.

• Arteriosclerosis de los grandes vasos, aortitis.

- *Angor,* dolores que se agravan estando tumbado.
- Corazón hipertrófico, en ancianos, corpulentos, hipertensos.
- Pulso rápido, irregular, débil; eretismo vascular.
- Palpitaciones cardiacas intermitentes, como si el corazón se detuviera y luego reanudara su movimiento con un golpe fuerte.
- Palpitaciones violentas con ansiedad, congestión sanguínea en la cabeza después de un esfuerzo, pulso pequeño, débil, irregular; pulsaciones arteriales de la carótida y temporal visibles.
- *Tipo sensible:* linfático-sanguíneo, mejillas rubicundas, ojos y cabello negros; vivaz, musculoso; profundamente triste, ve sólo el lado negro de las cosas; desea morir; está deprimido y siente desprecio por la vida.
- Empeora con el ruido, con el sobresfuerzo mental.

CACTUS GRANDIFLORA

- Opresión en el corazón, tórax, garganta, vejiga, vagina, útero, recto, como por efecto de unas tenazas.
- Sensación en el corazón como si fuera apresado por una mano de hierro; brazo izquierdo torpe, dolor en el dedo meñique; crisis anginosa precedida de problemas intestinales, tenesmo anal.
- A la angustia de la constricción se le unen palpitaciones violentas, continuas; con disnea; sudores fríos, hipotensión arterial; pulso irregular, débil y rápido.
- *Tipo sensible:* sanguíneo-biliar; congestionado; simpaticotónico; melancólico ansioso, taciturno, malhumorado.

CONVALLARIA MAIALIS

- Cuadro clínico característico del corazón senil.
- Dilatación ventricular debido a una brusca sobrecarga sanguínea; estasis venosa acentuada (anasarca). Palpitaciones al menor ejercicio, congestión pulmonar con disnea debida al esfuerzo. Pulso rápido e irregular.
- Hipertensión estabilizada desde tiempo atrás.

HAMAMELIS

- Congestión venosa pasiva de la piel y de las mucosas.
- Flebitis, venas varicosas, úlceras varicosas, varices; varicosidad.
- Venas varicosas también en la garganta, en donde la mucosa faríngea se presenta distendida y azulada; hemorragias faríngeas, peligrosas.
- Hemorroides que sangran abundantemente, con dolor ardiente, sensación de pesadez anal. Necesidad urgente de evacuar.
- Sensibilidad dolorosa de las regiones afectadas muy marcada.

LATRODECTUS MACTANS

- Crisis de angina de pecho, graves. Infarto declarado.
- Dolores anginosos debido a ataque anémico precordial, agravado por espasmo respiratorio que complica la angina de pecho.
- Dolor agudo, intenso, atroz, que se refleja en el brazo izquierdo hasta los dedos de la mano, que quedan entorpecidos, paréticos.
- Sensación de muerte inminente, angustia terrible. Pulso débil y muy rápido; cutis frío, como helado. El espasmo respiratorio es tan intenso que se llega a momentos de apnea.

NAJA TRIPUDIANS

- *Angor.* Angina de pecho. Arritmias. Crisis de hipertensión.
- Lesiones en las válvulas del corazón descompensadas: con dolor, disnea, sig-

nos periféricos de insuficiencia cardiaca. Disnea. Cianosis.

• *Tipo sensible:* impulsivo, impulso suicida imprevisible, especialmente en personas jóvenes, en cardiópatas; sufre depresión, característica de los enfermos de corazón, que no aceptan su mal (neurosis postinfarto).

PULSATILLA

• Insuficiencia venosa y capilar. Hipotensión arterial.

• Eritrocianosis característica de las chicas jóvenes.

• Las venas se dilatan con el calor y durante el reposo; hace falta movimiento, especialmente al aire libre y fresco.

• *Tipo sensible:* dulce, silencioso, pero abierto a la confianza; deseo de compañía y de consuelo; llanto y tristeza fáciles. Gran apego a la madre. Pudor.

SECALE CORNUTUM

• Arteriopatías perféricas y cerebrales. Vasoconstricción.

• Disminución del riego en las extremidades; hormigueo; síndrome de Rainaud. Parestesias nocturnas de los brazos; para calmarlas hay que sacarse las sábanas de encima, levantarse de la cama y caminar.

• Problemas sensoriales y de movilidad de origen vascular.

• *Claudicatio intermittens:* calambres, ardores, frío.

• Hemorragias pasivas, sangre oscura, coagulación difícil.

• Angustia precordial con palpitaciones.

• Irregularidad en los latidos cardiacos; pulso leve, irregular.

• *Tipo sensible:* de una cierta edad, delgado, pálido, piel seca y arrugada; empeora con el calor, estando tapado.

SULFUR

• Congestiones venosas localizadas, con enrojecimiento y ardor.

• Hipertensión o hipotensión, circulación irregular.

• Comporta un empeoramiento con el calor y también con el frío.

• Los pies, fríos o helados durante el día, muy calientes por la noche.

• La congestión que se localiza en la cabeza causa zumbidos en los oídos, enrojecimiento del rostro, cabeza llena y pesada, especialmente cuando se inclina hacia delante. A la altura del corazón, se experimenta una extraña sensación (corazón demasiado lleno de sangre); palpitaciones recurrentes; disnea por la noche que rompe el sueño, o durante el día subiendo escaleras.

• *Tipo sensible:* tipo mixto, un compuesto poliédrico de conductas contradictorias; el remedio se corresponde con una infinidad de síntomas.

Enfermedades dermatológicas

Lo que debemos saber sobre ellas

Para orientarse en el campo de las enfermedades de la piel, ante todo se deben conocer las *lesiones elementales,* que ilustraremos en primer lugar.

El lector deberá consultar atentamente la «Relación de los medicamentos homeopáticos dermatológicos» para poder elegir el remedio que necesita. El cuadro clínico dermatológico suele presentar varios aspectos. La piel nos muestra las alteraciones del organismo a través de síntomas y lesiones, diversos y coexistentes, que nos explican la misma cosa. Las «Fichas terapéuticas», que figuran en último lugar, son únicamente una guía metodológica para enseñar al lector a encontrar, consultando la «Relación», un remedio seguro para las lesiones y los síntomas que padece. Existen muchísimas dermopatías, aunque por razones de espacio, las fichas son limitadas. En cambio, la «Relación» es exhaustiva en la medida de lo posible para orientarse en cuadros clínicos de varias apariencias, que expresan de distintas formas los problemas internos del organismo.

La piel indica el malestar interno de nuestra existencia, y hace aflorar desde la profundidad la sintomatología psicofísica y psicosomática de todo el organismo. Al igual que un iceberg, muestra la parte invisible del sistema nervioso, los millones de conexiones sinápticas que hacen posible la vida de relación del mundo submolecular de la materia viva.

La homeopatía no suprime los signos que centrifugan en la piel el *mal interior.* Utiliza los signos para curar lo profundo, bajo de la molécula y el átomo infinitesimal.

Lesiones cutáneas elementales

Abrasión: lesión superficial; afecta al recubrimiento epitelial del cutis o de las mucosas; suele tener un origen mecánico de poca entidad.

Ampolla: acumulación intraepidérmica o subepidérmica de exudación limpia, hemorrágica o purulenta; es más grande que la vejiga; por ejemplo, el pénfigo.

Anhidrosis, adiaforesis: supresión de la sudación, de la transpiración de la piel.

Atrofia: reducción del grosor de la piel causada por la disminución del número y del volumen de sus componentes estructurales.

Bromohidrosis: sudor fétido, irritante, escoriante.

Cicatriz: tejido fibroso de formación reciente; sustituye al tejido epidérmico o dérmico.

Costra: concreción de exudación o de sangre, por rotura de ampolla, vejiga o pústula; por erosión, por escoriación, por ulceración (por ejemplo, la costra láctea).

Cromohidrosis: sudor que mancha la ropa.

Edema: aumento excesivo del líquido intersticial en la dermis y la hipodermis; por ejemplo, el absceso, la erisipela.

Equimosis: derrame hemático por solución de continuidad de los vasos en el espesor de los tejidos, causado por tracción, succión, aplastamiento. Los tejidos adquieren un color rojo violáceo, verdoso, amarillo marronoso a causa de la presencia de pigmentos derivados de la hemoglobina (hemosiderina, hematoidina).

Eritema activo: enrojecimiento cutáneo, rojo vivo; causado por dilatación arteriolar; desaparece con la presión; por ejemplo, eritema glúteo, la rubéola, la escarlatina.

Eritema pasivo: enrojecimiento cutáneo, cianótico, azulado, causado por estasis venosa; desaparece con la presión; por ejemplo, la acrocianosis, el síndrome de Raynaud.

Erosión: solución de continuidad de la epidermis, causada por la rotura de vejiga, ampolla o pústula.

Escama: lámina de células córneas, blanquecinas; o furfuráceas, finas, pitiriasiformes (por ejemplo, la caspa) o poliestratificadas, anchas y consistentes (por ejemplo, psoriasis).

Esclerosis: aumento de consistencia del cutis; este se endurece, se adhiere a las capas inferiores, no puede ser levantada en plicas (por ejemplo, esclerodermia).

Escoriación: lesión con pérdida de sustancia; está causada por contusiones en la epidermis y en la dermis; generalmente está causada por un agente mecánico que actúa tangencialmente.

Flictena: es una ampolla que contiene agua, y que se desarrolla generalmente después de sufrir quemaduras.

Grietas: lesiones lineales que forman fisuras; afectan a la epidermis y a la dermis (por ejemplo, grietas anales).

Hiperhidrosis: exceso de sudación generalizada; a menudo tiene una patogénesis nerviosa; también puede estar circunscrita.

Liquenificación: es un área circunscrita de aumento del grosor cutáneo, con rebordes bien dibujados; la superficie cutánea, seca, escamosa, desprovista de pelo, se presenta cuadriculada, con pliegues y surcos marcados claramente; prurito muy intenso en toda la zona.

Lunar: mancha cuyas dimensiones superan un centímetro. El lunar, la mácula y la mancha no desaparecen, pueden modificarse, aunque sólo en parte. Pueden ser de color marrón, por hiperpigmentación melánica o hemosiderínica (por ejemplo, las pecas), o rojo, debido a una alteración en el riego sanguíneo.

Mancha, mácula: lesión elemental consistente en un área de superficie inferior a un centímetro, sin ningún tipo de relieve y de coloración distinta a la de la piel.

Nódulo: formación redondeada sólida hipodérmica (tercer estrato de la piel) o dérmica, causada por derrame celular; tiene el tamaño entre un guisante y una avellana (por ejemplo, eritema nudoso, lepra).

Oligohidrosis: sudación, transpiración reducida.

Onicofisis: hiperqueratosis por debajo de las uñas de los pies.

Onicólisis: desunión del lado libre de las uñas; a menudo está asociada con hiperqueratosis subungueal.

Onicorrexis: estriado en sentido longitudinal de las uñas; en muchos casos presentan también fragilidad, fisuras, exfoliación de la lámina.

Onicosis: proceso patológico agudo o crónico de las uñas.

Pápula: tumorcillo que se forma en la piel, de un tamaño que va de una cabeza de alfiler a un guisante (1-5 mm); se debe a una proliferación o degeneración de la epidermis (verruga) y/o la dermis superficial (por ejemplo, *lichen ruber*).

Petequia: hemorragia cutánea puntiforme de la dermis.

Púrpura: máculas rojizas o violáceas; no desaparecen con la presión y son producto de hemorragias intra o hipodérmicas; pueden ser petequias o equimosis.

Pústula: pequeña vejiga de la epidermis (primer estrato de la piel) o de la dermis (segundo estrato); contiene exudación amarilla o amarillenta, purulenta; por ejemplo, el acné, las foliculitis piogénicas, el sarpullido.

Queloide: neoformación dérmica de tejido fibromatoso; protuberancia sólida, lisa, redondeada o aplanada, de distintas formas y dimensiones; está recubierta por un epitelio terso, brillante, con límites siempre bien claros; su etiopatogénesis es complicada.

Queratoma: alteración cutánea caracterizada por una notable hipertrofia del estrato córneo.

Queratosis: aumento patológico del espesor del estrato córneo (por ejemplo ictiosis, queratosis senil).

Ulceración: pérdida de sustancia que llega hasta la hipodermis, con resultados atroficocicatrizantes.

Urticaria, mancha de: irritación de la piel con márgenes en relieve y delimitados claramente; es redondeada, blanda, rosácea o de color rojo vivo; o bien de color blanco porcelana. Es siempre pruriginosa; aparece y desaparece con rapidez. Es típica de la urticaria.

Vejiga: acumulación de líquido seroso en la epidermis. Sus dimensiones oscilan entre la cabeza de un alfiler y un grano de mijo (por ejemplo, herpes, eccema, varicela).

Xantelasma: lesión cutánea xantomatosa localizada en los párpados; está formada por manchas planas o con un leve relieve de color amarillento (por colesterolemia).

Xantoma: presencia en la piel de pequeñas placas planas, de color amarillo, debido al depósito de lipoides (por lo general colesterol y sus compuestos ácidos).

Distribución de las lesiones cutáneas

El conocimiento de las áreas del cuerpo en donde suelen manifestarse determinadas enfermedades proporciona una valiosa información a la hora de efectuar el diagnóstico.

Acné rosáceo: únicamente el rostro.

Acné vulgar: rostro, parte alta del dorso.

Eccema atópico: superficies flexoras de las extremidades.

Eccema numular: superficies extensoras de las extremidades.

Eccema seborreico: depresión de la frente, surcos nasogenianos, cuero cabelludo, regiones mediotorácicas.

Eccema varicoso: extremidades inferiores.

Epitelioma basocelular: rostro, lados de la nariz o debajo del ojo.

Epitelioma escamocelular: dorso de las manos, aletas de la nariz, labios.

Erisipela: rostro, cuero cabelludo.

Eritema nudoso: parte anterior de las piernas y en ambos lados.

Eritema polimorfo: manos, brazos, pies.

Esclerodermia localizada: en cualquier zona del cuerpo.

Esclerodermia generalizada: en todas las regiones del cuerpo, de los dedos de las manos a los antebrazos; o del rostro al cuello, a los brazos y a las piernas.

Herpes simple: labios y alrededor de la boca, órganos genitales.

Herpes zoster: nervios torácicos, quinto nervio craneal.

Liquen plano: muñecas, brazos, piernas, cuero cabelludo.

Lupus eritematoso: rostro, cuero cabelludo, orejas, cuello, manos.

Micosis: tiña de la cabeza, de la barba, del cuerpo, de la pierna, de las manos, del pie, de las uñas.

Parapsoriasis guttata: tronco y extremidades.

Pénfigo vegetante: cuero cabelludo, pliegues de las axilas, pliegues de las ingles, región interglútea, mucosas.

Pénfigo vulgar: cutis y mucosas de todo el cuerpo.

Pitiriasis rosácea: tronco, cuello, base de las articulaciones.

Psoriasis: caras extensoras de las articulaciones, codos, rodillas, con lesiones bilaterales simétricas; hueso sacro, cóccix; cuero cabelludo, palmas de las manos, plantas de los pies, uñas.

Sarna: espacios interdigitales, seno femenino y órganos genitales masculinos.

Síndrome de Kaposi: extremidades.

Urticaria: en cualquier zona.

Verrugas: manos, planta de los pies, rostro, tronco, regiones perianales y genitales (*condilomas agudos*).

Relación de medicamentos homeopáticos dermatológicos

En este apartado presentamos una relación de los medicamentos homeopáticos disponibles para curar los tipos de lesiones y de enfermedades de la piel y de sus anexos. En cada remedio se menciona, siempre que sea posible:

— indicaciones de las enfermedades curables;
— características de la piel;
— tipos de lesiones curables;
— características de las erupciones;
— modalidades de empeoramiento o de mejoría general;
— tipo más sensible al remedio.

Se elegirá el remedio *simillimum* al caso, si la similitud es total, o bien dos remedios *similares,* cuando la similitud de cada uno de ellos es parcial, aunque en conjunto, alternándose, forman una similitud total que «cubre» el caso clínico.

Potencia a usar: 30CH con el *simillimum*, 9CH/15CH con los similares.

Acidum carbolicum

Indicaciones: acné. Decúbito. Eccema. Pénfigo. Prurito.

Lesiones: vejigas, pústulas, erosiones, alteraciones del estado general.

Empeora: con el aire frío.

Tipo sensible: asténico, pálido, abatido; desea bebidas estimulantes.

Acidum fluoricum

Indicaciones: alopecia precoz. Callos. Queloides. Decúbito. Eccemas. Fístulas. Pecas. Prurito. *Ulcus cruris.* Uñas frágiles.

Piel: dura, rugosa, fisurada, con prurito tenaz.

Lesiones: vejigas, escamas, costras, pústulas, ulceraciones.

• Erupciones escamosas en el pecho y en los hombros.

• Cabellos secos y caídos, alopecia.

• Prurito localizado en los orificios.

Empeora: con el calor, por la noche, sentado, de pie.

Mejora: con el frío, con una actividad física intensa.

Tipo sensible: activo, lleno de energía; de humor inestable; conducta asocial o escandalosa; desea alimentos suculentos, bien condimentados, agua fría; rechaza el café.

Acidum muriaticum

Indicaciones: eccema solar alérgico. Erupciones papulosas, vejigas. Fístulas. Forunculosis. Sabañones. Úlceras.

Para prevenir lesiones por alergia al sol.

Piel: no tolera el sol (eritema, edema, erupciones).

Lesiones: vejigas, costras, pápulas, ulceraciones.

• Úlceras crurales profundas irritantes, secretoras, fétidas.

• Pequeñas pústulas pruriginosas.

• Picor y escozor, en cualquier parte del cuerpo, especialmente en el escroto.

Empeora: con el contacto, con la humedad, al sol.

Mejora: con el movimiento, acostado sobre el lado izquierdo.

Tipo sensible: sufre en silencio, adinámico, asténico; fuerte aversión por la carne; deseo de estimulantes.

Acidum nitricum

Indicaciones: acné. Alopecia. Eccema. Fístulas. Sabañones. Herpes. Intertrigo. Hiperhidrosis. Neoformaciones. Pénfigo. Psoriasis. Grietas. Ulceraciones. Úlceras crurales.

Piel: seca, agrietada, llagada, ulcerada.

Lesiones: espinillas, pústulas, furúnculos, costras, escamas, fisuras, úlceras, fístulas, condilomas, verrugas.

Localización: frente, párpados, manos, espalda.

- Ulceraciones y neoformaciones cutáneas y de los orificios: boca y comisuras, lengua, fosas nasales, ano, uretra, vulva.
- Sudación abundante, maloliente: axilas, manos, pies.
- Caída del cabello en la coronilla; caída del vello púbico.
- Verrugas, escoriaciones, ulceraciones en los labios.

Empeora: con los cambios de tiempo, con el frío.

Mejora: con el calor, con el movimiento pasivo.

Tipo sensible: nervioso-linfático, vagotónico; ansioso; suspicaz, vengativo, impetuoso, colérico; blasfemador.

Acidum picricum

Indicaciones: acné. Eritema exudativo, nudoso. Furunculosis.

Lesiones: erupciones genitales, furúnculos, pápulas, verrugas.

- Pequeños furúnculos en las orejas y en la nuca.

Empeora: con el trabajo físico y mental, con el calor.

Mejora: con el frío.

Tipo sensible: asténico, anémico, friolero, abúlico.

ACTH (corticotropina)

Indicaciones: erupciones eritematoscamosas. Descamación fina, furfurácea. Hiperhidrosis de los pies. Hipertricosis.

Empeora: con la leche, las grasas.

Tipo sensible: hipotiroideo, abúlico, deprimido cuando está solo.

Alumina

Indicaciones: alergia. Queratitis. Queratosis. Epitelioma. Lepra. Lupus. Prurito. Grietas.

Piel: seca, átona, malsana, escamosa, sin transpiración.

- Prurito sin ninguna erupción; empeora con el calor.
- Prurito muy violento, empeora con el calor de la cama.
- Brotes de herpes en los pies.
- Manos rugosas, agrietadas, fisuradas, dolores subinguinales.
- Uñas frágiles, estriadas, gruesas, deformadas.

Empeora: con el frío seco, por la tarde.

Mejora: al aire libre, comiendo, al final del día.

Tipo sensible: linfático-nervioso, distónico vagosimpático; delgado, moreno, asténico; deprimido, fóbico.

Ambra grisea

Indicaciones: caída del pelo. Intertrigo en los muslos. Prurito en los genitales. Uñas frágiles.

Empeora: con el calor, con la música.

Mejora: con el fresco, con alimentos y bebidas frías.

Tipo sensible: nervioso-asténico, delgado; ansioso por la noche, en la cama; tiembla escuchando música.

Ammonium carbonicum

Indicaciones: adiposidad. Eccema. Erupción de escarlatina en el rostro y en el vientre. Erisipela en ancianos y personas debilitadas.

Piel: escoriaciones múltiples, prurito y hormigueo.

Lesiones: eritema, vejigas, pápulas, ulceraciones pútridas.

Localización: nariz (furúnculos); rostro; vientre; muslos, piernas, pliegues cutáneos; genitales. Lateralidad: derecha.

- Eccema con vejigas y fondo rojo, pruriginoso, con escozor.
- Eccema seco, extendido, en algunos casos escarlatiniforme.

• Eccema anal o genital, hinchazón del clítoris.

• Intertrigo en los muslos.

• Manchas de color rojo, escarlata; cianóticas.

• Petequias, púrpura, equimosis espontáneas.

Empeora: con el frío, con las aplicaciones húmedas.

Mejora: con el calor, con el tiempo seco.

Tipo sensible: linfático, obeso, fláccido y asténico; reacciona poco a las enfermedades; deprimido psíquicamente, histérico; encuentra una compensación comiendo dulces.

Anacardium orientale

Indicaciones: adiposidad. Anestesia-disestesia cutánea. Dermatitis. Dermatosis. Erisipela. Liquen plano. Urticaria. Pénfigo. Prurito intenso.

Piel: entumecimiento, acorchamiento, prurito predominante.

Lesiones: vejigas, pápulas, pústulas, verrugas.

Localización: labios, manos, piernas, rostro, tronco. Lateralidad: de derecha a izquierda.

• Dermatitis vejigobulbosas, erisipeliformes.

• Erupciones vejigopustulosas muy pruriginosas.

• Erupciones pustulosas-flictenulares en piel edematosa.

• Herpes simple: labial, genital.

• Eccema crónico, liquenificado.

• Verrugas, prurito, en la palma de las manos.

• Sudor viscoso. Transpiración abdominal.

Empeora: con el frío; al rascarse.

Mejora: con el calor, comiendo.

Tipo sensible: linfático-nervioso; deprimido, bulímico; malvado, malicioso, cruel; con desdoblamiento de la personalidad.

Antimonium crudum

Indicaciones: acné. Adiposidad. Alergia. Alopecia. Callos. Eccema. Eritema nudoso. Exantema. Hiperhidrosis. Enfermedades en las uñas. Micosis interdigital. Urticaria. Piodermitis.

Lengua: recubierta por una pátina blanca, como la cera.

Lesiones: vejigas, pápulas, pústulas, costras, hiperqueratosis; a menudo coexisten problemas gastrointestinales.

Localización: comisuras de los párpados y de los labios; en la zona nasal y detrás de las orejas; rostro, manos, piernas, pies, tronco. Lateralidad: izquierda superior, derecha inferior.

• Acné costroso perioral en dispéptico.

• Erupciones costrosas, gruesas, duras.

• Dermatitis, nódulos urticariales, problemas de mala digestión después de haber comido carne o de saturación gástrica.

• Exantema con máculas, pápulas, vejigas frágiles, de líquido claro, que luego se enturbia y, finalmente, acaba formando costras (cabeza, partes cubiertas).

• Erupción pustulosa, con costras duras, gruesas.

• Erupciones secas, hiperqueratósicas.

• Erupciones cutáneas en forma de ampollas, pruriginosas.

• Comisuras labiales fisuradas, vesicales, costrosas.

• Uñas deformadas, fisuradas y excrecencias acórneas.

• Verrugas periungueales en pies callosos.

• Callosidades plantares que duelen, dificultades en la deambulación.

Empeora: con los excesos alimentarios, alimentos ácidos, carne de cerdo, dulces, fruta, vino; calor excesivo.

Mejora: con una dieta regular y con el reposo.

Tipo sensible: linfático-sanguíneo; triste, irascible; refunfuñón, pero buen comedor, glotón, sentimental.

Apis mellifica

Indicaciones: alergia. Edema. Furunculosis. Eritemas varios. Herpes zoster. Erupciones escarlatiniformes. Urticaria.

Cutis: como la piel de la naranja; roja, irritada, como si hubiera estado en contacto con muchas agujas al rojo vivo; seca, con golpes de sudor.

Lesiones: eritema, edema, ampollas, dermatitis, pápulas, nódulos, pústulas, costras; hiperhidrosis, prurito.

Localización: cabeza, rostro, orejas, garganta, ojos, tórax, párpados, testículos; o también difundida. Lateralidad: derecha.

• Todas las formas alérgicas de urticaria.

• Edema inmediato, intenso, de color rosa encendido, como barnizado.

• Erupciones eritematosas-edematosas, pruriginosas, con escozor.

• Erupciones furunculosas, pustulosas, acneicas.

Empeora: con el calor; de las 4 a las 6 de la tarde; con el tacto.

Mejora: con las aplicaciones locales frías.

Tipo sensible: linfático-sanguíneo, vagotónico, distiroideo; suspicaz, despistado, poco hábil, histérico, lamentativo.

Argentum nitricum

Indicaciones: erupciones pustulosas. Fístulas. Herpes zoster. Exantema. Úlceras.

Piel: morena, con manchas hepáticas; azulada grisácea, morada, color rojo vino; bronceada; rígida, pruriginosa.

Lesiones: edema en los párpados, dermatitis, vejigas, verrugas, ampollas, pústulas, úlceras varicosas, dolores como de astillas.

Localización: rostro, tórax, extremidades. Lateralidad: izquierda.

• Pústulas pruriginosas por la noche y con el calor de la cama.

• Llagas en decúbito eritematoedematosas de color rojo intenso.

Empeora: con el calor; los dulces; en el lado derecho.

Mejora: con el fresco, la presión, los eructos.

Tipo sensible: linfático-biliar, asténico, envejecido; precipitado; ansiedad de anticipación; angustia vital.

Aristolochia clematitis

Indicaciones: interacción entre problemas genitales femeninos y problemas cutáneos. Acné juvenil. Acrocianosis. Eritrocianosis. Varices. Extremidades frías. Piernas pesadas. Estasis venosa general.

Empeora: después de la menstruación, suprimiendo las secreciones.

Mejora: con el aire fresco, con aplicaciones húmedas.

Tipo sensible: encerrado en sí mismo, rechaza a la sociedad.

Arnica

Indicaciones: acné juvenil. Acné rosáceo. Eccema en el rostro. Eritema. Furunculosis. Neurodermitis.

Piel: furunculosa, equimótica, con adherencias.

Lesiones: eritema; vejigas, pústulas, petequias, nódulos, furúnculos muy dolorosos, equimosis, ulceraciones.

Localización: nuca, rostro, hombros, tórax, brazos, piernas. Lateralidad: izquierda superior, derecha inferior.

• Acné pustuloso, tuberoso (rostro, hombros, tórax).

• Furúnculos de aparición progresiva, en todo el cuerpo, simétricos, muy pequeños, muy dolorosos, punzantes.

• Eritrodermia grave (frente, rostro).

• Eritema pasivo cianótico, rojo azulado.

• Manchas azules debajo de la piel.

• Fragilidad de los vasos capilares; cutis cianótico.

Empeora: al menor contacto, por la noche, con el vino.

Mejora: con las aplicaciones calientes, acostado.

Tipo sensible: sanguíneo-biliar, pletórico; hipertenso; simpaticotónico; obstinado, solitario, miedoso, adinámico.

Arsenicum album

Indicaciones: acrocianosis. Alergia. Alopecia. Carbunco. Dermatitis. Dermatosis. Eccema vesical. Edema. Epitelioma. Eritema exudativo multiforme. Eritema nudoso. Furunculosis. Herpes zoster. Gangrena. Liquen. Lupus. Micosis. Urticaria. Llagas sépticas. Psoriasis. Seborrea. Úlceras necróticas.

Piel: pruriginosa, también sin erupciones; con gran necesidad de rascarse; piel seca, apergaminada; rugosa, escamosa.

Lesiones: eritema; dermatitis, vejigas, escamas, ampollas, pápulas, pústulas, queratosis, esclerosis, placas, costras; úlceras; asperezas; secreciones sanguinolentas; bromohidrosis.

Localización: cabeza, rostro, labios, orejas, tronco, extremidades; generalizada. Lateralidad: derecha.

• Erupciones secas, descamación fina, furfurácea.

• Erupciones de granos, vejigas con escozor.

• Erupciones periódicas de furúnculos, numerosas, con fiebre.

• Pústulas con dolores irritantes y secreción pútrida.

• Secreciones agrias, escoriantes, fácilmente malolientes.

• Vejiga eccematosa confluyente, dolor ardiente.

• Acné rosáceo violáceo en la nariz en sujeto nervioso.

• Queratosis senil: escamas marronosas grisáceas.

• Sudación fría y viscosa febril.

• Posible sustitución entre patología de la piel y asma.

Empeora: con el frío, por la noche, al rascarse.

Mejora: con el calor, en verano.

Tipo sensible: delgado, asténico, distiroideo; gran debilidad, abatimiento; friolero; sensación de ardor; ansioso, temeroso, a veces desesperado.

Arsenicum jodatum

Indicaciones: igual que *Arsenicum album.* Especialmente en la tercera edad.

Piel: seca, gruesa, inflamada, escamosa.

• Erupciones secas con descamación fina, furfurácea.

• Dermatomicosis. Liquenificación con prurito insaciable.

Asarum europaeum

Indicaciones: acné. Dermatitis. Piel seca (manos).

• Pequeños puntos de acné por todo el rostro.

• Pápulas y pústulas de tamaño como la cabeza de un alfiler, en el dorso de las manos y de los dedos, con prurito intenso.

• Transpiración en la parte superior del cuerpo.

Empeora: con el frío seco, con el sol, con el buen tiempo.

Mejora: lavándose con agua fría, rascándose.

Tipo sensible: hipersensibilidad nerviosa; alternancia de periodos de depresión con otros de euforia, incapacidad de concentrarse, dispersión de ideas.

Asteria rubens

Indicaciones: dermatitis. Exantema. Prurito. Úlceras.

Piel: seca, arrugada, terrosa.

• Prurito generalizado, con prevalencia en el lado izquierdo.

• Exantema rojo, secretante.

• Erupciones acneiformes y forunculosis.

- Erupciones herpetiformes.
- Ulceraciones dolorosas con secreción fétida.

Empeora: por la noche, con el tiempo muy húmedo, con el calor.

Mejora: con abluciones o ingestión de agua fría.

Tipo sensible: linfático, atónico, excitable; emotivo al máximo, alternancia depresión-euforia.

Belladonna

Indicaciones: eritemas agudos (sarampión, rubéola, escarlatina, erisipela). Eritema exudativo multiforme. Eritema nudoso. Herpes zoster oftálmico. Urticaria. Quemaduras.

Piel: rojo escarlata, caliente, latente, pruriginosa.

Lesiones: eritema, edema, vejigas, nódulos, petequias, pústulas, úlceras purulentas, hiperhidrosis, cromohidrosis.

Localización: generalizada. Lateralidad: derecha.

- Abscesos cutáneos violentos, rojos, brillantes.
- Erupciones furunculosas, descamantes.

Empeora: a partir de las 3 de la tarde, con el frío, el contacto, la luz.

Mejora: en una habitación caldeada, descansando.

Tipo sensible: linfático-nervioso, pletórico, hipertenso; vigoroso; simpaticotónico; hipersensible, hiperexcitable; muy imaginativo, en los límites del delirio; le molesta el ruido, la vida ciudadana.

Berberis vulgaris

Indicaciones: dermatopatías por insuficiencia renal; por problemas hepatobiliares; por litiasis úrica, de la vejiga. Eccema seco. Psoriasis. Pitiriasis versicolor. Dermatosis circinada.

- Prurito con descamación fina. Prurito *sine materia*.

Lesiones: vejigas, pústulas, escamas, manchas.

- Dermatosis psoriásicas polimorfas circinadas, secas o húmedas, muy pruriginosas (dorso de las manos, perineo).
- Erupciones eccematosas; escozor.

Empeora: rascándose; cuando hay oliguria.

Mejora: con las aplicaciones frías, orinando mucho.

Tipo sensible: biliar-sanguíneo, nervioso, espasmódico; a menudo está mentalmente abatido; memoria débil.

Beryllium metallicum

Indicaciones: dermatitis. Dermatosis. Nódulos, pápulas. Fístulas, con escozor. Precancerosas. Estados subfebriles, pérdida de peso. Erupciones húmedas, irritantes, pruriginosas.

- Tendencia a formación de tumores: papilomas, granulomas.

Empeora: con el calor, con el mínimo esfuerzo.

Mejora: al aire libre.

Tipo sensible: delgado, nervioso, irritable, extravagante.

Borax

Indicaciones: cabellos grasos. Dermatosis infectadas. Eccema. Herpes simple. Herpes peribucal y genital.

- Psoriasis de las manos (usar 3CH-4CH-5CH).

Piel: seca, de aspecto malsano, con heridas que supuran.

- Cabello seborreico, abierto, viscoso.
- Herpes peribucal y genital, coexistiendo con aftas.
- Eccema seco: cuero cabelludo, dorso de dedos y manos.
- Nariz roja, brillante, en las chicas jóvenes.

Empeora: con el frío, con el tiempo húmedo, con el ruido; con el movimiento hacia abajo.

Bovista gigantea

Indicaciones: dermatitis alérgicas. Brotes de herpes.

• Prurito en los brazos. Erupciones de granos duros.

• Edemas: de manos, pies, dedos, al despertarse; con problemas vasomotores de las extremidades; con urticaria, eccemas.

• Transpiración de las axilas maloliente, con olor a ajo.

Empeora: durante toda la mañana y por la noche.

Bryonia

Indicaciones: acné. Alergia. Rubéola. Escarlatina. Viruela.

Piel: hinchada, edematosa, ardiente, brillante. Seca, escamosa, ictérica.

Lesiones: eritema, máculas, flictena, petequias, hiperhidrosis.

Localización: tronco, extremidades. Lateralidad: derecha.

• Erupciones que preceden a la fiebre eruptiva.

• Erupciones tardías o que evolucionan lentamente.

• Erupciones de petequias hemorrágicas.

• Edema pálido, duro; hinchamientos brillantes, con picor.

• Ulceraciones de la piel con sensación de frío.

• Cuero cabelludo y rostro sebáceos, cabello oleoso.

• Sudación copiosa, viscosa, en el cuero cabelludo.

• Hinchazones irritadas en los pies, hipertróficas.

Empeora: con el calor, con la desaparición de exantemas.

Mejora: con aplicaciones frías, al aire libre.

Tipo sensible: biliar-sanguíneo, colérico, impetuoso, activo, simpaticotónico; impetuoso, atareado, teme la pobreza.

Bunias orientalis

Indicaciones: dermatitis vesiculosa.

• Erupciones pruriginosas que anuncian adenopatías malignas.

• Vejigas rojas, o de color violeta pálido (en nariz, mejillas, antebrazos, manos, palmas de las manos, muslos, piernas; en la derecha).

Tipo sensible: hipoérgico, delgado, neurótico depresivo; padece ansia irracional; características alteraciones cenestopáticas (sensación extraña, alteración de la vista, hinchazón de las manos).

Cadmium metallicum

Indicaciones: eccema seco. Eritema exudativo multiforme. Eritema noduloso. Liquen escleroso. Lupus eritematoso.

Lesiones: erupciones secas, vesículas, pápulas, manchas.

• Tubérculos papulo-nodulosos, ampollas.

• Pápulas de aspecto esclerodérmico. Dermatitis pustulosa crónica que progresa de forma extraña.

• Prurito que mejora con el tratamiento.

• Manchas amarillas en la nariz, en las mejillas, en el pecho.

Empeora: por la mañana, con el frío, y al andar.

Mejora: con aplicaciones frías, en el caso de las erupciones.

Tipo sensible: enflaquecido; abatido, ansioso; quiere a toda costa que le dejen en paz.

Calcarea carbonica

Indicaciones: acné. Adiposidad. Alergia. Alopecia. Costra láctea. Dermatitis. Dermatosis. Eccema seborreico. Eritema nudoso. Exantema. Hiperhidrosis. Lupus. Micosis. Psoriasis.

Piel: fláccida, floja, fisurada, arrugada, cerosa.

Lesiones: eritema glúteo, eccema cefálico, escamas, costras, pústulas, vejigas, quistes sebáceos, tubérculos, ulceraciones, verrugas cancerosas, erosiones en las plantas de los pies.

• Erupciones costrosas, húmedas, en forma de racimo; secreción blanquecina.

• Brotes de herpes harinosos o escamosos.

• Eccema del cuero cabelludo y del rostro.

• Sudación de todo el cuerpo, después de un esfuerzo o por la noche.

Empeora: con el frío, la humedad, el ejercicio físico.

Mejora: con el clima seco, durante periodo de estipsis.

Tipo sensible: linfático, fláccido, brevilíneo, rechoncho; apático, tozudo, aprensivo, mentalmente lento.

Calcarea fluorica

Indicaciones: queloides. Eccema. Sabañones. Esclerodermia. Ulceraciones. Varices. Quemaduras solares.

Piel: derrames duros, callosos, grietas.

Lesiones: vejigas, escamas, costras; pápulas, pústulas, nódulos (rinofima), varices, úlceras; supuraciones; esclerosis.

• Erupciones ampollosas y pruriginosas, supurantes.

• Eccema anal debido a hemorroides.

• Excrecencias carnosas, duras, fisuras cutáneas.

• Transpiración al mínimo esfuerzo.

• Pérdida de cabello, de las cejas, del vello de los genitales.

Empeora: con el frío, con la humedad.

Mejora: con el calor, con las aplicaciones calientes.

Tipo sensible: linfático-asténico, con malformaciones de nacimiento, hiperlaxitud de las articulaciones, esclerosis; puede ser: equilibrado, tenaz, metódico, práctico, realizativo o de temperamento anárquico, indisciplinado, pesimista, desesperado.

Calcarea fosforica

Indicaciones: acné. Alergia. Alopecia. Furunculosis. Lupus. Exantema. Piodermitis. Urticaria. Úlcera varicosa.

Piel: seca, rugosa, fría, escoriada, irritada.

Lesiones: vejigas, ampollas, dermatitis, pústulas, costras, prurito.

• Piodermitis superficiales con ampollas, vejigosas.

• Erupciones de urticaria después de un baño frío.

• Hiperhidrosis nocturna de la cabeza y del cuello.

Empeora: con el frío, la humedad.

Mejora: con el tiempo seco y con el calor.

Tipo sensible: nervioso-linfático, hipergenital; desmineralizado; irritable; hipersensible; ciclotímico.

Calcarea sulfurica

Indicaciones: acné vulgar pustuloso del rostro. Alopecia. Eccema. Caspa. Furúnculos. Piodermitis. Supuraciones.

Piel: malsana, con llagas supurantes, piodermias.

Lesiones: pústulas, escamas, costras, ampollas, vejigas.

• Erupciones escamosas, con presencia también de ampollas pustulosas, costrosas: con filtración de pus amarillento, ofensivo.

• Caspa abundante, generalizada; prurito, irritación del cuero cabelludo; tendencia a la alopecia.

• Erupciones papulopustulosas de la barba.

• Erupciones de costras, de escamas en los bordes de la nariz.

• Absceso del conducto auditivo externo.

Empeora: con la humedad, con el tacto.

Mejora: con el calor seco y con los baños.

Cantharis

Indicaciones: celulitis dolorosa. Dermatitis. Dermatosis. Erisipela. Eritema exudativo; nudoso. Herpes zoster. Quemaduras con grandes ampollas.

Piel: inflamada, irritada, como descarnada.

Lesiones: vejigas, ampollas, flictena; escamas.

• Erupciones vejigosas con fuerte escozor.

• Dermatosis con grandes vejigas y ampollas infectadas.

• Rotura de vejigas con prurito y escozor.

• Eccemas en el dorso de las manos y entre los dedos.

• Sudor urinoso en los genitales.

Empeora: con el contacto, con el agua, con el café.

Mejora: con las aplicaciones frías.

Tipo sensible: nervioso-biliar; hiperestésico; excitable; hidrofóbico; pasional, eretismo sexual.

Carbo vegetabilis

Indicaciones: acné. Alergia. Alopecia. Decúbito. Furúnculos. Hiperhidrosis. Urticaria por indigestión. Úlceras varicosas.

Piel: fría, cianótica, azulada; sudores fríos.

Lesiones: escamas, pústulas, ulceraciones, costras, uñas azules.

Localización: cuero cabelludo, rostro, espalda, espacios interdigitales, piernas, pecho, genitales, sacro, cóccix.

• Ulceraciones negras, ardientes con secreción fétida.

• Ulceraciones malignas, gangrena húmeda, senil.

• Ulceraciones varicosas, sangrantes, con dolores abrasantes.

• Pequeñas pústulas sarnosas, pruriginosas al máximo.

• Forunculosis con tendencia gangrenosa.

• Sudación fría, abundante, con olor pútrido.

Empeora: con el calor, con el calor húmedo.

Mejora: en contacto con aire fresco.

Tipo sensible: linfático-sanguíneo, pletórico, blando, gran comedor; perezoso, indolente, indiferente a todo.

Carboneum sulfuratum

Indicaciones: acné. Epiteliomas. Herpes. Exantema.

Todas las dermatitis asociadas con prurito.

Piel: ardiente y pruriginosa, hipoestésica.

• Hipoestesia de la piel de los brazos, manos y pies.

• Herpes flictenoide en el dorso de la mano.

• Etiología de las enfermedades: alcoholismo crónico.

Tipo sensible: confuso mentalmente como si estuviera embriagado.

Causticum

Indicaciones: acné vulgar. Acné rosáceo. Fístulas. Sabañones. Herpes simple. Intertrigo. Liquen. Uñero. Grietas. Antiguas quemaduras. Verrugas de todo tipo. Úlceras.

Piel: malsana, seca, ardiente.

Lesiones: vejigas, pústulas, fístulas, ampollas, costras.

• Brotes de herpes que escuecen; herpes en los pezones.

• Verrugas dentadas, pedunculadas, planas, húmedas, duras, córneas, anchas, subungueales, en la nariz, sensibles al tacto.

Empeora: con el frío seco; al final del día; entre las 3 y las 4 de la madrugada.

Mejora: con la humedad, con el calor.

Tipo sensible: nervioso-biliar, vagotónico, delgado, asténico, muy friolero; espíritu crítico, desconfiado, altruista.

Condurango

Indicaciones: lupus. Ulceraciones. Úlceras varicosas.

Precancerosas: tendencia a neoformaciones cutáneas.

Cancerosas: ulceraciones asociadas con carcinomas.

Fisuras ulceradas en las comisuras labiales.

Cresol

Indicaciones: eritema papuloso, exudativo polimorfo. Costras secas. Hiperhidrosis palmar. Lupus eritematoso. Melanosis. Prurigo simple crónico. Esclerodermia. Vitíligo.

Empeora: con el calor, antes de la menstruación.

Mejora: al aire libre, con el sueño.

Croton tilium

Indicaciones: costra láctea. Dermatitis. Eccema. Erisipela. Herpes zoster. Urticaria. Vejigas, pústulas, costras.

• Lesiones cutáneas alternadas con diarrea, con tos.

• Vejigas escrotales con escozor, con diarrea explosiva.

• Vejigas, luego pústulas rojas y, finalmente, costras amarillentas.

• Eccema en el cuero cabelludo, en las sienes, en el rostro.

Empeora: por la noche, durmiendo.

Dolicos pruriens

Indicaciones: urticaria. Prurito.

• Prurito esencial; senil; con o sin erupción.

• Prurito intenso, de intolerancias alimentarias.

• Prurito ictérico; prurito de la estipsis.

• Prurito de la urticaria, del herpes zoster, del liquen plano, de las neurodermitis.

Empeora: por la noche, con el calor de la cama.

Ergotina

Indicaciones: alopecia por áreas, calvicie circunscrita. Eritema exudativo polimorfo. Herpes de la mujer embarazada. Urticaria. Petequias. Toxicodermitis con ampollas.

Empeora: con el calor.

Mejora: con el aire frío, destapándose.

Eugenia jambosa

Indicaciones: acné: papuloso, papulopustuloso; juvenil; rosáceo, etílico; por tóxicos: bromo, yodo; premenstrual.

Empeora: antes de las reglas.

Euphorbium resinifera

Indicaciones: atrofia. Epitelioma. Erisipela. Quemaduras.

Lesiones: vejigas, ampollas, flictena, pústulas.

• Vejigas en piel inflamada y edematosa.

• Erisipela con ampollas, con serosidad amarillenta.

• Epitelioma ulcerado, infectado.

• Quemaduras graves; atrofia cutánea después de radiaciones.

Empeora: con el contacto, con el calor.

Mejora: con las aplicaciones frías.

Graphites

Indicaciones: acné. Alopecia. Queloides. Distrofia ungular. Eccema. Efélides. Epiteliomas. Erisipela. Herpes. Exantema. Intertrigo. Micosis. Psoriasis. Verrugas.

Piel: pálida, seca, átona, rugosa, malsana, supurante.

Lesiones: verrugas, vejigas, pústulas, costras, escamas.

• Erupciones vejigosas, líquido amarillo viscoso parecido a la miel.
• Erupciones escamosas, hiperqueratósicas o mielosas.
• Erupciones con mucosidad glutinosa, purulenta, en la cabeza.
• Quistes sebáceos en el cuero cabelludo; cabellos frágiles.
• Cicatrices queloides esclerohipertróficas.
• Uñas deformadas, frágiles, espesas, que se desmenuzan.

Empeora: con el frío, la humedad, por la noche, con el calor de la cama, durante y después de la menstruación.

Mejora: al aire libre, tapándose, comiendo.

Tipo sensible: linfático-sanguíneo, obeso; friolero; tímido, emotivo, atónico, con reactividad escasa.

Haloperidolo

Indicaciones: hipertricosis. Sudación excesiva.

Piel: amarillenta; palmas de las manos calientes, dedos fríos.

Empeora: por la mañana, después de las comidas, con el trabajo intelectual, tomando fármacos neurolépticos.

Mejora: con el agua caliente, al final del día, caminando.

Tipo sensible: sujeto esquizoide, estresado, abúlico, deprimido por la mañana pero eufórico por la noche.

Hedera helix

Indicaciones: celulitis. Dermitis esclerohipertrófica. Herpes labial y genital. Lipodistrofia. Urticaria. Prurigo. Pequeñas pústulas en el rostro y en el tronco.

Empeora: a las 12 de la noche, a las 3 de la madrugada y por la mañana.

Mejora: con el aire frío, movimiento, baños fríos.

Tipo sensible: hipertiroideo, con alteraciones psíquicas.

Hekla lava

Indicaciones: herpes simple. Prurito. Sudores generalizados.
• Herpes en labio superior izquierdo.
• Erupciones vejigosas en la mejilla izquierda y en la parte derecha de la frente.
• Prurito en los antebrazos y en el codo izquierdo.

Empeora: con el reposo, sentado, por la noche.

Mejora: por la tarde.

Tipo sensible: flaco, hipoérgico, con sueño insatisfactorio, con tensión mental por la mañana, soñoliento por la tarde.

Hepar sulfur

Indicaciones: acné. Alopecia. Carbunco. Antrax. Furúnculos. Exantema. Uñeros. Piodermitis. Tiña. Verrugas.

Piel: grasa, malsana, supurante; descamada, agrietada.

Lesiones: vejigas, escamas, costras, pústulas, nódulos.
• Erupciones con mucho prurito, secreción fétida y purulenta.
• Ulceraciones sangrantes, muy dolorosas, ardientes.
• Ulceraciones cancerosas, sarcomatosas, fétidas, con prurito.
• Verrugas supurantes, punzantes, malolientes.
• Sudación agria, maloliente, que no se alivia.

Empeora: frío seco, al mínimo contacto, por la mañana.

Mejora: con el calor, al comer.

Tipo sensible: linfático-nervioso, distiroideo-hipotiroideo, muy friolero: depresión psíquica, hipersensible.

Histaminum hydrochloricum

Indicaciones: todos los estados de alergia cutánea y mucosa.
• Alopecia. Eritema. Dermatitis.

• Sensación de hormigueo en varios puntos de la piel.

• Pápulas rojas, pruriginosas, de dimensiones parecidas a las de un guisante.

Empeora: con el calor, con el sol, al lavarse.

Mejora: con el frío, abanicándose, rascándose.

Hydrocotile asiatica

Indicaciones: acné. Queratosis. Eccema seco. Lepra. Lupus del rostro. Ictiosis. Psoriasis. Esclerodermia (CH3, a largo plazo).

• Erupciones cutáneas secas, con hiperqueratosis, descamación.

• Prurito inaguantable en los genitales y en la planta de los pies.

Hypericum

Indicaciones: dermatosis fotosensibles. Eritema.

• En heridas causadas por objetos punzantes.

• Llagas y heridas dolorosas, en manos, pies y vientre.

• Heridas, laceraciones en los márgenes de los dedos y de las uñas.

Empeora: con el frío, la humedad, el tacto, los sobresaltos.

Tipo sensible: en periodo postraumático, sujeto hiperdeprimido.

Iodum

Indicaciones: acné vulgar. Acné rosáceo. Furunculosis. Dermatitis pustulosa. Eritema exudativo; nudoso. Seborrea.

Piel: grisácea, sucia, con cicatrices pruriginosas.

• Erupciones papulopustulosas. Ulceraciones con supuración abundante.

Empeora: con el calor (húmedo).

Mejora: con el aire fresco, con el agua fría.

Tipo sensible: nervioso, delgado, inquieto, impaciente; sensación constante de haber olvidado algo.

Kalium arsenicosum

Indicaciones: terreno cancerígeno.

• Eccema crónico. Dermatosis escamosas crónicas.

• Fisuras, nódulos subcutáneos. Herpes zoster en el lado derecho.

• Psoriasis (en cuello y rodillas).

• Eccema seco con escamas, a menudo fisuradas, localizadas generalmente en las rodillas y en los codos.

• Prurito inaguantable, que empeora con el calor y al desnudarse.

• Úlceras malignas pardas, fétidas.

Empeora: con el calor, desnudándose, por la noche.

Kalium bichromicum

Indicaciones: eritemas pruriginosos. Exantema. Piodermitis.

Piel: seca, enrojecida, caliente, con prurito irritante.

Lesiones: espinillas, dermatitis, vejigas, ampollas, pápulas, pústulas, costras, úlceras, quistes, abscesos, ulceraciones.

• Piodermitis con ampollas, pus, costras amarillas.

• Exantema con ampollas en el cuero cabelludo.

• Úlceras secas; secreción nasal.

• Eccema exantemático con úlceras varicosas.

Empeora: entre las 3 y las 4 de la madrugada, con el frío.

Mejora: con el calor, en verano.

Tipo sensible: linfático-asténico, distiroideo, vagotónico; tiende a la obesidad; friolero; intelectualmente perezoso.

Kalium bromatum

Indicaciones: acné pustuloso. Quistes sebáceos. Urticaria. Psoriasis. Seborrea.

• Acné juvenil, pustuloso, tuberoso, irritante, con heridas: en rostro, nuca, tórax y hombros.

• Erupciones papulosas, ulceradas; exudación viscosa y filamentosa.

• Erupciones pustulosas dolorosas; de tubérculos en invierno.

• Escamas de psoriasis en forma de láminas anchas, estratificadas.

• Dermatitis urticarioides a causa de nerviosismo.

Empeora: de las 5 de la tarde a las 2 de la noche.

Mejora: si logra distraerse, si tiene algo por hacer.

Tipo sensible: linfático, hiposténico, vagotónico. Joven desmemoriado; adulto, hombre de nogocios debilitado.

Kalium carbonicum

Indicaciones: adiposidad. Alopecia. Dermatitis. Eritemas. Edema en párpados. Lupus. Urticaria. Prurito. Seborrea.

Piel: blanca, seca, áspera, sensible, frágil.

• Erupciones de pequeños granos rojos, en el abdomen, en el pecho.

• Erupciones circinadas, costrosas, de herpes.

• Erupciones pruriginosas durante las reglas.

• Caída de las cejas; cabello muy seco.

• Uñas descarnadas; sabañones con piel cianótica.

Empeora: con el frío, entre las 2 y las 4 de la mañana; al despertarse.

Mejora: al aire libre, con el calor, por la tarde.

Tipo sensible: linfático-nervioso, asténico, melancólico, susceptible; cualquier cosa le da miedo.

Kalium jodatum

Indicaciones: acné pustuloso, rosáceo. Alergia. Furunculosis minuta. Ganglios hipertróficos, duros. Nódulos. Pápulas.

• Acné rosáceo, en sujeto nervioso.

• Granos rojos en las piernas: nudosidades subcutáneas rojizas.

• Erupciones papulosas, pustulosas, nodulares en el cuero cabelludo.

• Cuero cabelludo muy sensible al rascamiento.

• Vejigas irritantes en la boca, furunculosis del rostro.

• Adenopatías endurecidas y nudosidades subcutáneas.

• Ulceraciones cutáneas, peribucales, perinasales.

• Erupciones que tienden a ulcerarse.

Empeora: con el tacto, con el calor, con la humedad; en el mar.

Mejora: con el aire fresco; con el movimiento.

Tipo sensible: asténico-nervioso, delgado, agitado, inestable; hipertiroideo, simpaticotónico.

Kalium muriaticum

Indicaciones: acné. Alergia. Celulitis. Costra láctea. Eccema. Edema. Erisipela. Erupciones peribucales. Furúnculos. Sabañones. Herpes zoster. Lupus. Escamas polvorosas. Verrugas.

Piel: descamación furfurácea seca de la piel.

Lesiones: abscesos, vejigas, escamas, pápulas, pústulas.

• Vejigas con líquido seroso, blanco, espeso.

• Vejigas serohemorrágicas, costrosas.

• Erupciones vejigosas con descamación fina, furfurácea.

• Lupus vulgar, eritematonodular, en el rostro.

• Boquera con descamación fina en piel muy seca.

• Edema crónico de las piernas y pies fríos.

Empeora: con el tacto, el calor, la humedad, el mar.

Mejora: con el aire fresco; con el movimiento.

Tipo sensible: nervioso-biliar, no digiere los alimentos grasos; irritable, colérico, muy friolero.

Kalium phosphoricum

Indicaciones: alopecia. Abscesos. Cicatrices. Furúnculos. Sabañones. Hiperhidrosis. Urticaria. Uñeros. Úlceras por decúbito.

Lesiones: dermatitis, pústulas; pénfigo; costras fétidas, purulentas.

• Eccema acompañado por marcada debilidad nerviosa.

• Sudor axilar que huele a cebolla.

Empeora: con la fatiga, después del coito, con la menstruación.

Mejora: comiendo, durmiendo, sin la menstruación.

Tipo sensible: asténico-nervioso, vagotónico, abúlico, de memoria débil, teme la soledad; agorafobia.

Kalium sulfuricum

Indicaciones: epitelioma. Caspa. Psoriasis. Seborrea.

Piel: seca, fría; se descama fácilmente.

Lesiones: brotes de herpes, escamas, anchas escamas grasas, escamas secas y finas en piel húmeda, úlceras.

• Caspa, con pequeñas películas, amarillas, numerosas.

• Erupciones húmedas, supuración serosa de color amarillo verdoso.

• Erupciones de costras o húmedas, amarillentas del cuero cabelludo.

• Erupciones sarnosas en todas las extremidades.

• Erupciones escamosas en los codos, en las piernas.

Empeora: con el calor, en reposo, al final del día.

Mejora: con el aire fresco, caminando.

Tipo sensible: asténico-nervioso, ansioso, angustiado; rostro amarillento; lento de reflejos mentales, sin confianza en sí mismo.

Kreosotum

Indicaciones: acné del rostro. Alopecia prematura. Canas. Dermatitis seborreica. Eccema. Exantema. Escoriaciones. Sarpullido. Intertrigo. Lupus (nariz). Urticaria. Úlceras.

• Eccema húmedo en el rostro, orejas, en el dorso de manos y dedos.

• Erupciones húmedas o secas, vejigosas, papulosas, herpetiformes y extremadamente pruriginosas, paroxísticas por la noche.

• Prurito también sin erupción, paroxístico por la noche.

• Quemazón en la planta de los pies que produce insomnio.

• Sudaciones irritantes y fétidas, especialmente en los pies.

• Reabertura de una úlcera parcialmente cicatrizada.

Empeora: con el frío, la dentición, la menopausia.

Mejora: comiendo, con el ejercicio.

Tipo sensible: asténico-nervioso, alto, delgado; impaciente de las 6 de la tarde a las 6 de la mañana; introvertido, inquieto, agitado.

Lachesis

Indicaciones: acné rosáceo característico de los alcohólicos. Adiposidad. Celulitis. Decúbito. Equimosis espontáneas. Epitelioma. Erisipela. Urticaria. Pénfigo. Cardenales hemorrágicos. Escarlatina. Supuraciones. Ulceraciones. Úlceras varicosas.

Piel: cianótica, manchas azuladas o ictéricas.

Lesiones: vejigas, furúnculos, tubérculos, pústulas, costras.

• Erupciones, varicosidad del rostro; escoriaciones de los labios.

• Subidas de calor de la menopausia, en el rostro.

• Ulceraciones azuladas con rebordes negros, con aureola endurecida.

• Excrecencias en forma de coliflor.
Empeora: con el tacto, con el sueño, al despertarse, con el calor.
Mejora: con las reglas, por la noche, al aire libre.
Tipo sensible: biliar-nervioso, hipertiroideo, hiperestésico; mente confusa al despertar; exaltado y locuaz por la noche.

Ledum palustre

Indicaciones: acné rosáceo. Eccema seco. Erisipela. Eritema exudativo; nudoso. Furúnculos. Herpes. Picaduras de insectos.
Piel: con manchas azuladas como petequias.
Lesiones: dermatitis, vejigas, furúnculos, úlceras.
• Equimosis postraumáticas, heridas por arma blanca.
• Acné rosáceo de los alcohólicos, rinofima.
• Excrecencias secas, furfuráceas, muy pruriginosas.
• Piel que sangra fácilmente.
Empeora: con el calor de la cama.
Mejora: en contacto con el frío.
Tipo sensible: pletórico, sanguíneo, amante de los licores.

Lycopodium

Indicaciones: alergia. Adiposidad. Alopecia. Condilomas. Edema. Erupciones. Eccemas. Furúnculos. Herpes. Lupus. Exantema. Intertrigo. Psoriasis. Verrugas. Úlceras varicosas.
Piel: amarillenta; seca, en las palmas de las manos; rayada.
Lesiones: brotes de herpes, sicóticos, de sífilis; lunares.
• Cabello gris; canas precoces.
• Erupciones pruriginosas, tipo exantema, en las manos.
• Erupciones de granos, fisuradas, pruriginosas en las manos.
• Erupciones costrosas al rascar.
• Herpes con dolores lancinantes.

• Exantema del cuero cabelludo con secreción espesa, fétida.
• Ulceraciones con rebordes elevados, duros, con dolores lacerantes.
• Sudación ácida, que huele a cebolla.
• Transpiración abundante en pies.
• Prurito más acentuado por la noche.
Empeora: con el calor, los baños; de las 4 a las 8 de la tarde.
Mejora: al aire libre, con alimentos calientes.
Tipo sensible: nervioso-biliar, inteligencia aguda; clara tendencia a las hepatopatías; arrugas prematuras, marcadas.

Mandragora officinarum

Indicaciones: alopecia seborreica. Dermatitis alérgica. Furúnculos. Erisipela. Herpes simple, zoster. Urticaria.
• Eccema de ampollas o herpetiforme.
• Erupciones urticantes en la cara dorsal de la mano izquierda.
• Erupciones urticantes en el dorso de la mano izquierda.
• Erupciones urticantes en el ángulo de la mandíbula derecha.
• Sudor pegajoso en manos y frente.
• Sudación nocturna agria, fría, agotadora.
Tipo sensible: nervioso, alterna euforia y depresión.

Mercurius solubilis

Indicaciones: alopecia (sienes). Eccema húmedo. Dermatitis. Excreciones corrosivas, supurantes. Furúnculos. Exantema. Hiperhidrosis. Micosis. Piodermitis. Supuraciones.
Piel: constantemente húmeda; manchas rojas, escarlatas.
Lesiones: vejigas, pústulas, pápulas, manchas de color cobre.
• Sudación viscosa, maloliente.
• Erupciones de psoriasis grasientas, sanguinolentas, sifilíticas.

• Brotes de herpes muy extendidos, escamosos.

• Dermatitis vejigosa con fuerte prurito nocturno.

• Eccema húmedo, supurante, vejigoso, infectado.

• Eccema vejigoso y pustuloso, muy pruriginoso.

• Ulceraciones saniosas, sangrientas, ardientes, costrosas.

• Sudación abundante, viscosa.

Empeora: con el frío, calor húmedo, calor de la cama; con los cambios de tiempo; a partir de las 6 de la tarde; por la noche.

Mejora: con el clima templado, con el reposo.

Tipo sensible: linfático-nervioso, anémico; hipersensible, confuso, agitado, fóbico, impaciente, impulsivo.

Mezereum

Indicaciones: eccemas. Eritema. Herpes zoster (neuralgias). Exantema. Ictiosis. Pitiriasis. Prurito senil.

Piel: con quemazón, pruriginosa sin erupciones, ulcerada.

• Brotes de herpes: vejigas, pústulas, costras, escamas.

• Erupciones vejigosas, con costras espesas, blanquecinas, con pus.

• Erupciones con descamación en las extremidades superiores y en los pies.

• Erupciones de vejigas pruriginosas en las manos.

• Erupciones húmedas, secas, costrosas del cuero cabelludo.

• Fisuras en las comisuras labiales.

Tipo sensible: asténico-nervioso, vagotónico, friolero.

Natrum muriaticum

Indicaciones: acné juvenil. Alergia. Alopecia. Dishidratación. Eccema. Furunculosis. Herpes. Urticaria. Picaduras de insectos.

Piel: deshidratada, fina, con arrugas precoces.

• Eccema seco: pliegues de flexión y en el cuero cabelludo.

• Exantemas eccematosos, pustulosos.

• Erupciones en torno a la boca, en el mentón, en las aletas de la nariz.

• Erupciones costrosas, blancas, del cuero cabelludo.

• Caspa, película blanquecina en el cuero cabelludo.

• Exantema en los márgenes del cuero cabelludo.

• Verrugas en las palmas de las manos, en los pliegues de los dedos, en los surcos de la frente.

• Piel que se abre alrededor de las uñas.

Empeora: con el calor, en el mar, de las 9 a las 11.

Mejora: al aire libre, sudando.

Tipo sensible: linfático-asténico, hipocondriaco, ansioso.

Natrum sulfuricum

Indicaciones: alergia. Condilomas. Eccema. Herpes labial. Herpes genital. Prurito. Psoriasis. Verrugas.

Piel: edematosa, inflamada; amarillenta; excrecencias rojas.

• Condilomas y verrugas anogenitales, nasales, en los párpados.

• Sudación fétida en las axilas.

• Prurito en las piernas mientras se desnuda.

Empeora: con el tiempo húmedo, frío y húmedo, cálido y húmedo.

Mejora: con el calor seco, después de defecar copiosamente.

Tipo sensible: linfático-sanguíneo, hipotiroideo; friolero; indolente; irritable, deprimido.

Nux vomica

Indicaciones: acné rosáceo. Alergia. Eccemas. Urticaria.

Piel: seca; amarillenta, ictérica; cianó-tica con cólera.

• Acné rosáceo con problemas hepato-gastrointestinales.

• Erupciones pruriginosas tipo «piel de gallina».

• Urticaria recidivante, con problemas gástricos.

Empeora: con el enfado; al despertar; después de comer; con el viento seco, con viento frío; después de estimulantes.

Mejora: con el calor, el reposo, las bebidas calientes, con el tiempo húmedo, por la noche.

Tipo sensible: biliar-nervioso, hipertiroideo; hipersensible, colérico, susceptible con reacciones violentas.

Oleander

Indicaciones: alergia. Costra láctea. Eccema. Exantema. Intertrigo. Piodermitis. Prurito.

• Erupciones pruriginosas, supurantes, hemáticas.

• Erupciones supurantes, fétidas; detrás de las orejas, en la nuca, en los márgenes del cuero cabelludo.

• Erupciones con descamación del cuero cabelludo.

• Prurito del cuero cabelludo.

Empeora: durante la lactancia.

Petroleum

Indicaciones: alergia. Alopecia. Eccemas. Fisuraciones. Fístulas. Sabañones. Herpes simple. Exantema. Intertrigo. Psoriasis. Grietas. Tiña. Verrugas.

Piel: atónica, seca, gruesa, rugosa, dura; apariencia sucia; sensible, malsana; cualquier herida supura.

Lesiones: vejigas, costras, escamas, pústulas, úlceras.

• Dermatosis secas, fisuradas, en invierno, por el frío.

• Dermatosis vejigosas supurantes, fétidas; luego formación de costras.

• Costras amarillentas: cuero cabelludo, orejas, ángulos de los ojos, orificios cutaneomucosos; perineo; genitales.

• Erupciones eccematosas secas, obstinadas (perineo, genitales).

• Enrojecimiento, prurito, secreciones (perineo, escroto, vulva).

• Manos deshidratadas, agrietadas, con quemazón y prurito.

• Puntas de los dedos secas, endurecidas, agrietadas, fisuradas.

• Sudación ofensiva en las axilas y en los pies.

Empeora: con el frío, viajando.

Mejora: en verano, con el calor seco.

Tipo sensible: linfático-nervioso, vagotónico, flaco; con hambre voraz; psórico; predominan las enfermedades de la piel.

Phytolacca decandra

Indicaciones: queloides. Eritema exudativo; nudoso. Furúnculos. Herpes circinado. Lupus. Pitiriasis. Psoriasis.

• Furunculosis con adenopatías glandulares.

• Ulceraciones crónicas rodeadas de pequeños granos.

• Eccema del cuero cabelludo y de la barba.

Empeora: con el frío, la humedad, el tocamiento.

Mejora: con el calor y el tiempo seco.

Tipo sensible: linfático-sanguíneo, pálido, corpulento.

Plumbum metallicum

Indicaciones: acné. Alopecia. Eccema. Erupciones crónicas. Furúnculos. Herpes simple. Hiperhidrosis. Ictiosis. Psoriasis.

Piel: seca y amarillenta, arrugada, oleosa.

• Acné durante las menstruaciones. Herpes escamoso en los párpados.

• Erupciones del cuero cabelludo: costrosas, húmedas o secas.

• Erupciones purulentas auriculares; en el pliegue del codo, en las articulaciones de los dedos, en la tibia.

• Pies fríos, sudación fétida, que macera entre los dedos.

• Manchas marrones, hepáticas, en la menopausia; estreñimiento crónico.

• Prurito agravado por el calor, mejora con el frío.

Empeora: con la humedad, con el contacto superficial.

Tipo sensible: nervioso-biliar, delgado, friolero.

Pulsatilla

Indicaciones: acné juvenil. Acrocianosis. Adiposidad. Alergia. Erisipela. Eritema exudativo. Eritema nudoso. Sabañones. Urticaria. Orzuelo. Prurito. Psoriasis. Venas varicosas.

Piel: agrietada; seca, irritada; con varicosidades.

• Acné juvenil causado por una alimentación excesivamente grasa.

• Varicosidades en la piel; venas varicosas; úlceras varicosas.

• Ulceraciones con quemazón, profundas, fistulosas, con aureola roja.

• Sabañones pruriginosos que empeoran con el calor.

• Prurito generalizado que empeora al final del día y por la noche.

Empeora: en locales cálidos, con el tiempo caluroso, con el reposo, después de comer, tomando alimentos grasos, comiendo pan.

Mejora: al aire libre, con las aplicaciones frías.

Tipo sensible: linfático-sanguíneo, hipovárico, distiroideo; tolerante, dulce, tímido; púdico; nervioso, agitado, melancólico, triste, mutable, muy excitable.

Ranunculus bulbosus

Indicaciones: callosidades dolorosas. Dermatitis vejigosa. Eccemas. Epitelioma.

Sabañones. Herpes zoster. Hiperqueratosis. Pénfigo.

• Erupciones costrosas, callosas, córneas, duras.

• Erupciones de vejigas de color azul oscuro, hemáticas, confluentes.

• Erupciones vejigosas en las palmas de las manos.

• Neuralgias herpéticas ardientes (*Arsenicum album*).

Tipo sensible: asténico-nervioso, irritable, friolero.

Rhus toxicodendron

Indicaciones: acné rosáceo. Carbunco. Dermatitis. Dermatosis. Eccemas. Eritema exudativo, nudoso. Herpes simple, zoster. Urticaria. Uñero. Piodermitis. Prurito. Escarlatina.

Piel: dura, gruesa; duele en contacto con el aire y el agua fríos.

Lesiones: vejigas, dermatitis, pústulas, petequias, úlceras.

• Acné rosáceo con vejigas finas, supurante, pruriginoso.

• Erupciones vejigosas con edema, quemazón, prurito.

• Vejigas de color rojo marronoso, con prurito y quemazón.

• Vejigas supurantes en el rostro, gran prurito.

• Erisipela del rostro; erisipela, erupciones del escroto.

• Brotes de herpes, anchas, con prurito intenso.

• Herpes febril, herpes labial, peribucal, en el escroto.

• Erupciones alrededor y en la nariz, en los labios, en la barbilla.

• Eccema de las partes velludas; pruriginoso, con petequias.

• Ulceraciones con quemazón, con secreción corrosiva, costrosas.

• Quemaduras eritematosas, con vejigas pruriginosas, pequeñas.

Empeora: con la humedad, con el tiempo frío y húmedo.

Mejora: con el calor seco, con el movimiento. El prurito no experimenta alivio al rascarse.

Tipo sensible: biliar-nervioso, simpaticotónico, friolero.

Sarsaparilla

Indicaciones: eccemas. Psoriasis. Grietas. Varices. Verrugas.

Piel: seca, fina, arrugada, agrietada.

• Manchas en la piel, en las piernas, azules, endurecidas.

• Exantema seco, pruriginoso después de estar al aire libre.

• Erupciones secas, escamosas, pruriginosas (rostro, labios).

• Fisuras, grietas, en los dedos de manos y pies.

• Erupciones húmedas, con supuración de un líquido irritante.

• Ulceraciones ungueales con picor debajo de las uñas.

• Prurito por la mañana nada más levantarse de la cama.

• Dermatosis alérgicas. Ulceraciones herpéticas.

Empeora: con el tiempo húmedo, por la noche, en primavera, antes de la menstruación, después de orinar.

Mejora: con el calor externo.

Selenium

Indicaciones: alergia. Acné con espinillas. Eccema seboso.

• Granos diseminados en la piel. Erupciones secas en los codos.

• Caída del cabello y de las cejas.

• Caída del pelo en axilas y pubis.

• Seborrea grasa y sudación del cuero cabelludo.

• Sudor de las axilas y de la región genital.

Empeora: con la exposición al sol, con las corrientes de aire, con el calor.

Tipo sensible: delgado, apático, depresivo, maniaco.

Sepia

Indicaciones: eccema. Exantema vejigoso. Herpes. Ictiosis. Intertrigo. Hiperhidrosis. Manchas. Psoriasis. Varices.

Piel: Gruesa, callosa, amarilla, escoriada, fisurada.

• Erupciones secas, con descamación, psoriásicas, eccematosas.

• Psoriasis fisurada, con grietas que sangran.

• Brotes de herpes circinado, en primavera.

• Herpes fisurado, punzante, seco o supurante.

• Manchas rojas, de color rojo oscuro.

• Manchas hepáticas, lunares en rostro y tronco.

• Sudor ofensivo, o ácido; frío por la noche.

Empeora: con el frío, la humedad, al final del día; al lavarse.

Mejora: con el sueño, el calor, los alimentos ácidos.

Tipo sensible: biliar-nervioso, psicoasténico, pletórico.

Silicea

Indicaciones: acné rosáceo. Acrocianosis. Alergia. Alopecia. Carbunco. Celulitis de personas delgadas. Queloides. Eritema nudoso. Eritema multiforme. Furúnculos. Intertrigo. Hiperhidrosis. Herpes. Lunares. Micosis interdigital. Uñero. Piodermia. Supuración. Uñas descarnadas, distróficas.

Piel: pálida, atónica, rugosa; acneica, con espinillas.

• Erupciones en piel seca: papuliformes, exantemáticas, pitiriásicas, psoriasiformes; películas furfuráceas.

• Erupciones húmedas, con secreción blanquecina; sarnosas; harinosas.

• Erupciones herpéticas, secas, corrosivas, escoriantes, malignas.

• Uñas débiles, deformadas, con manchas blancas.

• Hiperhidrosis de las manos y de los pies.

Empeora: con el frío y las corrientes de aire.

Mejora: con el calor moderado, en verano.

Tipo sensible: linfático-nervioso, muy friolero, desmineralizado; hipersensible; psicoasténico.

Staphysagria

Indicaciones: alergia. Queloides. Condilomas. Erupciones secas. Erupciones húmedas. Eccemas. Excrecencias en forma de coliflor. Heridas. Orzuelo. Llagas. Psoriasis. Verrugas.

• Orzuelos recidivantes o de lenta resolución con endurecimiento.

• Erupciones con ampollas, escamosas, pruriginosas, supurantes.

• Eccema con supuración de un líquido ácido, que da lugar a costras.

• Eccema periorbital, auricular y en la cabeza.

• Verrugas, condilomas dolorosos, pedunculados o sésiles; condilomas en forma de coliflor, que sangran al tacto.

Empeora: con la pérdida de líquidos orgánicos, el tacto, el enfado, la mortificación.

Mejora: con el calor, después de comer, por la noche.

Tipo sensible: linfático-sanguíneo, psicoasténico, hipotenso; irritable; con obsesiones sexuales.

Sulfur

Indicaciones: acné. Alergia. Callosidades. Dermatomicosis. Eccemas secos, sebáceos. Eritema exudativo; nudoso. Eritematosis. Erupciones escamosas o vejigosas. Furunculosis. Intertrigo. Neurodermitis. Psoriasis. Sudación fétida. Úlceras. Varices.

Piel: seca, arrugada, maloliente, pruriginosa, malsana.

Piel: que no soporta el agua, el calor, la lana.

Lesiones: vejigas, pústulas, escamas, costras, dermatitis.

• Secreciones corrosivas, con quemazón, fétidas, pruriginosas.

• Acné rosáceo pruriginoso que tiende a supurar.

• Erupciones costrosas, fétidas; con secreción corrosiva; hemáticas.

• Erupciones secas, con quemazón, escoriantes, pustulosas.

Empeora: con el calor, el agua, estando de pie parado.

Mejora: eliminando (diarrea, sudor, diuresis, etc).

Thallium aceticum

Indicaciones: alopecia por áreas.

• Formaciones pustulosas: acné, foliculitis supurante.

• Caída del vello de las axilas y también del pubis.

• Problemas tróficos de las uñas.

Thuja

Indicaciones: acné. Adiposidad. Alergia. Caída del cabello. Cabello seco. Celulitis. Condilomas. Molestias en las uñas. Epiteliomas. Eritema exudativo, nudoso. Eccema anal. Herpes. Hiperhidrosis. Micosis interdigital. Papilomas. Psoriasis. Grietas. Seborrea. Verrugas. Todas las dermopatías crónicas.

Piel: cerúlea, oleosa, malsana, de aspecto sucio.

• Grandes manchas marronosas diseminadas por toda la piel.

• Transpiración dulzona, fuerte, de olor parecido al ajo.

• Manos frías, viscosas, con uñas finas, blandas.

• Brotes de herpes en las zonas del cuerpo cubiertas.

• Acné pustuloso de la barbilla y de la espalda.

• Condilomas húmedos de la piel, sangrantes, supurantes.

• Condilomas del glande, del prepucio, del escroto.

• Fisuras cutáneas, húmedas, vegetantes.

• Sudación fétida en la región genital.

• Supuración debajo de la uña del dedo índice después de la vacunación.

Empeora: con el frío húmedo, por la noche.

Mejora: con el calor, sudando.

Tipo sensible: linfático-sanguíneo, vagotónico, hidrogenoide, desmineralizado; hiperestésico; obsesivo, fóbico.

Fichas terapéuticas

Acné vulgar o juvenil

CARACTERÍSTICAS

Afección flogística de la piel, en parte genética, que tiene lugar en la pubertad. Afecta al folículo pilosebáceo, y a menudo también al tejido circundante del rostro y de la parte superior de la espalda.

El acné aparece con más manifestaciones: espinillas o puntos negros; microquistes o puntos blancos; pápulas rojas, pústulas irritantes, concentración de granos purulentos, costras saniosas.

TRATAMIENTO HOMEOPÁTICO

Un remedio a la potencia *9CH*, 4 gránulos dos veces al día.

Acidum carbolicum: pustuloso, papuloso, costroso.

Antimonium crudum: pustuloso, papuloso, costroso, perioral.

Arnica: pustuloso, tuberoso (rostro, tórax).

Asarum europaeum: microquístico, en el rostro.

Calcarea carbonica: pustuloso, costroso, sebáceo.

Calcarea sulfurica: pustuloso, costroso (rostro).

Eugenia jambosa: papuloso, papulopustuloso; puberal.

Kalium bromatum: pustuloso, microquístico (rostro, tórax).

Kalium jodatum: pústula en persona nerviosa, alérgica.

Ledum palustre: acné concentrado en la frente, en la nariz.

Magnesia sulfurica: pústulas acneiformes en la espalda.

Nux vomica: en persona colérica, cianótica.

Plumbum metallicum: acné durante las menstruaciones.

Pulsatilla: acné juvenil por alimentación excesivamente grasa.

Sabina, Selenium: acné con espinillas, sebáceo.

Thuja: espinillas, microquístico, pustuloso (barbilla, espalda).

TRATAMIENTO HOMEOPÁTICO
DEL ACNÉ ROSÁCEO
(ERITROSIS DEL ROSTRO)

Un remedio a la potencia *9CH*, 4 gránulos dos veces al día.

Arnica: remedio del tropismo capilar, acné simétrico.

Carbo animalis: en personas débiles, ancianas.

Causticum: en piel malsana, sujeto nervioso-biliar.

Kalium jodatum: en sujeto muy nervioso y alérgico.

Lachesis: acné rosáceo, acné de los alcohólicos; con *rinofima*.

Ledum palustre: en sujeto sanguíneo, pletórico, a quien le gusta el alcohol.

Sanguinaria: irritativo, con heridas; menopausia.

Silicea: en sujeto linfático-nervioso, grácil, desmineralizado.

Alopecia por áreas, caída o anomalía del cabello

Un remedio a la potencia 9CH, 4 gránulos, dos veces al día.

Acidum fluoricum: alopecia precoz en piel dura, pruriginosa.

Acidum nitricum: caída del cabello y del vello del pubis.

Ambra grisea: caída del cabello en sujeto asténico-nervioso.

Antimonium crudum: caída del cabello en sujeto glotón dispéptico.

Arsenicum album: alopecia debido a enfermedades degenerativas.

Borax: cabello seboso, roto, viscoso.

Bryonia: cabello oleoso en los cutis sebáceos.

Calcarea sulfurica: alopecia, cabello con mucha caspa.

Carbo vegetabilis: alopecia en persona hiperhidrótica, alérgica.

Ergotina: alopecia extendida, calvicie circunscrita.

Graphites: alopecia en piel malsana.

Hepar sulfur: alopecia en piel grasa, malsana, supurante.

Histaminum muriaticum: caída del cabello y del vello, alergias.

Kalium carbonicum: caída de cejas y cabellos (secos).

Kalium phosphoricum: alopecia en sujeto asténico-nervioso.

Kreosotum, Lycopodium: canas precoces, alopecia.

Mandragora: alopecia sebácea, dermatitis alérgicas.

Thallium aceticum: alopecia, caída del pelo.

Celulitis por causas diversas

Un remedio a la potencia 9CH, 4 gránulos, dos veces al día.

Aesculus hippocastanum: por congestión venosa, pélvica, de la vena cava.

Aletris farinosa: debida a estreñimiento atónico.

Aloe socotrina 4CH: por exceso alimentario.

Anacardium orientale 15CH: por bulimia persistente.

Antimonium crudum 15CH: por glotonería habitual.

Aristolochia clematitis: por problemas relacionados con la menstruación, oligomenorrea y estasis.

Arunda mauritania: por carencia de diuréticos-diaforéticos.

Badiaga 12CH: por adenopatías, por hipotiroidismo o también por tiroides voluminosa.

Baryta carbonica: por déficit endocrino, por hiperlipemia.

Calcarea carbonica: por déficit metabólico, constitucional.

Cantharis 4CH: por inflamación persistente o recidivante.

Carduus marianus: por congestión hepatovenorrenal.

Castanea vesca 4CH: por estasis linfaticovenosa.

Chelidonium: por síndrome hepatobiliar derecho.

Colesterinum: por digestión lenta, por dislipemia.

Cortisone 15CH: por impregnación cortisónica.

Cynara scolymus: por estasis gastrohepatorrenal.

Follicolinum 15CH: por desequilibrio estroprogestínico.

Fraxinus americana: por fibromatosis uterina, ptosis pélvica.

Gossypium: por oligomenorrea.

Graphites: por estreñimiento; por déficit metabólico, endocrino.

Hamamelis: por estasis venosa agravante de las piernas.

Natrum sulfuricum: por retención hídrica, por hidropesía.

Sorbus aucuparia: por estasis linfática y venosa.

Vipera berus: por estasis venosa.

Celulitis que depende del tipo de mujer

Un remedio a la potencia *15-30CH*, 4 gránulos, una o dos veces al día.

Acidum nitricum: en mujer ansiosa-deprimida.

Hedera helix: en hiperemotiva, dismenorreica, insomne.

Ignatia: en nerviosa, histérica, contradictoria.

Iodum: en mujer delgada, sebácea, bulímica.

Kalium carbonicum: en mujer sudorosa, meteórica-estíptica.

Lachesis: en logorroica climatérica, sueños eróticos, de muerte.

Lilium tigrinum: congestión pélvica, excitada sexualmente.

Lycopodium: en mujer estíptico-diarreica, flatulenta, hepatopática.

Natrum muriaticum: en dermatopática, delgada, hipoorgásmica.

Nux vomica: en dispéptica hepatobiliar, estíptica, colérica.

Pulsatilla: en linfática-hipovárica, estasis venosa, varicosidades.

Sepia: en estíptica-biliar, ptósica visceral, anorgásmica.

Silicea: en linfático-nerviosa, desmineralizada, asténica.

Thuja: en mujer que abusa de terapias iatrogénicas.

Zincum valerianicum: en mujer que abusa de neurolépticos.

Herpes simple

Esta manifestación vejigosa aguda, de origen vírico, está caracterizada por grupos de vejigas en los labios (*herpes labial*) y/o en los genitales (*herpes genital*). Puede curarse con los siguientes medicamentos, administrados a la potencia *9CH*, 4 gránulos dos veces al día (*síntomas físicos*), o *15CH*, una vez al día (*síntomas físicos y psíquicos*). Habrá que elegir el remedio más similar a la situación.

Acidum nitricum 15CH: remedio de acción limitada:
• Ulceraciones de herpes en las comisuras de la boca.
• Después de un cambio de tiempo con entrada de aire frío.
• En sujeto nervioso-linfático colérico-vengativo, blasfemador.

Borax 9CH: remedio de acción limitada:
• Herpes peribucal y genital, coexistente con aftas.
• Posibles estomatitis aftosas, candidasis bucal.
• Nariz roja, brillante, si se trata de chica joven.

Graphites 15CH: de acción general:
• Erupciones vejigosas con lateralidad izquierda, con supuración de un líquido amarillo, viscoso, parecido a la miel.
• Perioral, perigenital y también premenstrual, característico.
• En sujeto linfático-sanguíneo, hipotireogenital, friolero.

Hydrastis canadensis 9CH: remedio de acción limitada (*precancerosa*):
• Herpes peribucal con aftas de secreción amarilla, pegajosa.
• Piel amarillenta, terrosa, malsana, fácilmente escoriada.

Natrum muriaticum 15-30CH: remedio de acción general:
• Remedio de fondo o de terreno, en el herpes simple.
• Herpes labial y anogenital; herpes córneo ocular.

Natrum sulfuricum 9CH: remedio de acción general:
• Herpes labial y genital.

Rhus toxicodendron 9CH: remedio de acción limitada:
• Herpes labial vejigoso; dolor irritante, prurito.
• Febril, peribucal; en la barbilla; en el escroto, en la vulva.

Herpes zoster

La erupción inflamatoria aguda se manifiesta con un grupo de vejigas, distribuidas en tez eritematosa, a lo largo de uno o varios nervios espinales craneales. Las lesiones son dolorosas. Pueden llegar a ser pustulosas, ulcerosas, hemorrágicas.

Dejan unas *neuralgias postherpéticas* en algunas ocasiones inaguantables.

El herpes zoster se cura con los siguientes remedios, administrados a la potencia *9CH* 4 gránulos, dos veces al día *(síntomas físicos);*o *15CH*, una vez al día *(síntomas físicos y psíquicos).*

Elegir el remedio más similar a la situación.

Apis mellifica 4CH: remedio de acción limitada:
• A utilizar inmediatamente en las primeras fases eruptivas.
• Cutis rojo, edematoso, con dolores punzantes, con heridas.
• Mejora con las aplicaciones frías.
• Administrar frecuentemente (cada 10-15 minutos).

Arsenicum album 15CH: remedio de acción general:
• Erupciones vejigosas confluentes, muy dolorosas.
• Dolores y quemazón como agujas al rojo vivo.
• Empeoramiento nocturno, mejora con el calor.
• Tipo sensible asténico-nervioso, ansioso, también desesperado.

Cantharis 15CH: remedio de acción limitada:
• Erupciones vejigosas con mucho prurito ardiente, como si la piel estuviera al rojo vivo, despellejada.
• Localización: nervios torácicos y quinto nervio craneal.
• Mejoría general con aplicaciones frías.
• Tipo sensible nervioso-biliar, hiperestésico al dolor.

Mezereum 9-15CH: remedio de acción limitada:
• En las complicaciones infecciosas de las vejigas.
• Se forman costras amarillentas que cubren el pus.
• Tipo sensible asténico-nervioso, friolero, vagotónico.
• Sufre erupciones crónicas, que reaparecen cada verano.

Neuralgias postherpes zoster

Son convenientes las potencias altas: 15-30CH, 4 gránulos, varias veces al día.

Elegir el remedio más similar al dolor.

Causticum 30CH: remedio de acción general:
• Brotes de herpes con quemazón, herpes en los pezones.
• Dolores como de carne escoriada y de carne viva.
• Sensación de rigidez, paresis, deshidratación celular.

Cedron 15CH: remedio de acción limitada:
• Periodicidad del dolor: todos los días a la misma hora.

Hypericum 30CH: remedio de acción limitada:
• Dolor intenso, lancinante, de las terminaciones nerviosas.
• Sigue la dirección del nervio ya afectado por el herpes.
• Cualquier movimiento tiende a agravar el dolor.

Kalmia latifolia 15CH: remedio de acción limitada:
• Neuralgias punzantes, fuertes, intensas.
• El dolor causa entumecimiento, parestesia.

Magnesia fosfórica 15CH: remedio de acción limitada:
• Neuralgias faciales, orbitales, especialmente en el lado derecho.
• Neuralgias retroauriculares, dentales, intercostales.

• Neuralgias espasmódicas, con calambres, asociadas.

• Neuralgias de inicio y final repentinos.

Vaccinotoxicum (nosode) 30CH: bioterápico:

• Tratamiento de apoyo en todas las neuralgias postherpes zoster de origen antiguo.

Psoriasis, enfermedad emblemática

La psoriasis es una enfermedad crónica, recidivante y que afecta a personas de todas las edades. Se caracteriza por lesiones eritematosas y escamosas.

Se desconoce su etiología. Es importante el factor genético.

Se aprecian manchas de color rojo vivo, cubiertas por escamas en forma de láminas que forman varios estratos, secas, de color blanquecino, sobre piel rugosa y dura. También pueden aparecer manchas puntiformes, lenticulares, en forma de moneda, *guttata*, en forma de mapa, de figura, circinada, etc.

Es frecuente la *marca de Koebner* (una manifestación isomorfa eritematoscamosa, localizada en contusiones y heridas por accidente).

Las zonas más afectadas son las caras extensoras de las extremidades, de los codos y de las rodillas, de forma bilateral y simétrica; la región sacra, el cóccix y el cuero cabelludo; existen formas difusas. También afecta a las uñas, que adoptan un tono amarillento, su margen libre se hace más grueso, se forman surcos transversales o longitudinales, depresiones en la parte superior y distrofias diversas. Rara vez afecta al rostro; excepcionalmente a las mucosas.

La pregunta que se plantea es: ¿cómo puede esta enfermedad, de la que existe documentación antigua, manifestarse de forma tan poliédrica?

La psoriasis es una enfermedad emblemática por la multiplicidad de los cuadros clínicos dermatológicos y por sus innumerables caras, a través de las cuales aflora un mal primitivo, profundamente localizado y desconocido, que se remonta a las raíces de la hereditabilidad.

¿Cuál es la mejor forma de curarla homeopáticamente? Hemos dicho que el tipo de lesión debe ser el punto clave del medicamento homeopático, más similar a la lesión. Sin embargo, hay que apoyar su acción con un bioterápico de terreno, que cubra la totalidad del espacio biológico, que es el medicamento *simillimum* del enfermo.

MEDICAMENTO HOMEOPÁTICO
SIMILLIMUM A LA LESIÓN CUTÁNEA

Elegir el remedio *simillimum* a la lesión; se tomará a la potencia *4CH,* 4 gránulos, tres veces al día. La acción del remedio se limita a la terapia sintomática de la lesión, sin incidir en el bioterreno patológico psoriásico.

Acidum nitricum: se experimenta mejoría con el calor:

• Psoriasis en piel seca, agrietada, llagada.

• Escamas, costras, fisuras.

Arsenicum album: se experimenta mejoría con el calor:

• Erupciones secas, escamosas, pruriginosas, que producen quemazón.

• Descamación muy fina, es decir, «furfurácea».

Arsenicum bromatum: se produce una mejoría con el calor:

• Psoriasis *circinada*, o sea, con fusión de dibujos anulares.

Arsenicum jodatum: se experimenta mejoría con el calor:

• Psoriasis en piel seca, gruesa, escamosa, inflamada.

• Erupciones secas con descamación laminar, furfurácea.

• *Liquenificación* o área circunscrita de aumento del grosor cutáneo, con acentuación de la forma; si es *laminar* la liquenificación tiene un grosor notable.

• El prurito de la liquenificación es desesperante.

Borax 3CH: 4 gránulos, cuatro veces al día:

• Psoriasis localizada en las manos, mejora con el frío.

• Las lesiones psoriásicas tienden a supurar.

Hydrocotile asiatica 9CH, 4 gránulos, dos veces al día:

• Psoriasis *generalizada*, es decir, con lesiones en cualquier parte del cuerpo.

• Psoriasis *inveterada*, es decir, caracterizada por coalescencia de los elementos con aumento del grosor, notable hiperqueratosis del cutis y formación de grandes escamas descamantes.

• Tiene forma de «mapa geográfico», y hay distintos tipos de lesión que pueden formar dibujos extraños.

Kalium arsenicosum: empeora con el calor:

• Psoriasis del cuello, de los codos y de las rodillas.

• Escamas, a menudo fisuradas, en codos y rodillas.

Kalium bromatum: empeora durante la noche:

• Escamas psoriásicas en forma de láminas anchas, estratificadas.

Kalium muriaticum: mejora con el fresco:

• Descamación furfurácea, seca, de la piel.

Kalium sulfuricum 3CH: cuatro veces al día durante meses:

• Erupciones escamosas en los codos, en las extremidades inferiores.

• Escamas grasas o secas y finas en piel húmeda, úlceras.

Manganum metallicum: empeora con la humedad, por la noche:

• Psoriasis con prurito intenso y quemazón, en piel malsana.

Natrum sulfuricum: mejora con el calor seco:

• Psoriasis generalizada en cutis edematoso, inflamada, amarillenta.

• Descamación de grandes escamas finas, amarillentas, transparentes, con la dermis que queda debajo de color rojo brillante.

Phytolacca decandra: mejora con el calor, con el tiempo seco:

• Psoriasis *«punctata»*.

• Psoriasis *«guttata»*: con elementos redondeados.

• Psoriasis *«de placas»*: confluencia de lesiones de placas.

• Psoriasis *«numular»*: elementos redondos que parecen monedas.

Plumbum metallicum: empeora con la humedad:

• Psoriasis en piel seca, amarillenta, oleosa.

• En el pliegue del codo, en las articulaciones de los dedos.

Selenium: empeora con el calor:

• Psoriasis en las palmas de las manos, en piel grasa y brillante.

• Coincide con la caída del cabello y del vello.

Sepia: mejora con el calor.

• Psoriasis fisurada, con grietas sangrientas.

• En piel gruesa, callosa, amarilla, escoriada, fisurada.

• A menudo coincide con uñas deformadas en forma de alas de mariposa.

MEDICAMENTO HOMEOPÁTICO SIMILLIMUM AL ENFERMO

Elegir el remedio *simillimum* al enfermo, a la potencia *30CH,* una dosis de glóbulos a la semana. La acción del remedio es general. Puede incidir en el bioterreno patológico psoriásico. Para la elección nos remitimos a la «Relación de medicamentos homeopáticos dermatológicos», en pág. 150 y siguientes.

En este apartado indicaremos algunos de ellos con marcado tropismo dermatológico.

Arsenicum album

Tipo sensible: asténico-nervioso, delgado, friolero. Hipercrítico. Avaro. Ordenado. Meticuloso. Agitado. Temeroso. Desesperado. Sentimiento de culpabilidad.

Organotropismo: sistema nervioso, hígado, estómago, intestino; piel, mucosas; pulmones; sangre; sistema endocrino; huesos, músculos.

Calcarea carbonica

Tipo sensible: linfático-sanguíneo; brevilíneo, friolero. Déficit del eje hipófisis-tirogenital. Enfermedades crónicas, debido a déficit inmunológico del bioterreno. Mentalmente lento. Tímido. Temeroso. Aprensivo. Tozudo. Indolente.

Organotropismo: ganglios , glándulas, piel, mucosas, tubo digestivo, metabolismo, huesos, músculos, articulaciones.

Causticum

Tipo sensible: nervioso-biliar, vagotónico, delgado, seco. Ansioso. Aprensivo. Taciturno. Espíritu crítico. Altruista.

Organotropismo: sistema nervioso, mucosas de la faringe y de la laringe, piel, nervios vegetativos de la vejiga y del recto, aparato osteoarticular.

Graphites

Tipo sensible: linfático-sanguíneo, obeso, estreñimiento crónico. Déficit del eje hipófisis-tirogenital. Déficit metabólico. Hipersensible. Tímido. Indeciso. Melancólico. Desesperado.

Organotropismo: piel, cabello, uñas, cicatrices, ojos, hígado, recto; órganos genitales femeninos.

Lycopodium

Tipo sensible: nervioso-biliar, colémico, uricémico, delgado; estíptico, flatulento; físicamente débil, mentalmente fuerte. Concienzudo. Meticuloso. Autoritario. Tendencia a competir con sus rivales y a vencerles, aunque en su fuero interno se siente inseguro.

Organotropismo: hígado, vías biliares, sistema nervioso, sistema metabólico, mucosas, amígdalas, laringe, vías respiratorias, tubo digestivo, aparato urogenital, piel, cabello, ojos.

Natrum sulfuricum

Tipo sensible: linfático-sanguíneo-bilioso, corpulento, con tendencia a la obesidad; hipotiroideo; friolero; hipersensible al frío húmedo, al aire nocturno. Indolente. Neuropático. Irritable. Melancólico. Amargado de la vida. Predisposición al suicidio.

Organotropismo: hígado, vejiga de la hiel, tubo digestivo, piel; vías respiratorias altas; metabolismo del ácido úrico.

Nitricum acidum

Tipo sensible: nervioso-linfático, vagotónico; desnutrido, delgado, pálido. Asténico, friolero; hiperestésico. Depresivo. Ansioso. Suspicaz. Vengativo. Impetuoso. Colérico. Blasfemador. Misántropo.

Organotropismo: glándulas, huesos, piel, mucosas; aparato digestivo; órganos genitales.

Phosphorus

Tipo sensible: nervioso-sanguíneo, simpaticotónico, delgado, esbelto. Hiperactividad mental que se agota rápidamente. Exaltación emotiva y sentimental. Hiperexcitabilidad. Estasis. Lascivia. Angustia al caer la noche. Teme la muerte, la soledad.

Organotropismo: sistema nervioso, sangre, pulmones, nervios vasculares, mucosas, corazón, hígado, páncreas, tubo digestivo, metabolismo de la nutrición, riñones, órganos genitales, nervio óptico, músculos, huesos, articulaciones, piel.

Pulsatilla

Tipo sensible: linfático-nervioso, hipovárico, distiroideo, hipopituitario, falsamente pletórico; hipersensibilidad al calor. Emotividad femenina. Dulce. Tímido. Pudoroso. Suspicaz. Celoso. Caprichoso. Melancólico. Mutabilidad de los síntomas.

Organotropismo: sistema nervioso, mucosas, hipófisis, útero, ovarios, tubo digestivo, hígado, vejiga de la hiel, riñones, piel, vejiga, venas, ojos, orejas, articulaciones, huesos.

Sepia

Tipo sensible: biliar-nervioso, pletórico, psicoasténico; gran tristeza, irritabilidad; aversión por los negocios, el trabajo, algunos miembros de la familia, en particular por el cónyuge. Mejora con la soledad, empeora con el consuelo, no soporta que se le contradiga. En *Sepia* existe la incapacidad de sentir amor, de ser afectuoso (Kent).

Organotropismo: sistema nervioso, nervios periféricos, nervios de la pelvis, órganos genitales del sexo femenino, hígado, tubo digestivo, piel, músculos, articulaciones.

Thuja

Tipo sensible: linfático-sanguíneo, corpulento, vagotónico, dismetabólico, celulítico, cenestopático, el tipo «gordo»; o, también, el tipo «flaco», con acné, cabello rizado, velludo, con tics nerviosos. *Thuja* es hiperestésico, friolero, perezoso; pero al mismo tiempo es nervioso, obsesivo, fóbico.

Organotropismo: sistema nervioso, metabólico, conectivo; mucosas, sistema linfático, tubo digestivo, vías respiratorias, aparato urogenital, piel, ojos, aparato locomotor.

Enfermedades neurológicas

Neurología clásica y tratamiento homeopático

Dos metodologías diferentes

La neurología clásica trata los *síndromes*, o conjuntos de síntomas que caracterizan un determinado cuadro clínico. El neurólogo clásico cura las enfermedades que se corresponden con los síndromes.

En cambio, el planteamiento del neurólogo homeopático es diferente, puesto que verifica y cura los síntomas, no los síndromes. Para ello prescribe un remedio basado en la similitud entre los síntomas del paciente y los que se obtienen mediante la experimentación con el hombre sano, técnica en la que se fundamenta la farmacología homeopática.

Interpretando los signos de enfermedad transmitidos por los distintos órganos y por las explicaciones del propio enfermo, se puede establecer fácilmente un diagnóstico de remedio *simillimum* a los síntomas que el enfermo manifiesta.

Esto es posible gracias a que los principios energéticos contenidos en el remedio homeopático poseen «*señales terapéuticas*» análogas a las «*señales patológicas*» del enfermo.

Coincidencias metodológicas

En la práctica diaria, la sintomatología determinada y tratada homeopáticamente a menudo coincide con el síndrome clásico. Por ejemplo, en un caso de temblor patológico con debilidad progresiva, que puede llegar incluso a la parálisis, se observa un claro síndrome parkinsoniano *(paralisis agitans)*, que a primera vista sugiere un gran remedio homeopático: *Gelsemium*, especialmente si el enfermo se muestra como un sujeto muy nervioso y dominado por el ansia de anticipación.

Fichas terapéuticas

Alucinaciones, cenestopatías

Son alteraciones de la percepción, psicosíndromes orgánicos.

La persona que sufre alucinaciones percibe un objeto sin que haya estímulos sensoriales *(percepción sin objeto)*.

Las percepciones pueden ser visuales, auditivas, cinestésicas, olfativas, gustativas. Se producen en la esquizofrenia, en reacciones psicógenas agudas, en formas melancólicas delirantes. Las orgánicas suelen ser visuales.

TRATAMIENTO HOMEOPÁTICO

Elegir el remedio que corresponde al síntoma.

Potencia *30CH* una vez al día.

Acidum phosphoricum: alucinaciones auditivas, visuales.

Aethusa cynapriun: visiones de gatos.

Anacardium: se nota desdoblado, rodeado de enemigos.

Arsenicum: ve insectos, siente la proximidad de la muerte.

Belladonna: ve ídolos, fantasmas, animales, cementerios.

Calcarea carbonica: cree que la gente le toma por loco.

Cannabis indica: se nota desdoblado o agrandado.

Cantharis: alucinaciones auditivas, táctiles, genésicas.

Carboneum sulfuratum: tiene visiones fantásticas, perturbadoras.

China: cierra los ojos y ve gente; cree que le persiguen.

Cimicifuga: cree que está loco, ve animales.

Eupatorium: cree que es Jesucristo; que está embrujado.

Lachesis: cree haber muerto o ser otra persona.

Latrodectus: percepción de movimientos imaginarios.

Lycopodium: cree encontrarse en dos lugares distintos.

Nux moschata: cree tener dos cabezas.

Opium: ve animales, espectros, visiones terroríficas.

Platina: ve rostros diabólicos, todas las personas son un diablo.

Pulsatilla: ve un hombre desnudo en su propia cama.

Sabadilla: se ve alterado físicamente.

Sepia: se cree pobre, que la familia está a punto de morir.

Silicea: cree que se encuentra en dos lugares distintos.

Stramonium: ve luces que salen de los objetos; visita cementerios.

Tarentula: ve gente extraña en su habitación.

Thuja: nota animales que se le mueven en el vientre.

Veratrum album: alucina creyendo que es Jesucristo.

Zincum metallicum: alucinaciones con visiones de demonios.

Apoplejía cerebral y otros síndromes cerebrales

Apoplejía cerebral, ictus cerebral, ataque de isquemia transitoria o traumatismos son situaciones graves (síndromes cerebrales vasculares focales por hemorragia o por isquemia). Sin embargo, la homeopatía puede aportar un soporte útil a la terapia clásica convencional.

Por ejemplo, después de *ictus apoplético* con déficit neurológico incluso de importancia notable, la terapia clásica puede ir acompañada de *Phosphorus* o de *Causticum* (30CH, con frecuencia).

El tratamiento homeopático suele dar resultados particularmente positivos.

Puede facilitar la evolución, mediante el drenaje y la tonificación del paciente.

Puede mitigar los efectos secundarios del fármaco clásico.

Representa un buen soporte energético, capaz de alejar la posibilidad de recaídas o de episodios evolutivos, incidiendo en el bioterreno patológico, en la predisposición a contraer la enfermedad.

TRATAMIENTO HOMEOPÁTICO
DE SOPORTE A LA TERAPIA CLÁSICA

Elegir el remedio que corresponde al síntoma.

Potencia *30CH* una vez al día.

Aconitum: congestión cerebral, hemiplejía izquierda.

Agaricus: deterioro neurológico y mental; convulsiones.

Aranea diadema: diátesis hemorrágica, catalepsia.

Baryta carbonica: secuelas motrices de ictus; parálisis de parte alta a parte baja; afasia; deterioro esclerótico.

Belladonna: congestión cerebral, pulsaciones cefálicas; déficit por ictus; con empeoramiento general vespertino.

Cadmium sulph: ictus evolutivo o completo con lesión.

Carboneum sulfuratum: ictus evolutivo o completo con lesión.

Cuprum: síndrome de vasospasmo; calambres en las extremidades inferiores.

Gelsemium sempervirens: inmediatamente después de ictus apoplético; descoordinación muscular, miedo a que se detenga el corazón durante la actividad física.

Lachesis: parálisis izquierda postapoplética; en paciente con agitación psicomotriz y taquilalia incesante.

Lycopodium: sensación de parálisis cerebral inminente; pulsaciones cefálicas; palpitaciones cardiacas.

Melilotus alba: congestión, estados preapopléticos; en paciente que padece hemorragias; en estíptico crónico.

Natrum sulfuricum: consecuencia de traumatismo craneal o del raquis: efectos mentales (irritabilidad) y crónicos (algias craneales).

Nux moschata: en casos de torpeza, somnolencia, atonía.

Nux vomica: oscurecimiento de la capacidad visual; en estado espasmódico; en estado de hiperreflexión.

Opium: en parálisis después de apoplejía; estupor comatoso, cianosis, respiración estertórea, sudor caliente.

Stramonium: apoplejía con ausencia de dolor; estado de afasia; dificultad para encontrar las palabras.

Veratrum album: sudación fría, postración: afasia; ataques de lipotimia al mínimo esfuerzo.

Cefalea y hemicránea

SÍNTOMAS Y SIGNOS

Las cefaleas incluyen *síndromes dolorosos por varias causas.*

Afectan al cráneo y a la región facial.

• Hay dolores faciales, causados por los nervios craneales sensitivos; cefaleas de causa local; cefaleas por irritación de las meninges; cefaleas por vasculopatía cerebral; cefaleas causadas por proceso expansivo endocraneal; cefaleas por lesiones óseas del cráneo; cefaleas por osteopatía cervical.

• Existe una *cefalea esencial* autónoma paroxística; que tiene su origen en un desajuste del sistema de analgesia natural. Crónica, está causada por insuficiencia de mediadores específicos.

• La *cefalea hemicránea* es pulsátil monolateral. Está precedida por irritabilidad, bulimia; acompañada de vértigos centelleantes en los campos visuales, diplopía y otras disfunciones. Tiene el aspecto de una enfermedad aguda; rostro enrojecido o pálido; arterias del cuero cabelludo pulsátiles; descenso de la concentración hemática de serotonina, aumento moderado y tardío de histamina.

TRATAMIENTO HOMEOPÁTICO

Elegir el remedio que corresponde al síntoma.

Potencia *30CH* una vez al día.

Aconitum: cefalea por golpe de frío; nerviosa.

Acidum fluoricum: cefalea en los márgenes de la protuberancia occipital.

Acidum nitricum: parietal izquierdo, como una herida, hacia las orejas.

Acidum phosphoricum: después de recibir reproches, fatiga mental.

Acidum succinicum: cefalea con sensación de aturdimiento.

Agaricus muscarius: por la mañana, frontal, irradiada a la nariz, nerviosa.

Alumina: presionante, frontal, estando de pie; punzante.

Antimonium crudum: cefalea después del baño, después de haber pasado frío.

Apis mellifica: frontal, congestionante antes de la menstruación.

Argentum metallicum: temporal, punzante, extenuante.

Argentum nitrium: perforante en la región frontal lateral derecha.

Arnica: ardiente, pero el cuerpo permanece frío.

Arsenicum album: estando acostado en posición supina, pero con la cabeza alta.

Asa foetida: cefalea con crisis histérica; frontal centrífuga.

Aurum metallicum: cefalea nerviosa con confusión mental; a ratos.

Belladonna: vespertina; de las 4 de la tarde a las 3 de la madrugada; originada por la luz; bajando las escaleras; después de haberse cortado el pelo.

Bryonia: cefalea por estreñimiento; frontal ocular izquierda, occipital, temporal con irradiación cigomática: mejora al mediodía.

Cactus grandiflora: a las 11 de la noche, presionante en el vértice de la cabeza, debida al esfuerzo mental.

Calcarea arsenicosa: hemicránea semanal supraocular derecha.

Calcarea carbonica: después de esfuerzo físico, de excesos sexuales.

Calcarea phosphorica: de los estudiantes, por esfuerzo mental.

Carbo vegetabilis: estando acostado; empeora llevando sombrero.

Cedron: hemicránea fulgurante periódica en el ojo izquierdo.

Chelidonium: punzante encima de los ojos, extendida en toda la región frontal.

China: cefalea como de latidos del cerebro contra el cráneo; irradiada a los dientes; occipital, después de excesos sexuales.

Cimicifuga: cefalea localizada en el vértice de la cabeza, centrífuga hacia la parte superior.

Coffea cruda: cefalea como un clavo hundido en la cabeza.

Cyclamen: cefalea por la mañana al levantarse, con problemas visuales.

Ferrum metallicum: punzadas en región frontal, dura 2 o 3 días; aparece cada 14 días, dura 3-4 días; obliga a guardar cama.

Gelsemium sempervirens: nerviosa; congestionante, por estreñimiento, por amenorrea.

Glonoinum: occipital, agravada por el sol; temporal, con pulsatilidad; hiperémica craneal antes de convulsiones.

Hepar sulfur: por tiempo frío seco, perforante, encima de la nariz.

Ignatia: parietal, como un clavo que sale de la cabeza; después de recibir reproches, un susto, de pasar miedo; cefalea errática.

Iris: hemicránea, vértigo seguido de cefalea; cefalea que ofusca la visión; con vómito; el domingo.

Kalmia: hemicránea supraorbital derecha.

Lac caninum: frontal, a partir de las 12 de la noche, encima de los ojos, se desplaza de una zona a otra; occipital, por la mañana, al despertarse.

Lachesis: cefalea de la menopausia; o después de tomar alcohol; pulsátil, paroxística, presionante; después de haber dormido.

Luesinum (nosode): nocturna occipital, con mucha irritabilidad.

Lycopodium: de las 4 a las 8 de la tarde, cefalea temporal, al toser.

Magnesia phosphorica: cefalea que mejora con aplicaciones calientes.

Natrum muriaticum: con pérdida de los sentidos; emotiva; viajando; escribiendo; leyendo; a las 10; de las 10 a las 3 de la tarde.

Natrum sulfuricum: después de heridas en la cabeza; con fotofobia.

Nux moschata: zona occipital-nuca; después de haber comido.

Nux vomica: por agitación; por fiebre; por la mañana; después de comer; después de tomar licores, de estado de embriaguez; mejora al final del día.

Phosphorus: por excesos sexuales; ardiente; mejora con las aplicaciones frías o después de haber dormido.

Prunus spinosa: frontal derecha, irradiada a la región occipital.

Pulsatilla: después de comer helados; por finalización de las reglas, al acabar la menstruación; estando de pie; cefalea temporal, de noche.

Rhus tox: con los cambios de tiempo, con el tiempo nublado; caminando contra el viento; con la ropa húmeda; mejora con el movimiento.

Sanguinaria: frontal, región supraocular derecha; occipital.

Sepia: después del coito, parietal izquierda, temporal y frontal.

Silicea: por corrientes de aire, por enfriamento de los pies o de la cabeza; después del coito; frontal con sinusitis.

Spigelia: frontal supraocular izquierda; parietal por la mañana.

Stramonium: cefalea en la protuberancia occipital.

Sulfur: de noche, en la cama; martilleante, después de conversación animada; en el vértice, por la mañana; frontal al mediodía.

Thuja: cefalea del sifilítico; en la región frontal izquierda; como un clavo clavado en el vértice o en la frente, en la izquierda.

Zincum metallicum: parietal, temporal; en la región frontal izquierda.

Corea, convulsiones epileptiformes, desvanecimientos

DEFINICIONES, SÍNTOMAS, SIGNOS

La *corea* (del griego *chorós*, baile) es un cuadro clínico convulsivo.

Abarca distintas formas: degenerativas, crónicas, mayores, menores; histéricas, agravativas, sintomáticas, verdaderas y falsas.

La *corea degenerativa (de Huntington)* empieza en la edad adulta, con un cambio de carácter y deterioro mental. Una característica típica es la alteración en la deambulación. Los movimientos coreicos afectan a brazos, cuello y rostro; luego al tronco y a las piernas.

La *corea juvenil (de Sydenham o baile de San Vito)* afecta predominantemente a los individuos de sexo femenino de entre 6 y 15 años. Se observa la aparición gradual de problemas psíquicos, irritación, ansiedad, disminución de la atención y de la memoria. Otros signos son: hipercinesias involuntarias, repentinas, rápidas, con articulaciones hipertensas, hipotonía muscular, hiporreflexia profunda; habla titubeante, mala articulación de las palabras.

La regresión carece de resultados neurológicos permanentes.

La *corea de las mujeres embarazadas* se manifiesta con contracciones musculares involuntarias repentinas, rápidas y desordenadas, en un marco de hipotonía muscular.

Las *coreas crónicas sintomáticas* acompañan los procesos lesivos encefálicos (por ejemplo, corea de hemiplejía, postictus).

Los *desvanecimientos* consisten en la pérdida momentánea de la conciencia. Su origen es epiléptico o histérico.

Las *convulsiones tónicas y clónicas* están relacionadas con la epilepsia. Por lo tanto, remitimos al lector al correspondiente apartado.

TRATAMIENTO HOMEOPÁTICO
DE SOPORTE A LA TERAPIA CLÁSICA

Elegir el remedio que corresponde al síntoma.

Potencia *30CH* una vez al día.

Actaea racemosa (Cimicifuga): corea menor, corea izquierda; corea por reumatismos; convulsiones epileptiformes.

Aethusa cynapium: desvanecimientos en niños y adolescentes; crisis febriles; etiología digestiva; sudores fríos, náuseas.

Agaricus: corea menor, corea después del coito, en la mujer; tics; convulsiones crónicas.

Artemisia vulgaris: corea menor, convulsiones de los niños, causadas por la dentición o por irascibilidad; desvanecimientos.

Asa foetida: convulsiones emotivas, histéricas.

Belladonna: convulsiones de los niños; desvanecimientos; convulsiones premenstruales; convulsiones durante el puerperio.

Bufo rana: convulsiones durante el coito; hipertranspiración; síncope antes y después de las convulsiones.

Calcarea carbonica: corea por onanismo; por irascibilidad; después de haber sido humillado; de noche; por verminosis; aura preconvulsiones: observa como un ratón que corre.

Calcarea picrica: convulsiones en el lado izquierdo.

Causticum: corea por reumatismos; después de un susto; durante el embarazo; por imitación de otro enfermo.

Chamomilla: convulsiones de los niños; por dentición, ira, cólera, durante la fiebre; durante el embarazo, durante el puerperio.

Cicuta: convulsiones debidas a helmintiasis; con parasitosis; en las crisis de amenorrea; por ausencia de erupciones; postraumáticas; por tocamiento; por meningitis; convulsiones puerperales; se observa aura en el plexo solar.

Cina: convulsiones de los niños, durante la dentición, causadas por castigos, debidas a helmintiasis.

Crocus: corea menor, mal de San Vito, histerismo.

Cuprum metallicum: corea en el lado izquierdo; unilateral: durante el embarazo; periódica; por imitación de otro enfermo; que mejora tumbado boca arriba: convulsiones por disgustos; por bloqueo de erupción cutánea; por eclampsia; por uremia; después de un susto.

Helleborus niger: convulsiones de los niños, debidas a la dentición.

Hydrophobinum: convulsiones por exceso de luz, mientras mira el agua, mientras se esfuerza en engullir; corea del embarazo.

Hyosciamus niger: corea menor; por miedo, agitación, nerviosismo; corea en el parto, en el puerperio; hemiplejía después de convulsiones.

Hypericum: convulsiones postraumáticas.

Ignatia: corea menor; convulsiones puerperales; después de comer; después de una emoción, un disgusto; debida a la

dentición; por punición; convulsiones histéricas, que empiezan en la cara.

Kalium bromatum: corea menor; convulsiones por irascibilidad.

Lachesis: convulsiones epileptiformes después de excitación sexual; con hemorragia; aura epiléptica del útero a la boca.

Ledum palustre: convulsiones tetánicas.

Lycopodium: convulsiones en el lado derecho; con caída al suelo: de noche; convulsiones de los niños.

Magnesia phosphorica: corea menor; convulsiones de los niños, debido a la dentición; tetánicas, con rigidez.

Moschus: convulsiones histéricas.

Mygale: corea en general; corea menor con espasmos faciales; convulsiones de las piernas; de la cabeza a la derecha.

Natrum muriaticum: convulsiones musculares epileptiformes; empeora a las 10; aura epiléptica con nerviosismo general.

Nux vomica: convulsiones matutinas; crónicas; después de una purga; por cólera, calor, fiebre, frío, alcohol, por despertar brusco.

Oenante crocata: convulsiones con baba sanguinolenta; durante las menstruaciones; urémicas.

Opium: convulsiones por la noche, después de agitación, nerviosismo; corea después de una emoción; en los niños, debido a la dentición; después de haber visto a la madre asustada.

Papaver: convulsiones por irascibilidad.

Platinum: convulsiones después de onanismo, excitación sexual; por situaciones de irascibilidad.

Secale cornutum: excitación cerebral con mal de San Vito; convulsiones histéricas en estados de excitación maníaca.

Silicea: convulsiones después de una vacunación; epilépticas.

Stramonium: convulsiones conscientes; febriles; con el resplandor de una luz intensa, mirando agua; durante la fiebre, de los niños; convulsiones con cambio de carácter.

Strychninum: corea menor; convulsiones después de un purgante.

Sulfur: corea después de supresión de erupciones cutáneas.

Tanacetum: convulsiones por helmintiasis.

Tarentula: convulsiones, epilepsia histérica.

Veratrum album: convulsiones de los niños, debido a la dentición.

Zincum cyanatum: corea menor; durante las menstruaciones.

Zincum metallicum: corea menor; tics, contracciones convulsivas; convulsiones de los niños, por dentición; durante las menstruaciones.

Zizia aurea: corea menor.

Hemiplejía y hemiparesia

SÍNTOMAS Y SIGNOS

Sintomatología cerebral, motriz, sensitiva. Pérdida de la movilidad voluntaria de una mitad del cuerpo.

Fase *comatosa postictial*: desviación de la cabeza y de los ojos; flaccidez muscular; desaparición de los reflejos del lado lesionado; Babinski en el lado lesionado; problemas esfinterianos.

Fase *poscomatosa*: parálisis fláccida en el lado opuesto a la lesión cerebral, más acentuada en la extremidad superior; parálisis con desviación de la boca hacia el lado sano; afasia si la lesión cerebral está localizada en el lado izquierdo, en paciente que no es zurdo.

Después de algunas semanas: contractura hemipléjica piramidal; la extremidad superior está en flexión; la inferior en extensión; deambulación cortada; reflejos osteotendinosos acentuados.

TRATAMIENTO HOMEOPÁTICO
DE SOPORTE A LA TERAPIA CLÁSICA

Elegir el remedio que corresponde al síntoma.

Potencia *30CH* tres veces al día.

Aconitum: urgencia, en hemipléjico izquierdo, hipertenso.

Alumina: hemiplejía, ataxia motriz con descoordinación.

Bothrops: hemiplejía derecha con afasia; en sujeto que presenta riesgo de hemorragia cerebral por su sangre poco coagulable.

Causticum: hemiplejía derecha progresiva, con atrofia precoz; déficit sensorial en anciano; frío en el lado paralizado.

Cresol: hemiplejía más acentuada en la extremidad inferior, causada por *ictus cerebral* en enfermo parkinsoniano o epiléptico.

Elaps corallinum: hemiplejía derecha, por hemorragia cerebral.

Gelsemium: hemiplejía por hiperemia congestiva cerebral, con postración, temblores y mucha emotividad.

Hyosciamus niger: hemiplejía con secuelas epilépticas.

Lachesis: hemiplejía izquierda en mujer hipertensa, especialmente si se encuentra en edad de menopausia o si es adicta al alcohol.

Natrum muriaticum: hemiplejía intermitente, después de fiebre.

Nux vomica: hemiplejía, a menudo en lado derecho de paciente estresado, fumador, bebedor, colérico, sedentario, estíptico.

Phosphorus: hemiplejía más frecuente en lado derecho, en asténico hipotenso, con pulso rápido y débil.

Rhus tox.: hemiplejía más frecuente en lado derecho, en sujeto agitado, con eretismo circulatorio, pulso acelerado, que se percibe débilmente, muchas veces irregular, intermitente.

Strychninum nitricum: hemiplejía con insomnio, irritabilidad.

Sulfuricum acidum: hemiplejía en alcohólico, con predisposición a hemorragias; sujeto muy nervioso, por banalidades.

Epilepsia

La epilepsia (o «gran mal») se manifiesta de forma repentina e inesperada.

Pródromos de horas o días: cefalea; alteraciones del humor (irritabilidad, euforia, depresión); alteraciones del apetito y de la digestión (anorexia, bulimia, flatulencia, estreñimiento) y otros signos (taquicardia, poluciones nocturnas, poliuria).

Aura: expresión precoz de la descarga epileptógena.

Crisis tónico-clónica: pérdida de conciencia repentina, con rigidez *(espasmo tónico)* de la musculatura, primero con tensión hacia delante *(emprostótonos)*, luego con arqueamiento dorsal *(opistótonos)*; caída al suelo, grito epiléptico, el paciente se muerde la lengua, babea.

Paso gradual a la fase clónica, fin de los temblores musculares *(fase tónica vibratoria),* relajamiento muscular gradual, convulsión clónica cada vez más distanciada, término de la crisis.

Durante la crisis: alteraciones funcionales cardiocirculatorias, respiratorias; pérdida de orina y heces.

Poscrisis: sueño profundo, cefalea, estado de confusión, dolencia muscular, arreflexia.

TRATAMIENTO HOMEOPÁTICO
DE SOPORTE A LA TERAPIA CLÁSICA

La crisis de epilepsia se trata con *tres remedios esenciales,* para una *diagnóstico diferencial,* que permita la elección del remedio exacto, que se administrará con frecuencia a la potencia *30CH.*

Cicuta virosa

• *Aura:* ansiedad, miedo, midriasis, constricción estomacal, con espasmo violento del diafragma.

• Crisis convulsiva muy violenta que empieza en la cabeza o en el rostro, para extenderse a continuación al resto del cuerpo, de arriba abajo; múltiples contorsiones, con rigidez de nuca, agitación extrema, contracción en extensión.

• Las convulsiones son más violentas que en *Cuprum.*

• Se agrava el opistótonos al mínimo contacto o ruido.

• Después de la crisis, desorientación total del enfermo, que no reconoce a nadie y no recuerda nada.

• Ataques más frecuentes de noche y destinados a repetirse.

• Empeora con el frío, mejora con el calor.

Cuprum metallicum

• Grito inicial o calambres; predomina la fase tónica.

• La crisis empieza con la flexión del pulgar, que se mantiene cerrado en el puño; mientras tanto se produce la contracción de dedos de manos y pies.

• Esto significa que se parte de las puntas de las extremidades, al contrario de lo que ocurre con los otros dos remedios.

• La crisis es nocturna, hacia la luna nueva, a intervalos regulares; en sujeto nervioso-espasmódico, asténico.

• Se dan al mismo tiempo calambres y espasmos bastante violentos.

• Tras la crisis: cefalea, frío, cianosis.

Stramonium

• Convulsiones sin pérdida de conocimiento.

• Rostro muy rojo, gran dilatación de las pupilas, escleróticas inyectadas; torsión de ojos y párpados.

• Constricción espasmódica, especialmente de la garganta, hasta el punto de impedir totalmente la deglución.

• Sudores fríos abundantes, cutis frío, pies fríos.

• La crisis puede desencadenarse con tiempo cálido; por la noche, al ver una luz que brilla o agua que fluye.

• La crisis puede ser generalizada o localizada.

OTROS REMEDIOS

Aethusa cynapium

• *Epilepsia:* pulgar flexionado en el puño cerrado, rostro enrojecido.
• Pupilas midriáticas, fijas; ojos en blanco.
• Espuma en la boca; mandíbulas apretadas; pulso rápido, duro.
• En sujeto nervioso-linfático, vagotónico, incapaz de fijar la atención, de concentrarse en algo.
• Se deja llevar por accesos violentos de furor.

Agaricus muscarius

• Epilepsia por supresión iatrogénica de erupciones.
• Espuma en la boca, oscilación de los globos oculares.
• Sacudidas espasmódicas de las extremidades, de la cabeza.
• En sujeto nervioso, nada habilidoso, agitado, tembloroso.
• Deprimido y abúlico en el trabajo.

Argentum nitricum

• Epilepsia nocturna en persona poco equilibrada.
• *Aura epiléptica:* sensación de dilatación del cuerpo.
• Sensación de atadura alrededor del pecho o del cuello.
• En sujeto neurótico-fóbico, suspicaz, que sufre de ansia de anticipación.

Artemisia

• Epilepsia pequeño mal en edad peripuberal; administrar la semana antes de las menstruaciones (a la 4CH, 4 gránulos, tres veces al día).

• Agitación o depresión antes de la epilepsia, sueño después de la crisis.
• Crisis epilépticas seguidas, después de un largo periodo de calma, después de una emoción violenta, de un susto.

Astenia rubens

• En sujeto activo, precipitado, fácilmente colérico; sufre crisis de hipertensión arterial.

Belladonna

• *Aura:* caracterizada por hormigueo de las extremidades, sensación de un ratón que corre por la piel.
• Convulsiones tónico-clónicas, con retracciones de los pulgares.
• Emprostótonos, opistótonos, agitación, temblores.

Bufo rana

• En retrasado mental; si es mujer, antes de las reglas.
• *Cuadro comicial:* grito inicial, crisis tónico-clónica, a continuación, periodo largo de pérdida del conocimiento.

Causticum

• En sujeto delgado.
• Agravado por el frío seco.
• Crisis después de shock o enfermedad extenuante.
• Aura que sube del plexo solar, grito, crisis violenta.

Platina

• Espasmos sin pérdida de conocimiento, mandíbulas apretadas.
• Pérdida del habla, ojos en blanco, movimientos involuntarios de las comisuras de los labios y de los párpados.
• Las crisis se manifiestan especialmente a mediodía.

Zincum metallicum

• La epilepsia no está precedida de aura; es clónica prorrogada.

• En sujeto precipitado, que agita frenéticamente los pies.

Neuralgias, dolores neurálgicos

SÍNTOMAS Y SIGNOS

El dolor neurálgico es el síntoma exclusivo del problema al que nos referimos en este apartado. Consiste en paroxismos imprevistos de poca duración. No hay signos objetivos de alteraciones de la integridad del nervio, en cuya zona se expande el dolor. El dolor neurálgico no debe confundirse con el de la neuritis, que está originado por flogosis o por degeneración de un nervio.

HOMEOTERAPIA

Tomar los remedios correspondientes a la sintomatología.
Potencia *30CH* tres veces al día, pasar después a una vez al día.

Acidum oxalicum

• En la neuralgia braquial izquierda.
• En la neuralgia del conducto seminal.

Aconitum

• Cuando la neuralgia es reciente.
• En las neuralgias después de un golpe de frío.
• Odontalgia en un diente sano y que va de derecha a izquierda.
• Dolores agudos, repentinos, bruscos, inaguantables.
• Se aprecia también estado ansioso.

Actaea racemosa (Cimicifuga)

• Neuralgia, calambres y convulsiones.

• Dolores bruscos, intensos, en la región occipital cervical y también en las primeras dorsales.
• Neuralgias después de la menstruación o en la menopausia.

Argentum nitricum

• Neuralgias periféricas, faciales.
• Neuralgia suborbital derecha, con fotofobia.
• Neuralgias que afectan a los órganos genitales.

Arsenicum album

• Neuralgias irritantes, que mejoran con aplicaciones calientes.
• En asténico-ansioso, que empeora entre la 1 y las 3 de la madrugada.

Bellis perennis

• Neuralgias por traumatismo mamario.
• Por traumatismo vertebral en región sacrococcígea.
• Por microtraumatismo vertebral producido por las vibraciones en el conductor.
• Odontalgias en la arcada derecha.

Bryonia

• Neuralgias en lado derecho, abrasante, que obligan a la inmovilidad absoluta.
• Mejora acostado sobre el lado del dolor.

Causticum

• Neuralgias abrasantes, repentinas, después de un golpe de frío.
• Sensación de paresis y entumecimiento muscular doloroso.
• Mejora por la noche y con aplicaciones frías y tiempo húmedo.

Cedron

• Con fiebres intermitentes; periódicas en la misma fecha.

• Trigeminales perioculares en lado izquierdo.

• También asociadas a iritis y glaucoma; en piernas y brazos.

Chamomilla

• Neuralgias violentas, nocturnas; en persona hipersensible, irritable.

• Grita de dolor, pero los resultados de las pruebas objetivas que se realizan son negativos.

Clematis

• Odontalgias dentales o neuralgias uretrales con tenesmo.

Coffea cruda

• Neuralgias faciales, dentales de los niños.

• Propia de tipos nerviosos, hiperestésicos a estímulos externos.

Colocynthis

• Neuralgias agudas, con calambres, intermitentes.

• Mejoran con la flexión de la parte afectada.

• Neuralgias estomacales; ciáticas; orbitales, trigeminales.

• Mejoran con aplicaciones calientes.

Hypericum

• Neuralgias insoportables en la dirección de un determinado nervio.

• Neuralgias de las terminaciones nerviosas sensoriales.

• Coxidodimia postraumática y ciática después de intervención quirúrgica.

Kalmia latifolia

• Neuralgias fulgurantes que siguen una trayectoria de arriba abajo.

• Neuralgias fulgurantes que dejan parestesias.

• Neuralgias cervicobraquiales de todo tipo y naturaleza.

• Empeoramiento neurálgico con el calor y con el movimiento.

• Mejoría neurálgica acostado boca arriba.

Magnesia carbonica

• Neuralgias punzantes, nocturnas, que obligan a moverse.

• Neuralgias cigomáticas, hemifaciales; dentales.

• Neuralgias de la espasmofilia (por falta de magnesio o por ansiedad o hiperexcitación neuromuscular).

Magnesia phosphorica

• Neuralgias lancinantes, repentinas, diurnas.

• En el rostro, periauriculares, dentales, intercostales.

• De inicio brusco y que presentan un final imprevisto.

• Empeora con el frío.

• Mejora con la fricción.

Mezereum

• Neuralgias trigeminales: rama supraorbital temporal.

Plantago

• Neuralgias dentales en lado izquierdo, mejoran masticando.

Prunus spisosa

• Neuralgias oculares, perioculares, que empeoran por la noche.

Ranunculus bulbosus

• Neuralgias por herpes zoster, torácicas, oculares.

Spigelia

• Neuralgias crónicas cervicobraquiales en lado izquierdo.
 • Neuralgias trigeminales, en el maxilar superior.
 • Neuralgias torácicas precordiales en lado izquierdo.

Tellurium

• Ciáticas discales no recientes, en lado derecho, con discopatía.
 • Neuralgias recidivantes postoperatorias.

Verbascum

• En la izquierda: orbitales, cigomáticas, temporomaxilares (trigeminales, dentales).
 • A horas fijas, por la mañana y por la tarde.
 • Empeora con las corrientes de aire.

Neuritis, dolores neuríticos

SÍNTOMAS Y SIGNOS

El dolor neurítico es síntoma de patología de un nervio objetivamente enfermo o lesionado. La neuritis es un proceso inflamatorio o degenerativo nervioso que se manifiesta con signos de déficit o pérdida de la conducción nerviosa. El proceso produce alteraciones sensoriales (dolores, alteraciones de la sensibilidad), problemas motores (que pueden llegar hasta la parálisis y la atrofia) y neurovegetativos. Causas: traumáticas o infecciosas, carenciales, metabólicas, tóxicas. El dolor neurítico no debe ser confundido con el dolor neurálgico.

HOMEOTERAPIA

Tomar los remedios correspondientes a la sintomatología.

Potencia *30CH* una a dos veces al día, pasar después a una vez al día.

Acidum carbolicum: repentinas, paroxísticas.
 Aconitum: neuritis lacerantes, a intervalos, internas.
 Agaricus: polineuritis por alcohol en sujeto deteriorado.
 Arnica: por traumatismos, fracturas; dolores de herida; a intervalos.
 Belladonna: paralizantes, penetran como un tornillo; en los ganglios.
 Cadmium sulphuratum: con frío y con paresis facial: polineuritis por alcohol; por radiaciones.
 Carboneum sulphuratum: neuritis tóxicas, por alcohol.
 Causticum: con dolores agudos que se repiten, a sacudidas.
 Cedron: faciales, oculares, trigeminales, brazos, piernas.
 Chamomilla: hiperestésicas; nocturnas lacerantes; internas.
 Dulcamara: con dolores hondos, que hurgan, en forma de arranques.
 Hypericum: agudas, lancinantes; insoportables.
 Lachesis: sensibilidad interna al dolor.
 Phosphorus: neuritis localizadas en ganglios, como úlceras.
 Thallium sulfuricum: braquial, espasmódica; tiende a la atrofia.

Enfermedad de Parkinson y síndromes parkinsonianos

DEFINICIÓN, SÍNTOMAS Y SIGNOS

La *enfermedad de Parkinson*, o «parálisis agitante», es una enfermedad degenerativa de la edad avanzada, progresiva, relacionada con lesiones del sistema nervioso extrapiramidales.

Tríada sintomatológica: bradicinesia, rigidez, temblor.

Signos: rostro sin expresión; actitud postural con cabeza y tronco flexionados rígidamente hacia delante; la deambulación se hace más lenta; o bien, después de un inicio dificultoso, arrastrando los pies en el suelo, se tiene un aumento acelerado y progresivo hacia delante; los músculos se debilitan; el habla es monótona y de vez en cuando la frase queda interrumpida; en reposo las manos tiemblan como si estuvieran contando monedas, con el pulgar cerca del índice; los brazos y los labios también tiemblan; las articulaciones están rígidas y su movimiento es entrecortado; la escritura es insegura, irregular; el enfermo padece parestesias calóricas y, a veces, sudación excesiva.

Los *síndromes parkinsonianos* (parkinsonismo) están caracterizados por problemas motores bastante parecidos a los de la enfermedad de Parkinson. Aparecen después de infecciones, toxicosis, vasculopatías y otras lesiones cerebrales.

Signos: temblor; rigidez muscular, rostro sin expresión; cabeza flexionada, tronco inclinado hacia delante, brazos pegados al cuerpo, con dedos en extensión; pulgar cerca del índice, como para contar monedas; articulaciones que se mueven entrecortadamente. Los reflejos posturales son exagerados. Faltan los movimientos automáticos que actúan de equilibradores. Caminando, el enfermo parece «echado hacia delante». Estando parado, tiene siempre una imperiosa necesidad de cambiar de posición.

Tratamiento homeopático
de soporte a la terapia clásica

La terapia convencional tiende a colmar el déficit bioquímico en la enfermedad, a corregir el tono del humor y a plantear una terapia de rehabilitación.

La homeopatía interviene con una estrategia que considera la tríada sintomatológica (bradicinesia, rigidez, temblor), buscando la relación *remedio similar a los síntomas.*

1. *Bradicinesia:* lentitud al iniciar y realizar los movimientos.

2. *Rigidez:* hipertonía, es decir, aumento de la resistencia presentada por los músculos a la movilización pasiva de todos los músculos del cuerpo, con prevalencia de los flexores.

3. *Temblores en reposo:* tosco, en una o ambas manos; menos en los pies, en la lengua, en los labios, en la mandíbula.

Indicaremos dos remedios, a tomar a la potencia *30CH,* 4 gránulos una vez al día, *que se alternarán*, cada uno tres veces a la semana, de lunes a sábado, descansando el domingo; *durante tres meses.*

Baryta carbonica

Síntoma clave: disminución de la reactividad (bradicinesia y rigidez).

• Deterioro de la esclerótica, reblandecimiento cerebral.

• Deterioro intelectual, viscosidad mental, obstinación, sensación de tener la cabeza vacía; imaginaciones, respuestas y elocución demasiado lentas, frases inacabadas.

• Lengua parética o paralítica; temblor de los ancianos.

• Deambulación senil, lenta, avanzando con pasos pequeños.

• Importante reducción de los movimientos de acompañamiento de las extremidades superiores e inferiores; brazos pegados al cuerpo.

• Rostro amímico; limitación de la elevación de la mirada.

• Rigidez muscular a la movilización pasiva.

• Carencias inmunológicas, relacionadas con la enfermedad degenerativa y con el deterioro del sistema nervioso central.

Gelsemium sempervirens

Síntoma clave: temblor, interno y externo (temblor en reposo).

• Temblor que puede afectar a todas las extremidades o a una sola.

• Temblor unido a una gran debilidad progresiva, hasta la paresis de la movilidad; paresis que empieza en párpados.

• Paresis en todos los músculos del cuerpo con sensación de rotura, de magullamiento; pérdida del control muscular, dejando caer objetos o por debilidad en el gesto prensil o por exceso de temblor, con movimientos desmañados.

• Estados de agitación emocional con descoordinación motriz, calambres, espasmos, temblores, lentitud al hablar, ansia de anticipación.

• Problemas en el lenguaje, afonía.

• Psiquismo: sujeto hipernervioso y excitadísimo, al principio; progresivamente embrutecido, espiritualmente débil, vacío, de ideas y movimientos lentos; pérdida de la iniciativa.

Otros remedios

Agaricus muscarius

• Parálisis con agitación motriz, temblor de las extremidades.

• Lentitud cerebral y espasmos con convulsiones musculares.

Bufo rana

• Parkinsonismo en sujeto retrasado.

• Temblor, rostro inexpresivo, hipertónico, rigidez muscular.

• Acinesia, bradicinesia, cinesias paradójicas.

Causticum

• Temblor parcial o total de las extremidades, superiores e inferiores.

• Astenia parética, progresiva.

Hyosciamus niger

• Parálisis agitante, movimientos descoordinados de las extremidades.

• Temblores, convulsiones musculares involuntarias y bruscas.

Mercurius solubilis

• Temblores, especialmente en las manos, que tiemblan al escribir.

Vértigos

DEFINICIÓN Y CARACTERÍSTICAS

Puede definirse como una alucinosis espacial, una desorientación subjetiva y objetiva en el espacio. Los vértigos pueden ser centrales, periféricos, psicógenos.

Vértigo rotatorio: es el más frecuente.

Vértigo ondulatorio: el plano de apoyo del sujeto oscila a lo largo del eje longitudinal o transversal.

Vértigo espasmódico: se experimenta la sensación de ser arrastrado hacia arriba o hacia abajo (como en un ascensor).

Fenómenos neurovegetativos asociados: náuseas, vómito, palidez, sudación, bradicardia.

HOMEOTERAPIA

Tomar los remedios correspondientes a la sintomatología, que distribuiremos en función de la mejoría. Potencia *30CH*, cuatro veces al día, pasar después a 2 tomas al día, y finalmente a una.

Aconitum

• Vértigos por hipertensión, *angor*, taquicardia, con angustia intensa.

Antimonium tartaricum

• Vértigos al levantar la cabeza, con náuseas, disnea y mucha somnolencia.

Argentum nitricum

• Vértigos por degeneración o esclerosis con zumbidos, temblores.

• Especialmente si se cierran los ojos, renunciando a la ayuda de la vista para mantenerse de pie.

• Vértigos por enfermedades locales, cerebrales, medulares.

• Vértigos con silbidos por irritación del nervio auditivo, temblor asténico.

• Vértigos que empeoran al caminar.

• Vértigos que empeoran mirando hacia abajo desde un lugar elevado.

Arnica

• Vértigos por traumatismo craneal reciente; por procesos sépticos.

• Vértigos por hipertensión.

Arsenicum jodatum

• Vértigos con temblor, por esclerosis o por lesiones diversas.

• Especialmente en ancianos y en arteriosclceróticos.

• Se agravan levantándose de la cama o acostándose.

Baryta carbonica

• Vértigos en arterioscleróticos con deterioro mental, con alteraciones de memoria, cefalea, reblandecimiento cerebral.

Belladonna

• Vértigo por congestión cefálica, por hipertensión.

• Al agacharse, dando vueltas en la cama.

Bryonia

• Por la mañana; al levantarse de la cama; levantándose de una silla.

• Alzando o bajando la cabeza; con náuseas, cefalea occipital, sensación de girar en redondo.

Cactus grandiflora

• Vértigos por eretismo circulatorio, con *angor*, palidez.

Caladium

• Vértigos por tabaquismo, con náuseas, palidez.

• Vértigos por esfuerzos sexuales.

China

• Vértigos por hipotensión arterial; con acufenos.

• Vértigos después de diarrea, vómito, hemorragia, hipersudación, polimenorrea, es decir, pérdida de líquidos vitales.

Cocculus

• Vértigos por vagotomía, es decir, por prevalencia del sistema parasimpático o vago (inestabilidad vasomotriz, miosis, sudación, espasmos motores dolorosos involuntarios, estreñimiento).

• Vértigos con mareo, en viajes por mar o por tierra.

• Asociados a náuseas, vómito, palidez, lipotimia.

Conium

• Vértigos por degeneración orgánica o por esclerosis.

• Acostándose; estando en la cama y moviendo la cabeza.

• Dando vueltas en la cama.

• Impresión de rotación de los objetos.

Cyclamen

• Vértigos por mala digestión, con oscurecimiento de la vista.

• Parece que los objetos giren en redondo; o también se tiene la sensación de que dan vueltas.

Ferrum metallicum

• Vértigos por anemia cerebral.
• Incorporándose súbitamente de la cama o de una silla.
• Caminando cuesta abajo, con tendencia a caer a la izquierda.

Gelsemium sempervirens

• Vértigos como si estuviera embriagado, con párpados pesados.
• Vértigos por golpe de sol, por palpitaciones, por lipotimia.

Glonoinum

• Por hipertensión arterial, menopausia, climaterio.
• Sensación de congestión cefálica, lipotimia.

Iodum

• Por eretismo circulatorio; con pulsaciones cefálicas.

Ipeca

• Vértigos durante el embarazo, con náuseas persistentes, que no mejoran con el vómito.
• La lengua está limpia, el enfermo nunca tiene sed.

Kalium carbonicum

• Vértigos por anemia cerebral; por déficit suprarrenal.
• Girando rápidamente la cabeza; mirando fijamente un objeto.

Natrum muriaticum

• Vértigos por hipotensión arterial, periódica.
• Al levantarse después de haber bebido licores o café.

Nux vomica

• Por excesos alimentarios, por abuso de alcohol, de café.
• Con balanceo, caminando; como embriagado.
• Vértigos con lipotimia, con síncope.

Phosphorus

• Vértigos con lipotimia, por arteriosclerosis.
• Por pérdida de líquidos orgánicos; periódica.
• Mirando hacia arriba o hacia abajo; al caminar balanceándose.
• Vértigos que obligan a tumbarse en posición supina.

Pulsatilla

• Vértigos por hipotensión arterial.
• Sensación de girar en redondo, como embriagado.
• Antes, durante y después de las menstruaciones.

Tabacum

• Por vagotonía; por abuso de nicotina; por mareo viajando por mar.
• Mareo viajando por mar, con sudor, vértigos, náuseas, vómito.

Theridion

• Por vagotonía, con náuseas.
• Empeoran con el ruido, cerrando los ojos.

Enfermedades reumáticas

Noción de enfermedad reumática

El término *reumatismo* abarca muchas manifestaciones patológicas. La mayor parte de estas afecciones comparten una o varias características.

Afectan siempre estructuras anatómicas adyacentes o relacionadas entre sí en un conjunto funcional que incluye huesos, músculos, tendones, ligamentos, órganos o membranas. Los síntomas importantes están representados por el dolor y la rigidez articular, que dan lugar a una disminución de la funcionalidad del aparato locomotor osteoarticular.

Qué puede hacer la homeopatía

La medicina homeopática busca siempre la causa de la enfermedad en el bioterreno patológico, en la constitución y temperamento del paciente, y en el medio en el que vive.

El objetivo es curar el conjunto bioenergético de la persona enferma, actuando en el primer anillo de la cadena fisiopatológica que origina la enfermedad, aunque partiendo del último anillo, que es el de los síntomas del enfermo.

Interviene en el síntoma periférico, es decir, en las articulaciones y estructuras adyacentes. No actúa contra la inflamación local, sino que impulsa el proceso de autodefensa del organismo.

Tratamiento homeopático del dolor reumático

No existe un único medicamento homeopático para tratar el dolor reumático, en tanto que síntoma a suprimir sin preocuparse de lo que hay en el fondo. La homeopatía considera el dolor como una señal de alarma, necesaria para la similitud entre síntoma-dolor y remedio-dolor, con el fin de remontarse a la etiopatogénesis de este. El remedio curará simultáneamente el síntoma, la enfermedad y al enfermo.

Tomar a la potencia *4CH*, 4 gránulos, cuatro veces al día (síntomas físicos locales) o a la *9CH*, 4 gránulos, dos veces al día (síntomas físicos locales y generales) hasta el restablecimeinto de la situación dolorosa.

Abrotanum

• Varices, alternan dolores reumáticos y diarrea; si se suprime la diarrea con fármacos vuelven los dolores.
  • Poliartritis reumática; osteocondrosis.
  • Nódulos de gota en manos y pies.

Actaea racemosa (Cimifuga)

• Osteocondrosis vertebral.
  • Isquialgias con dolores lancinantes y fulgurantes.
  • Dolores considerables en las articulaciones pequeñas.

Berberis vulgaris

• Dolores lumbares en las primeras vértebras del raquis.
  • Dolores articulares por enfermedades gotoso-reumáticas.

Bryonia

• Inflamaciones articulares y periarticulares; articulación inflamada enrojecida, dolor agudo, movimiento impedido.
  • Poliartritis reumática; reumatismo muscular.

• Bursitis, tendinitis, miositis (fibrositis).

Causticum

• Típicas neuralgias artrósicas; rigidez de las articulaciones, con dolor en las regiones dorsal y sacra, especialmente al sentarse o al levantarse después de haber permanecido sentado mucho rato.

Colocynthis

• Dolores lancinantes: intercostales, ciáticos, coxalgias.
• Osteocondrosis dolorosa, especialmente lumbar.

Dulcamara

• Cualquier forma reumática o de otro tipo, que empieza o empeora con el tiempo frío y húmedo.

Gelsemium sempervirens

• Osteocondrosis de la región cervical.
• Síndrome cervical, dolor de cabeza cervical.
• Neuralgias, hemicránea, junto a aturdimiento, palpitaciones.

Gnaphalium

• Isquialgias irradiadas hasta los dedos de los pies.
• Lumbosacralgia aguda o «mal de la bruja».
• Calambres en la musculatura de la pierna, en los gemelos.
• Dolores reumáticos en codos, brazos, rodillas, pies.
• Dolores de gota en el pulgar del pie.

Hypericum

• Osteocondrosis, hipersensibilidad de las vértebras cervicales.

• Raquialgias por vicio postural de osteocondrosis.
• Raquialgias por aplastamiento de los nervios.

Kalium carbonicum

• Raquialgias con sensación de frío y de debilidad.
• Mejoran al tumbarse en un lecho duro.
• Dolores articulares lancinantes, a veces erráticos.
• Empeoran con las corrientes de aire.

Kalmia latifolia

• Neuralgias reumáticas, a veces erráticas, que aparecen y desaparecen.
• Acompañadas o seguidas de parestesias.
• A menudo coexisten problemas cardiacos, dolores sordos.

Ledum palustre

• Reumatismo ascendente, desde los pies hasta los hombros.
• Poliartritis crónica evolutiva.
• Gota nodulosa que mejora con el frío.

Lithium carbonicum

• Enfermedades gotoso-reumáticas con dolores pulsátiles, lancinantes y persistentes en todas las articulaciones.
• Hiperuricemia, litiasis renal, acompañadas por dolores, entumecimiento general, mialgias debidas al esfuerzo.
• Coexistencia de síntomas cardiacos en la hiperuricemia.

Luesinum (nosode)

30CH: una dosis de glóbulos a la semana para colaborar con los otros remedios de acción puntual; remedio del bioterreno genético y ambiental crónico:

• En sujeto dismétrico, dismórfico, malformado; indeciso, desordenado, inestable; con dolores óseos.

• Algias lineales, nocturnas, profundas, osteoarticulares.

• Articulaciones deformadas, con artralgias nocturnas.

• Dolores óseos en la tibia y en las vértebras, al tocarlas.

• Artrosis con osteofitosis aguda, dolor escaso.

Lycopersicum

• Dolores por enfriamiento: en el codo derecho.

• En las articulaciones de la mano.

• Mialgias en el hombro derecho.

Magnesia phosphorica

• Dolores de todo tipo que aparecen y desaparecen de imprevisto.

• Dolores por reumatismo persistente, crónico.

Medorrhinum (nosode)

30CH: una dosis de glóbulos por semana para colaborar con los otros remedios de acción puntual; remedio del bioterreno genético y ambiental crónico:

• En sujeto muy ocupado y precipitado, perturbado por metabolismo alterado y residuos de toxinas.

• Remedio del reumatismo y de las neuralgias reumáticas.

• Dolor en una o varias articulaciones.

• Acompañan o aparecen después de una infección.

• Reumatismo subagudo o crónico.

• Dolores vertebrales, pélvicos, sacroilíacos, con quemazón.

• Isquialgia, especialmente en lado izquierdo: el dolor mejora en posición genu-pectoral o tumbado sobre el vientre.

• Mejora a orillas del mar y con tiempo húmedo.

• Empeora de día, con el tiempo seco y frío.

Natrum muriaticum

• Dolores en la región lumbosacra, que mejoran estando acostado.

•También mejora sentándose en un lecho duro.

Phytolacca decandra

• Artralgias, mialgias, dolores óseos.

• Algias cervicales, con tortícolis.

• Periartritis escapulohumeral, nocturna.

• Isquialgia que se irradia al muslo.

Psorinum nosode

30CH: una dosis de glóbulos a la semana para colaborar con los otros remedios de acción puntual; remedio del bioterreno genético y ambiental crónico:

• En sujeto inmunodepresivo, hipotónico, triste, ansioso.

• Debilidad en las articulaciones, rigidez ósea.

• Dolor en la tercera vértebra dorsal y en las lumbares.

• Enfermedades reumáticas crónicas.

Ranunculus bulbosus

• Reumatismo muscular torácico.

• Dolores interescapulovertebrales de personas que trabajan sentadas.

• Calambre del escribiente; ciática en lado derecho en la mujer.

Rhododendron chrysanthum

• Dolores óseos, musculares, articulares, periódicos, errantes.

• Ostalgias profundas entre las falanges y cervicobraquial.

• Neuralgias reumáticas explosivas, antes de una tormenta.
• En sujeto perturbado por la electricidad atmosférica.

Rhus toxicodendron

• Artrosis generalizada que empeora con el tiempo frío húmedo.
• Dolores reumáticos generalizados que empeoran con el reposo, y mejoran con el movimiento continuo y el calor.
• Cuello rígido, intensos dolores dorsales, lumbares.

Sanguinaria canadensis

• Dolores reumáticos en músculos y articulaciones.
• Neuralgias reumatoides en hombro y brazo derechos.
• Dolores reumáticos en lado derecho, lancinantes, nocturnos.
• Periartritis escapulohumeral en lado derecho.

Spigelia

• Neuralgias reumatoides en hombro y brazo izquierdos.

Sulfur jodatum

• Reumatismo en falanges de las manos.

Symphytum

• Remedio para las fracturas que no solidifican.
• Dolores que dependen de fracturas adelantadas.

Tubercolinum residuum

30CH: una dosis de glóbulos a la semana de apoyo a los otros remedios de acción puntual; remedio del bioterreno genético y ambiental crónico:

• En sujeto débil, pálido, de tez gris, cansado.
• Con anquilosis y rigidez articular esclerótica.

Patología reumática aguda y subaguda: fiebre reumática, reumatismo articular agudo, espondiloartritis anquilosante, gota

Fase inicial

Edema, fiebre, dolor, hipofuncionalidad. Afecta a nivel sinovial y también periarticular.
Análisis: VES (velocidad de eritrosedimentación) y globulinas elevadas, alteraciones de la electroforesis.
Tomar: a la potencia *7CH*, 4 gránulos varias veces al día:
Apis mellifica: remedio de acción general y local.
• Edema local segmentario inmediato: rosáceo, brillante.
• Con dolor agudo, quemazón, punzante.
• Oliguria, carencia de sed, albuminuria.

Fase de los tejidos

Fase de alteración osteoarticular, con retracción muscular y tendinosa, signos radiológicos de lesión.
Es consecuencia de la repetición de las crisis inflamatorias, de la formación de lesiones simétricas e hidroartrosis.
Tomar, a la potencia *4CH*, 4 gránulos varias veces al día:
Bryonia:
• Fiebre continua o intermitente.
• Articulaciones enrojecidas, que se presentan inflamadas, calientes, con dolores lancinantes.
• Empeora con el movimiento y con el contacto, por mínimo que sea.

• La piel que recubre la articulación está tensa, brillante.

• Mejora con el calor local y con el reposo.

• Signos evidentes de reumatismo articular agudo.

Anquilosis y degeneración artrósica

A los procesos congestivos y exudativos de las cavidades serosas se añaden unas reacciones proliferativas, con multiplicación de istiocitos y de fibrocitos. A partir de la sinovial, la enfermedad se extiende a las partes blandas del tejido conectivo con anquilosis.

Tomar, según los síntomas, uno de los siguientes remedios:

Aranea diadema: a la potencia *7CH*, 4 gránulos, dos veces al día:

• Hinchazón de los dedos por hipersensibilidad a la humedad.

• Flexión limitada y dolorosa de las articulaciones metacarpofalángicas; mano anquilosada.

Causticum: a la potencia *7CH*, 4 gránulos dos veces al día:

• Hinchazón hipertrófica de las articulaciones.

• Rigidez articulatoria hasta la anquilosis: de los tendones, de las aponeurosis, de las articulaciones.

• Empeora con el frío seco, con el calor seco.

• Mejora con la humedad, con el calor de la cama.

• Necesidad de abrigarse.

Rauwolfia serpentina: a la potencia *12CH*, 4 gránulos, que se habrán de tomar dos veces al día:

• Dolores articulares en la cadera y en los pulgares de los pies.

• En sujeto con hipofuncionalidad endocrina, pletórico.

• Psíquicamente inestable, padece distonía neurovegetativa.

• Agravado por un edema de las extremidades inferiores.

Asociar: un nosode, el más similar al caso:

Medorrhinum (nosode) 30CH, 2 dosis de glóbulos a la semana:

• En sujeto dismetabólico, hipertrófico crónico.

• Con precedentes blenorrágicos, genéticos o personales.

Tubercolinum residuum 30CH, 2 dosis de glóbulos a la semana:

• En sujeto débil, pálido, de tez gris, cansado.

• Con anquilosis y rigidez articular esclerótica.

Luesinum (nosode) 30CH, una dosis de glóbulos a la semana:

• En sujeto asimétrico, inestable; con dolores óseos.

• Articulaciones deformadas y artralgias nocturnas.

• Precedentes sifilíticos o etílicos, genéticos o personales.

Patología vertebral

Discopatía cervical

Las regiones inferiores de la columna vertebral (C4/C5, C5/C6, C6/C7) suelen sufrir las consecuencias de caídas y patinazos. Los resultados son disarmonías, deformaciones, hernias discales, contracturas musculares. A menudo se recurre a la manipulación vertebral, que actúa como soporte a la medicación homeopática.

Tomar, a la potencia *4CH*, 4 gránulos, tres veces al día:

Bryonia: constituye el remedio base de la terapia:

• Rigidez dolorosa de la región cervical.

• Empeora con el movimiento, mejora con el reposo.

Alternar con:

Ranunculus bulbosus a la potencia *4CH*, 4 gránulos, tres veces al día:

- Dolores musculares punzantes, agravados por el movimiento.
- Dolores provocados por el contacto, por el cambio de posición.

Lumbalgia aguda

El dolor aparece bruscamente, después de un esfuerzo, incluso leve. Por otra parte, también puede manifestarse sin haber efectuado ningún esfuerzo o durante el sueño.

Después de un golpe de aire frío o de estar en un lugar húmedo.

Durante un acceso de tos (indicio de osteopatía).

Tomar, a la potencia *4CH*, 4 gránulos, 3-4 veces al día:

Ammonium carbonicum: sin esfuerzo o durante el sueño.

Arnica: si está originada por un esfuerzo excesivo o prolongado.

Belladonna: discopatía inflamatoria.

Bryonia: discopatía vertebral.

Dulcamara: si está originada por el aire frío o frío-húmedo.

Lumbalgia crónica

Si al cabo de una semana no se soluciona una lumbalgia aguda, se entra en la cronicidad, en forma de entumecimiento, sensación de rigidez e impedimento funcional. De vez en cuando resurgen dolores agudos por compresión-irritación de las raíces vertebrales sensitivas L1 o L5 *(ciática),* L1 o L2 *(neuralgias-parestesias)* y L3-L4 *(neuralgia crural).*

Tomar uno o dos medicamentos homeopáticos alternados, en función de la similitud más amplia posible; 4 gránulos, cuatro veces *(4CH)* o dos veces *(9CH)* al día.

Agaricus 9CH: columna vertebral rígida, hipertonía muscular a la movilización; dificultad para agacharse, como si la columna se rompiera; rigidez parética de las extremidades inferiores.

Berberis vulgaris 4CH: entumecimiento, rigidez, sensación de fatiga y de debilidad en la región renal y lumbar, unidos a menudo con dolores por contusión lumbar; dolor con la palpación; presencia de sedimento rojo ladrillo en la orina.

Cobalto 9CH: lumbalgias con problemas neurológicos; altas (D12-L1) o bajas (L5-S1), que empeoran estando sentado o realizando el coito y mejoran acostándose; debilidad de las rodillas.

Oxalic acidum 4CH: dolores lumbares que mejoran al acostarse; las piernas están frías, con aspecto marmorizado.

Rhus toxicodendron 4CH: dolor lumbar con sensación de rigidez articular, que se acentúa permaneciendo en reposo.

Sepia 9CH: lumbosacralgias por congestión pélvica crónica o ptosis uterina; empeoran estando de pie, de rodillas; también caminando; inclinado hacia delante; antes de la menstruación.

Sulfur 4CH: dolores lumbares por contusión; empeoran al levantarse de una silla, mejoran caminando.

Neuralgia ciática

CARACTERÍSTICAS

Es un cuadro clínico bastante común, relacionado con dolencia por discopatía a nivel L4-L5 o L5-S1. El dolor está localizado en la nalga, recorre oblicuamente la cara externa de la pierna hasta la cara plantar del pulgar del pie (L5); si la línea dolorosa pasa por la parte posterior, el dolor alcanza la cara plantar y el lado externo del pulgar del pie (S1). Además del factor mecánico de la protrusión lateroposterior del disco intervertebral, cabe añadir la flogosis de la raíz nerviosa, congestionada y edematosa. La inflamación se reduce con medicamentos homeopáticos adecuados; la hernia discal tiene pocas posibilidades de ser reducida con medicamentos.

Remedios de la inflamación

Tomar, de 4-6 veces al día, el remedio homeopático *simillimum* al síntoma, según la intensidad del dolor en cada persona (*7CH*, si es más bien leve, *15CH*, si es intenso).

Belladonna: dolor sordo, corrosivo, que va a peor; agravado por las sacudidas, por la tos; por el mínimo golpe de aire, o incluso exponiendo la cabeza al frío.

Chamomilla 15CH: hiperestesia, dolor somatizado; empeora con la cólera y los disgustos; empeora con el café.

Colocynthis 15CH: igual que *Chamomilla*; pero mejora con el café; no con la flexión de la pierna contra el vientre; algia ciática izquierda.

Ferrum metallicum: algia ciática que mejora con el movimiento.

Gnaphalium: clásico «mal de la bruja», agudo, dolor con calambre, que mejora al sentarse; se alterna con parestesias.

Nux vomica: dolor que empeora al despertarse; sentándose; se sufre congestión venosa; mejora caminando.

Remedios de la hernia discal

Tomar el medicamento homeopático que considera la causa mecánica que incide en la hernia discal; a la potencia *9CH*, 4 gránulos, tres veces al día.

Arnica: traumatismo con signos de magullamiento, resultante de un trabajo pesado, de un esfuerzo prolongado (entumecimiento, agitación).

Hypericum: resultante de una caída sobre el cóccix (coxodinia), dolor intenso de las terminaciones nerviosas; ciática después de intervención quirúrgica; empeora con la humedad, con las tormentas, al mínimo contacto.

Algias ciáticas muy dolorosas

Tomar, de 4-6 veces al día, el remedio homeopático *simillimum* al síntoma, según la intensidad del dolor en cada persona (*7CH*, si es más bien leve, *15CH*, si es intenso).

Belladonna, Bryonia: se agravan con el menor movimiento.

Chamomilla, Colocynthis: sensibles a la psicosomatización.

Debe acompañarse con un complementario crónico:

Medorrhinum (nosode) 15-30CH, una vez al día:

• Algia ciática, frecuentemente en el lado izquierdo, insoportable, en sujeto con tendencia a infecciones genitales, celulitis pélvica.

• Reumatismo infeccioso subagudo y crónico.

Luesinum (nosode) 15-30CH, una vez al día:

• Dolores nocturnos, profundos, vertebrales.

• Osteofitosis vertebral, por lo general poco dolorosa.

• Dimorfismos de la estructura vertebral.

Magnesia phosphorica 15CH, una vez al día:

• Remedio de las neuralgias acalambradas originadas por golpe de frío, de inicio brusco pero que mejoran con el calor local.

• Espasmos y calambres mejoran con la flexión forzada.

• Ciática localizada en lado derecho (*Medorrhinum* en lado izquierdo).

Patología del hombro y del codo

Periartritis escapulohumeral

Características

Forma más común de localización reumática en el hombro. Por norma general se manifiesta a partir de los cuarenta años por rotura o degeneración de las estructuras de la articulación, con cuadros clínicos varios: dolor de hombro simple, hombro seudoparalítico, hombro bloqueado o capsulitis retráctil, hombro microcristalino.

HOMEOTERAPIA

Tomar el medicamento homeopático más similar al caso, o bien alternar dos o tres para cubrir completamente la sintomatología.

Asparagus 9CH: 4 gránulos mañana y tarde:
• Dolores óseos, articulares del hombro izquierdo.
• En sujeto que padece litiasis o en artrítico.
Ferrum metallicum 9CH: 4 gránulos mañana y tarde:
• Dolores del músculo deltoides (hombro).
• Pueden producirse en ambos hombros.
• Impiden el movimiento del brazo.
• Mejoran con el calor, con el movimiento.
Ferrum muriaticum 9CH: 4 gránulos mañana y tarde:
• Dolores en el hombro derecho, lancinantes, paralizantes.
• Dolores que mejoran con el movimiento lento.
Rhododendron chrysanthum 9CH: 4 gránulos mañana y tarde:
• Dolores en el hombro sobre el que se está acostado.
• Dolores del hombro sin lateralidad habitual.
• Hinchazón inflamatoria aguda de las articulaciones.
Sticta polmonaria 9CH: 4 gránulos mañana y tarde:
• Dolores reumáticos en el hombro derecho; bursitis.
• Hinchazón, enrojecimiento, calor local; bursitis.

Epicondilitis

CARACTERÍSTICAS

El hombro está expuesto a traumatismos y microtraumatismos de muchos tipos, a enfermedades como la gota, a la erosión degenerativa, a reumatismos extraarticulares. La epicondilitis es un síndrome por exceso de utilización y de constricción múltiple de las estructuras intra o extraarticulares de la región del codo.

HOMEOTERAPIA

Tomar el medicamento homeopático más similar al caso, o bien alternar dos o tres para cubrir la sintomatología.

Symphytum tintura madre: fricciones locales.
Symphytum 4CH: 4 gránulos, tres veces al día:
• Remedio para la formación de la callosidad ósea.
• Dolores óseos en el periostio.
Ruta 9CH: 4 gránulos mañana y tarde:
• Remedio de la epicondilitis inicial.
• Actúa en los ligamentos y en los tendones.
• Nudosidades en los tendones de las articulaciones lesionadas.
• Dolores del periostio o de los ligamentos.
Aurum metallicum 9CH: 4 gránulos mañana y tarde:
• Reumatismo inflamatorio, con dolores profundos, nocturnos.
• Dolor localizado, a veces irradiado al antebrazo.
Ferrum metallicum 9CH: 4 gránulos mañana y tarde:
• Epicondilitis, codo del tenista.
• Acción sobre la articulación del codo.
• Mejora con el calor, con el movimiento.

Lycopodium 9CH: 4 gránulos mañana y tarde:

- Epicondilitis en lado derecho.

Rhus toxicodendron 9CH: 4 gránulos mañana y tarde:

- Epicondilitis en lado izquierdo.

Problemas de la mineralización

Osteoporosis

CARACTERÍSTICAS

La osteoporosis coincide con un fenómeno fisiológico. Cuando la proporción de fósforo y calcio es normal, la verdadera enfermedad que se padece es la senilidad.

Las células osteoclásticas envejecen con el desequilibrio hormonal de la menopausia y del climaterio.

ESQUEMA DE TERAPIA A LARGO PLAZO

Symphytum 4CH: 4 gránulos, tres veces al día:

- En la rarefacción ósea, actúa como cemento celular.

Debe alternarse con:

Calcarea phosphorica 4CH: 4 gránulos, tres veces al día:

- Cuando se comprueba carencia de minerales.

Además: alternativamente, 4 gránulos, dos veces al día:

Parathiroidinum 4CH: glándula paratiroidea;

Osso total 4CH: tejido óseo;

Finalmente, cada semana, alternándolos:

Cortisone 15CH: osteoporosis, osteomalacia.

Radium bromatum 15CH: osteoporosis, osteomalacia.

En menopausia y en edad de climaterio, acompañar con:

Lachesis 9CH: 4 gránulos mañana y tarde:

- Remedio del desequilibrio óseo y endocrino.

- Causado por el aumento de la actividad osteoclástica.

- En las alteraciones de la menopausia y del climaterio.

Enfermedades urológicas

Cistitis

Síntomas

Son inflamaciones de la vejiga urinaria causadas por bacterias, parásitos u hongos, sustancias químicas, factores mecánicos.

Síntomas: dolor de la vejiga, necesidad de orinar con frecuencia, presencia de pus en la orina (gérmenes).

Los dolores, con quemazón, se localizan en el bajo vientre, continuos o coincidiendo con la micción, siguiendo el recorrido del uréter. A menudo van acompañados de espasmos dolorosos en el bajo vientre.

Síntomas generales, que suelen preceder a los locales: malestar, fiebre inexplicable, temblores, a veces dolores musculares.

También hay dolor en la vejiga *(cistalgia)*, frecuente en la mujer, constante, sin causa aparente; acompañado generalmente de problemas en el tramo genital; la causa real es de naturaleza psicosomática.

Homeoterapia

Cantharis es el remedio más común en en la cistitis.

Cantharis 15CH: 4 gránulos frecuentemente (cada hora):
- Dolores muy violentos, antes, durante y después de orinar, irradiados de la zona real a la vejiga y a la uretra.
- Dolores de la uretra irritantes, lacerantes como si entraran en contacto con una cuchilla.
- Urgencia de orinar a menudo, sin poder aguantarse.
- Orina escasa, turbia, oscura; a veces sangre, pus.
- En sujeto hipersensible a todo tipo de sensaciones.
- Puede empeorar al ver o estar en contacto con el agua.
- Posibles: vulvovaginitis, erecciones dolorosas.

Otros medicamentos homeopáticos disponibles

Tomar el medicamento homeopático más similar al caso, o bien alternar dos de similitud parcial.

Aconitum 9CH: 4 gránulos frecuentemente (cada hora):
- Dolores al orinar, más fuertes al principio.
- La orina produce ardor; tensión y ansiedad.
- Micciones involuntarias, acompañadas de miedo y sed.

Mercurius corrosivus 9CH-15CH: 4 gránulos cada 30 minutos:
- Micción dolorosísima, frecuente, pero gota a gota.
- Orina siempre hemorrágica, purulenta, con mucho pus.
- Tenesmo de la vejiga, acompañado a veces con tenesmo rectal.
- Causa: frecuentemente es una colibacilosis crónica (realizar análisis).
- Tipo ansioso, deprimido, débil, insomne; a veces fóbico.
- Suda a cada movimiento; empeora de noche.

Asociar:

Colibacillinum (nosode) 15CH: 4 gránulos al día:
- Se asociará al medicamento homeopático en caso de colibacilosis crónica, confirmada mediante resultados de análisis.

Capsicum 9CH: 4 gránulos frecuentemente (cada hora):
- Cistitis con resquemor y tenesmo.
- Micción frecuente, muy dolorosa, abundante.

• Causa: alcohol, abuso de café, tabaco, drogas; resultados de inflamaciones de las mucosas; va acompañada de hemorroides, de inflamaciones rectales, anales, perineales.

Staphysagria 15CH: 4 gránulos, tres veces al día:

• Cistitis «traumáticas», causadas por la primera relación sexual.

• O por otros acontecimientos relacionados con los órganos genitales (pruebas instrumentales, sondeo quirúrgico, etc).

Cólicos renales

Síntomas

Los cólicos nefríticos o renales tienen lugar cuando un cálculo se desplaza por el uréter. Al quedar bloqueado en el conducto, el cálculo produce espasmos, distensión de una parte del riñón y dolores muy intensos.

Habrá que consultar urgentemente al médico. Sin embargo, durante la espera se puede intentar calmar el dolor con medicamentos homeopáticos similares a los síntomas y a las características biotipológicas del enfermo.

Tratamiento homeopático

Tomar *Calcarea carbonica*, remedio sistemático, independientemente de la constitución del enfermo; en efecto, los problemas del metabolismo cálcico son frecuentes en todas las calculosis.

Calcarea carbonica 30CH: 4 gránulos cada cuarto de hora:

• Remedio antiespasmódico para calmar los dolores de la crisis.

• Remedio de fondo en los organismos que fabrican cálculos.

• Específico si la calculosis es carbónica, es decir, si está causada por hipercalciuria, por alimentación excesivamente rica en calcio, por hipervitaminosis D, o por hiperparatiroidismo.

• Específico en *biotipo carbónico*: brevilíneo, con tendencia a la obesidad, dedos cortos, uñas cuadradas; dientes bien insertados, cuadrados o rectangulares: tipo tranquilo, reflexivo, un poco lento, metódico; temeroso, se desmoraliza fácilmente.

Si el médico convencional prescribe un fármaco clásico, *Calcarea* se puede asociar (30CH, una dosis cada 4 h).

Litiasis úrica, orina ácida

Alcalinizar la orina (agua mineral).

Tomar el medicamento homeopático más similar al caso, o bien alternar dos de similitud parcial.

Berberis vulgaris 4CH: 4 gránulos cada cuarto de hora:

• Dolores renales y uretrales en lado izquierdo, que se irradian en todas direcciones; agravados por la más mínima sacudida.

• Frecuentemente, en personas con litiasis, dolores vulvovaginales o testiculares.

• Orina con sedimento rojo ladrillo.

• Acompañados de dolores lumbares, en sujeto artrítico-reumático.

Acidum benzoicum 4CH: 4 gránulos cada cuarto de hora:

• Cólicos renales que incluyen cistitis catarrales.

• Orina oscura, maloliente por exceso de ácido hipúrico.

• Orina de olor parecido a la del caballo.

Litiasis oxálica, orina alcalina

Acidificar la orina (sales de magnesio, cloruro amónico).

Tomar el medicamento homeopático más similar al caso, o bien alternar dos de similitud parcial.

Si persiste la tendencia a la diarrea:

Acidum oxalicum 9CH: 4 gránulos cada 12 h, durante 15 días:

• Dolores nefrouretrales irradiados hasta los testículos.

• Empeora con alimentos ricos en oxalatos: chocolate, café, fresas, espinacas, aves.

Si no persiste la tendencia a la diarrea:
Calcarea oxalica 9CH: 4 gránulos cada 12 h, durante 15 días:

• Puede usarse también en dolores de cáncer (J. H. Clarke).

Asparagus 3CH: 4 gránulos, cuatro veces al día:

• Tenesmo urinario; poliuria; dolores lancinantes.

Incontinencia urinaria

Síntomas

Emisión involuntaria de orina causada por: lesiones de los nervios, traumatismos, inflamaciones, hipertrofia prostática crónica, alteraciones funcionales de los esfínteres, congestión pélvica pasiva; episodios accidentales como shock, emoción; al toser, después de cateterismo, durante la menstruación, durante el embarazo, después del parto, infecciones agudas, frío húmedo.

Tratamiento homeopático

Tomar el medicamento homeopático más similar al caso.

Argentum nitricum 15CH: 4 gránulos mañana y tarde:

• Incontinencia diurna y nocturna; frecuente, abundante.

• La orina pasa de manera inconsciente e ininterrumpida.

• Con frecuencia suelen intervenir las emociones, y también el ansia de anticipación.

Causticum 15CH: 4 gránulos, mañana y tarde:

• Emisión involuntaria de pocas gotas de orina: al toser, al estornudar, al sonarse la nariz, al caminar, al excitarse; por la noche, durmiendo (especialmente durante el primer sueño).

Arnica 9CH: 4 gránulos, dos veces al día:

• En las enfermedades infecciosas agudas.

Magnesia phosphorica 9CH: 4 gránulos, tres veces al día:

• Neuralgia de la vejiga después de cateterismo, necesidad de orinar.

• Incontinencia nocturna por espasmos de la vejiga, nerviosos.

Medorrhinum (nosode) 15CH: 4 gránulos, tres veces al día:

• Incontinencia durante las reglas.

Sepia 15CH: 4 gránulos, tres veces al día:

• Incontinencia durante el embarazo, en sujeto ptósico.

Pulsatilla 15CH: 4 gránulos, tres veces al día:

• Incontinencia durante el embarazo, en sujeto no ptósico.

Ginecología y embarazo

Pubertad femenina

El periodo de la pubertad femenina es una excelente ocasión para conocer el bioterreno. En él se manifiestan tendencias latentes, que se desarrollarán en el futuro.

No sólo entra en juego la endocrinología, sino también la esfera neuropsíquica.

La homeopatía aprovecha este periodo como uno de los más propicios para la medicina preventiva.

Los retrasos, al igual que los anticipos puberales, sin causas orgánicas graves, tienen un significado *diagnóstico-tipológico* (se esboza el biotipo), así como *diatésico-pronóstico* (se puede prever el posterior desarrollo).

Indicamos a continuación los remedios entre los cuales se elegirá el más similar al propio caso.

Retraso puberal

CALCAREA CARBONICA

Tomar, durante los meses que preceden y que siguen a la primera menstruación.
Potencia *15CH*, 4 gránulos una vez al día.

Biotipo: carbónico brevilíneo-linfático-sanguíneo: asténico, déficit hipófisis-tirogenital; friolero, lento, testarudo.

Infancia: problemas digestivos; rinofaringobronquitis frecuentes.

Acompañan el retraso: sobrepeso, vientre pronunciado y blando, alergias (urticaria, rinitis, asma), leucorrea no irritante y también congestión dolorosa de los senos.

Pronóstico diatésico: escoliosis, obesidad, hipertrofia mamaria, metritis crónica, alergia crónica y litiasis hepatorenal.

PULSATILLA

Tomar, durante los meses que preceden y que siguen a la primera menstruación.
Potencia *15CH*, 4 gránulos una vez al día.

Biotipo: linfático-sanguíneo, hipovárico, distiroideo, muy sensible al calor, humor cambiante, estasis venosa y capilar.

Acompañan el retraso: eritrocianosis de las extremidades, estasis sanguínea venocapilar, sabañones, dispepsia por intolerancia de grasas y azúcares; déficit ovárico; miedo al sexo opuesto.

Pronóstico diatésico: reglas poco abundantes y distanciadas; ligera insuficiencia hepática; varicosidad, varices, hemorroides; leucorrea amarillenta, espesa, no irritante, crónica; dolores errantes, hipotensión crónica hiposuprarrenal; psiconeurosis.

FERRUM METALLICUM

Tomar, durante los meses que preceden y que siguen a la primera menstruación.
Potencia *15CH*, 4 gránulos una vez al día.

Biotipo: linfático-anémico, hipocrómico, con falsa plétora; piel y mucosas pálidas, rostro enrojecido y pies fríos, astenia; depresión mental, con crisis de ansiedad y cólera; se desmoraliza fácilmente con sentimiento de culpabilidad; hipersensibilidad.

Acompañan el retraso: sensación de frío, décimas de fiebre, propensión hemorrágica, cefalea pulsátil, nerviosismo, plenitud gástrica comiendo poco; se fatiga rápidamente, disnea, taquicardia.

Pronóstico diatésico: reglas anticipadas, copiosas, agotadoras; fragilidad ante las enfermedades infecciosas, respiratorias; crisis cardiocirculatorias, lipotimias, se fatiga rápidamente; humor variable, alternante.

Anticipación puberal

CALCAREA PHOSPHORICA

Tomar, durante los meses que preceden y que siguen a la primera menstruación.

Potencia *15CH*, 4 gránulos una vez al día.

Biotipo: fosfórico, longilíneo-linfático-nervioso: inestable, hipergenital, hipermetabólico; desmineralizado; inapetente; fatigabilidad física, cefalea por concentración mental.

Acompañan la anticipación: desarrollo somático y sexual; precocidad psicosexual; reglas abundantes y frecuentes, acompañadas de dolores lumbares y de la región sacroilíaca; pérdida de fosfatos con la orina (fosfaturia, con depósito blanquecino).

Pronóstico diatésico: cifosis, escoliosis (más raramente), caries dentales precoces, dificultades en los estudios (cefalea del estudiante), dolores óseos, neuralgias reumáticas, acné, caída del cabello; tendencia a enfermedades respiratorias, por hipersensibilidad al frío; comportamiento ciclotímico, con altibajos humorales, posibles neurosis maniacodepresivas.

PHOSPHORUS

Tomar, durante los meses que preceden y que siguen a la primera menstruación.

Potencia *15CH*, 4 gránulos una vez al día.

Biotipo: fosfórico, nervioso-sanguíneo: delgado, esbelto; psicohipersensible, amable, locuaz, entusiasta, carácter abierto; teme la soledad, la enfermedad, la muerte.

Acompañan la anticipación: ciclos menstruales cortos, con reglas largas, abundantes, sin coágulos, precedidas de sensualidad.

Pronóstico diatésico: acné, alopecia, astenia nerviosa, asma, hepatopatías, pancreatitis, estreñimiento, hemorroides, crisis de vaginismo o de ninfomanía, hipertensión, miocarditis.

Dolores menstruales

Dismenorrea

La *dismenorrea* consiste en dolores periódicos posteriores al tránsito menstrual. Si aparecen algunos días antes, dependen de disfunciones hormonales; en el primer día, de espasmos musculares; durante la menstruación, de anomalías locales. Además de las mencionadas causas, pueden depender también de alteraciones neurovegetativas o psicológicas, que inciden en la regularidad de las funciones femeninas.

Las causas son muchas: siempre es conveniente visitar al médico.

Tratamiento homeopático de los dolores del primer día

Tomar el remedio similar al caso; potencia *15CH*, 4 gránulos cada cuarto de hora; al observar mejoría, distanciar las tomas.

Actaea racemosa (Cimifuga):
• Del primer al último día.
• Cuanto más abundante es el flujo menstrual, más aumenta el dolor.
• Los dolores se desplazan continuamente por todo el vientre.
• Problemas psíquicos relacionados con las menstruaciones.

Caulophyllum thalictroides:
• Acompañada de halitosis.
• Menstruación demasiado anticipada.
• Dolores uterinos espasmódicos que se irradian al pecho.
• Dolores parecidos a los de una parturienta.

Colocynthis 15CH:
- Dolores acalambrados, insoportables.
- Dolores violentos, que empiezan y terminan bruscamente.
- Dolores que suelen mejorar presionando fuertemente el vientre o doblando el tronco.

Dioscorea villosa 15CH:
- Dolores vivos, errantes.
- Dolores acalambrados que cambian de lugar bruscamente.
- Se calman tumbándose con hiperextensión colocando una almohada debajo de la cadera.

Tratamiento homeopático de los dolores de origen nervioso

Tomar el remedio similar al caso; potencia *15CH*, 4 gránulos cada cuarto de hora; al observar mejoría, distanciar las tomas.

Chamomilla:
- Mujer nerviosa, de humor biliar-colérico.
- Reglas adelantadas, demasiado abundantes; dolorosas.
- Cólicos violentos, espasmos en las piernas.
- Senos duros y sensibles; deseo de orinar.
- Flujo oscuro, frecuente, membranoso, con coágulos fétidos.

Moschus:
- Mujer fantasiosa, hiperexcitada sexualmente.
- Reglas demasiado precoces y demasiado abundantes.
- Dolores tormentosos y punzantes con lipotimias frecuentes.
- Sensación de tracción hacia abajo de los órganos genitales.

Pulsatilla:
- En chicas y mujeres jóvenes despistadas.
- Menstruaciones retrasadas, escasas, flujo sólo de día.

- Pueden detenerse un día, para luego reanudarse.
- Agitación que siempre acompaña reglas muy dolorosas.
- En el periodo intermenstrual, leucorrea no irritante, abundante.

Sepia:
- Mujer de mediana edad, de tez oscura, biliosa.
- Reglas tardías, poco abundantes; raramente al contrario.
- Reglas sólo por la mañana o sólo durante un día.
- Dolores cólicos en los días precedentes a las reglas.
- Durante las reglas, prolapso o pesadez uterina.
- Durante las reglas, melancolía, odontalgia, cefalalgia.
- Sequedad de los órganos genitales femeninos.
- Aversión a las relaciones sexuales.

Viburnum opulus:
- Organotropismo para los genitales femeninos.
- Dismenorrea acompañada de intensa agitación nerviosa.
- El dolor va del raquis al útero, en donde se convierte en espasmódico.
- Menstruaciones cortas, retardadas, intermitentes; con coágulos.
- Leucorrea abundante, escoriante, incolora.

Pérdidas vaginales

En el periodo intermenstrual, muchas pacientes sufren pérdidas vaginales más o menos abundantes, claras, inodoras, generalmente no irritantes; no son sanguinolentas ni resultado de una infección. Reciben el nombre de *leucorreas*. Si los análisis de laboratorio e instrumentales arrojan resultados negativos, pueden ser útiles los siguientes medicamentos homeopáticos.

Tomar el remedio similar al caso.

Helonias dioica 4CH: 4 gránulos, cuatro veces al día:

• Síndrome premenstrual, fuerte tensión en el seno y en el pubis.

• Reglas abundantes; útero sensible, pesado, dolorido.

• Pérdidas blancas, como de leche cortada; copiosas, irritantes.

• Propensión a sufrir micosis vaginales recurrentes.

15CH, una vez al día, en mujer melancólica, deprimida.

• Obsesionada por preocupaciones genitales (prurito vulvar, vulvovaginitis, micosis, leucorrea).

• Mujer que empeora cuando piensa de forma obsesiva que sufre muchas enfermedades en el útero.

Pulsatilla 4CH: 4 gránulos, cuatro veces al día:

• Reglas distanciadas, cortas, poco abundantes, sangre oscura.

• Pérdidas blancas, siempre abundantes, espesas, homogéneas, blancas o transparentes, no irritantes.

Thuja 9CH: 4 gránulos, dos veces al día:

• Reglas adelantadas, abundantes.

• Leucorrea espesa, verdosa, purulenta.

• En mujeres que padecen a menudo infecciones de orina.

• Sus mucosas emanan secreciones espesas, amarillas, verdosas.

• Con focos infecciosos apiréticos, resistentes a los antibióticos.

Dermatosis genitales femeninas

Dejando de lado otras causas *(diabetes, craurosis),* el prurito vulvar o anovulvar puede ser consecuencia de pérdidas blancas irritantes, de origen inflamatorio (útero o anexos) o de parasitosis intestinal o vulvar, o también de un estado nervioso particular.

Tomar el remedio similar al caso, después de haber confirmado las causas precisas.

Ambra grisea 30CH: 4 gránulos, dos veces a la semana:

• Prurito, en mujer espasmófila, joven, tímida, llorona; pero también en mujer de edad posmenopáusica, que sufre atrofia de las mucosas genitales.

Arsenicum album 4CH: 4 gránulos, cuatro veces al día:

• Prurito por leucorrea de origen inflamatorio; ardiente, ácida, corrosiva, escasa, nauseabunda.

• El prurito mejora con lavajes de agua ... ¡muy caliente!

Helonias dioica 15CH: 4 gránulos, cuatro veces al día:

• Prurito por parasitosis *(micosis vaginal)* y por nerviosismo intenso, obsesivo, hipocondriaco *(melancolía genital).*

• Leucorrea blanca, albuminosa, como leche cortada.

• Acompañar con irrigaciones vaginales alcalinizantes.

Kreosotum 4CH: 4 gránulos, cuatro veces al día:

• Prurito por leucorrea ácida, corrosiva, muy abundante; intermitente; mancha las sábanas de color amarillo.

• El prurito mejora con lavados de agua *caliente.*

Mercurius solubilis 4CH: 4 gránulos, cuatro veces al día:

• Prurito muy intenso, que induce a rascarse.

• Por leucorrea persistente, verdosa, irritante, quema; empeora por la noche; mejora con lavados de agua *fría.*

Menopausia y climaterio

La *menopausia* (= cese) pone fin a las menstruaciones. Marca el fin de la fertilidad femenina ...¡no de la vida! La mujer llega a su etapa de madurez. Entra en el *climaterio* (= peldaño, punto crítico de la vida), en el cual también entra el hombre, también con problemas molestos y desconocidos de joven, aunque él todavía sigue siendo fértil.

El climaterio no debe ser confundido con el término de la fertilidad. Es un periodo de madurez que tiene sus grandes ventajas, pero también una sintomatología multiforme, que hay que saber tratar «homeopáticamente» para dar a la vida un valor total.

Medicamentos homeopáticos sintomáticos y medicamentos homeopáticos de fondo

Los medicamentos homeopáticos *sintomáticos* son remedios de acción puntual, de uso rápido. Solucionan aquellas pequeñas o grandes molestias cotidianas que crean *ansia* y, a largo plazo, también *depresión*, cuando no se tratan satisfactoriamente.

Se elige el remedio adecuado al caso (sofocos, cefaleas y hemicráneas, hemorragias de sangre de color rojo oscuro, dolores osteoarticulares, etc.). Se toma cuando sea necesario, hasta producirse la mejoría.

Los *remedios de fondo* son *Lachesis, Sepia, Graphites* y *Thuja*. Afectan a tipologías diversas y pueden servir como planteamiento terapéutico global.

Trastornos circulatorios, sofocos

Aconitum 15CH: 4 gránulos cada hora:
• Sofocos en el rostro, acompañados de una gran ansiedad.
Amylenum nitrosum 7CH: 4 gránulos cada hora:
• La sangre fluye violentamente en el tórax, en el cuello e hipersudación.
Glonoinum 4CH: 4 gránulos cada cuarto de hora:
• Aumento muy brusco de la presión arterial.
Pilocarpos 12CH: 4 gránulos cada 12 h:

• Problemas vasomotrices, sofocos.
• Hipersudación, tialismo diurno y nocturno.
Sanguinaria canadensis 12CH: 4 gránulos cada 12 h:
• Sofocos en el rostro, cuello y en las orejas.
• También calor intenso en las palmas de las manos y de los pies.
Stronzio carbonicum 9CH: 4 gránulos, tres veces al día:
• Sofocos en mujer colérica, congestionada y que, paradójicamente, busca el calor y los vestidos calientes.
Thlaspi bursa-pastoris 9CH: 4 gránulos, tres veces al día:
• Durante las reglas: hemorragias uterinas de sangre negra.
• Con calambres y leucorrea sanguinolenta.

Cefaleas y hemicráneas

Aurum metallicum 9CH: 4 gránulos, tres veces al día:
• Cefaleas hipertensas, palpitaciones arteriales visibles en carótidas y temporales.
• Empeora al acostarse.
Belladonna 9CH: 4 gránulos cada hora:
• Cefalea intensa en el vértice de la cabeza, con gran calor, seguida, a veces, de un frío glacial.
Opium 9CH: 4 gránulos cada hora:
• Cefalea en mujer congestionada, hipertensa en fase crítica.

Hemorragias

Crotales horridus 4CH: 4 gránulos, tres veces al día:
• Hemorragias de sangre oscura, con coágulos.
• Epistaxis que sustituye a las menstruaciones en fase terminal.
Sabina 4CH: 4 gránulos, tres veces al día:

• Meno-metrorragias de sangre roja, abundantes.

• Hemorragias con dolores en la región lumbosacra que se irradian al pubis.

Sanguinaria canadensis 4CH: 4 gránulos, tres veces al día:

• Metrorragias de sangre de color rojo brillante, fétidas.

Sulfuricum acidum 4CH: 4 gránulos, tres veces al día:

• Hemorragias de sangre negra, no coagulable.

• Meno-metrorragias de la menopausia, acompañadas de sofocos y aparición de equimosis espontáneas, petequias.

Ustilago maydis 4CH: 4 gránulos, tres veces al día:

• Metrorragias de la menopausia, de sangre de color rojo brillante, acuosas, en parte líquidas, en parte coaguladas.

Problemas osteoarticulares

Kalium carbonicum 5CH: 4 gránulos, tres veces al día:

• Lumbalgias crónicas, de origen antiguo, después del embarazo.

• Estos dolores se reagudizan, en mujer friolera.

• En el momento de la menopausia las reglas son irregulares.

• Los dolores lumbares y pélvicos se agravan con el reposo.

• Mejoran con el movimiento.

Natrium sulfuricum 4CH: 4 gránulos, tres veces al día:

• Dolores articulares localizados en riñones, rodillas, tobillos, articulación pelvicofemoral derecha.

Tratamiento homeopático de fondo

LACHESIS

En mujer que padecía dismenorrea, pero que mejoraba al tener la regla. En la menopausia, las reglas han pasado a ser irregulares, de sangre oscura, fétida. Se observa:

• Meno-metrorragias durante la menopausia.

• Sofocos en la parte superior de la cabeza.

• Hemicránea supraorbital izquierda hiperálgica pulsátil.

• Sofocos en el rostro, pies helados.

• Le agobian los pañuelos y los vestidos ajustados.

• Aumento moderado de la presión arterial sistólica.

• Pulso tembloroso, sensación de opresión en el corazón.

• Sueños desagradables y pesadillas, disnea a lo largo del sueño.

• Empeora al despertar, con el calor, con el tacto.

Posología: 30CH, una vez por semana, durante unos meses.

SEPIA

En mujer con reglas retrasadas y cortas, frígida y hostil a las relaciones sexuales. En la menopausia el cuadro tiende a empeorar con:

• Útero fibromatoso hinchado, pesado; metrorragias.

• Cefalea fulgurante, frontal o parietal izquierda.

• Sofocos por la tarde y también por la noche.

• Sofocos como si le tiraran agua caliente por encima.

• Náuseas por la mañana, al oler comida.

• Hígado pesado, dolor en la vejiga de la hiel.

• Leucorrea verde-amarilla, irritante, fétida.

• Sequedad vaginal y vulvar.

• Insomnio a partir de las 3 de la madrugada.

• Empeora con el frío, por la noche.

• Mejora con el calor, por la tarde.

Posología: 30CH, una vez por semana, durante unos meses.

GRAPHITES

En mujer con sobrepeso u obesa; friolera; con déficit hormonal sexual, reglas poco abundantes, distanciadas, con sangre clara. En la premenopausia, el cuadro es como sigue:

• Se acentúa la frigidez, el desinterés, la apatía.

• Reglas escasas y retrasadas, sangre pálida, prurito vulvar.

• Leucorrea abundante, acuosa, escoriante.

• Leucorrea que tiende a sustituir las reglas.

• Senos hinchados, doloridos, que duelen antes de las reglas.

• Sofocos en el rostro, palpitaciones.

• Hemicránea supraorbital izquierda.

• Se agravan las varicosidades, que sangran.

Posología: 30CH, una vez por semana, durante unos meses.

THUJA

En mujer con reglas adelantadas, abundantes; leucorrea espesa, purulenta, verdosa; dolores en el ovario izquierdo, mastosis premenstrual; derrame adipocelulítico. En la menopausia, las irregularidades de las reglas se repiten con dos modalidades:

• Reglas adelantadas, copiosas o escasas, prolongadas.

• Reglas retrasadas, escasas, cortas.

• La sangre es negruzca, mezclada con coágulos.

• Durante las reglas aumentan los dolores del ovario izquierdo.

• La leucorrea verdosa, irritante y corrosiva, es causa de coito doloroso y de vaginismo que imposibilita cualquier relación.

• Se confirman nuevamente las inquietudes obsesivas típicas de *Thuja*.

Posología: 30CH, una vez por semana, durante unos meses.

Embarazo

El embarazo presenta una serie de problemas que van del riesgo de aborto al malestar matutino, pasando por hemorroides, venas varicosas, estreñimiento persistente, problemas urinarios, insomnio, trabajo de parto, depresión que sufren algunas mujeres después de parir, problemas de lactancia y del destete.

El recurso a la homeopatía doméstica servirá para aliviar a la futura mamá y para el futuro papá, y su repercusión práctica será bien tangible.

El ginecólogo y el obstetra verán facilitada su actuación, ya que se encontrarán con una paciente que sabrá la forma en que la homeopatía es capaz de agilizar la resolución de sus problemas.

Riesgo de aborto

Mientras se espera la pronta visita del médico, se tomará el remedio correspondiente a los síntomas:

Belladonna 4CH: 4 gránulos cada media hora:

• Hemorragia abundante, cefalea, dolores lumbares.

• En mujer con menstruaciones abundantes, de color rojo vivo, con coágulos.

• Útero muy caliente con fuertes contracciones que se irradian a cualquier otra parte del cuerpo.

Cinnamonium 4CH: 4 gránulos cada media hora:

• Hemorragias de color rojo vivo, brillantes, durante el tercer mes de gestación.

• En mujer que fácilmente siente náuseas, eructos ruidosos y vómito.

• Empeora con el movimiento y mejora al aire libre.

Viburnum opulus 4CH: 4 gránulos cada media hora:

• Los dolores se propagan desde la espina dorsal al útero.

• En mujer nerviosa con reglas retrasadas, dolorosas.

• Empeora con el calor y el movimiento.

• Mejora al aire libre, con el reposo y la presión.

Náuseas y vómitos del embarazo

Tomar el remedio similar a la situación.

Actaea racemosa (Cimicifuga) 15CH: 4 gránulos cuando sea necesario cada 10 minutos.

• Náuseas por la mañana ya desde el momento de despertarse.

• Sensación de frío, de estómago vacío, de inapetencia.

• En mujer que habitualmente padece agotamiento nervioso, relacionado a veces con problemas uterinos u ováricos.

Asarum europaeum 15CH: 4 gránulos cuando sea necesario cada hora:

• Hipersalivación, náuseas, conatos de vómito.

• En mujer que habitualmente tiene los nervios a flor de piel.

• Con menstruaciones anticipadas, largas, de sangre negra.

• Empeora con el frío seco.

Colchicum autunnale 15CH: 4 gránulos cuando sea necesario cada hora:

• Náuseas, desfallecimiento, solamente con percibir el olor de la cocina.

• Crisis de vómito violento, en mujer psicoasténica.

Kreosotum 9CH: 4 gránulos, tres veces al día:

• Hipersalivación, náuseas y vómito; ganas de orinar.

• En mujer con reglas adelantadas, intensas y largas.

Sepia 9CH: 4 gránulos, tres veces al día:

• Náuseas y vómito por la mañana, antes de desayunar.

• Sensación de estómago vacío, abdomen hinchado, eructos ácidos.

• En mujer biliar-nerviosa, que no soporta la comida.

Tabacum 4CH: 4 gránulos cuando sea necesario cada cuarto de hora:

• Mareos, hipersalivación, náuseas mortales.

• Vómito, con palpitaciones y sensación de aniquilamiento.

• Escalofríos, sudor frío, opresión estomacal.

• Empeora con el calor y con el movimiento, por mínimo que sea.

El trabajo del parto

Bajo control médico, tomar el remedio similar al cuadro sintomatológico de la reactividad al evento.

Arnica 9CH: 4 gránulos cada media hora:

• Para facilitar la operación obstétrica de perineotomía.

• Para curar después del parto las sensaciones de contusión, de dolencia muscular producto de la tensión.

Belladonna 15CH: 4 gránulos cada 10 minutos:

• Contracciones espasmódicas del cuello del útero, especialmente en mujeres primerizas que ya cuentan con una cierta edad.

• Retención de la placenta con hemorragia.

• Paciente hiperestésica, congestionada, agitada.

Caulophyllum 9CH: 4 gránulos cada 10 minutos:

• Cuello del útero rígido, dolores espasmódicos errantes y extraños, inusitados para la paciente, a quien parecen insoportables.

Para favorecer un parto correcto, durante el mes precedente se tomará dos veces al día 4 gránulos a la potencia 4CH:

Gelsemium 9CH: 4 gránulos cada 10 minutos:

• Flojedad uterina: el cuello del útero se presenta fláccido.

• El cuerpo uterino no se contrae.

• Son ineficaces los esfuerzos de la paciente, que pugna por contrarrestar con la voluntad los dolores penetrantes.

Pulsatilla 4CH: 4 gránulos cada 10 minutos:

• Atonía uterina, siendo los dolores débiles, lentos e ineficaces.

• O bien, dolores irregulares, espasmódicos, hasta el punto de causar la extenuación, necesidad de aire libre.

Ruta graveolens 12CH: 4 gránulos cada 15 minutos:

• Durante el parto la paciente experimenta la sensación de tortura y de agotamiento generalizado.

• Sensación de magullamiento, de entumecimiento generalizado, especialmente en lo que se refiere a extremidades y articulaciones.

• En mujer que suele estar de malhumor, irritable.

Ya ha pasado el parto

Dolores y fatiga después del parto

El embarazo puede dejar fatiga, persistencia de dolores perineales consiguientes al esfuerzo y, a veces, fiebre moderada.

Los dos primeros remedios que presentamos a continuación, si son necesarios ambos, tendrán que tomarse en días alternos.

Arnica 4CH: 4 gránulos, dos veces al día.

• Dolores perineales consiguientes al esfuerzo del parto.

• Producto de la tensión, con hemorroides en curso o con posibilidad de tenerlas.

• Prevención para quien sufre problemas circulatorios.

China 4CH: 4 gránulos, dos veces al día.

• En el puerperio cuando se pierden líquidos orgánicos vitales (hipersudación, hemorragias, diarrea, etc.).

Pyrogenium 9CH: 4 gránulos una vez al día, durante 10 días.

• Remedio para prevenir infecciones después del parto.

Sobrepeso después del parto

El embarazo puede dejar como consecuencia sobrepeso, que habrá que eliminar por medio de los canales emuntorios en tiempos biológicos, sin prisa. Los remedios siguientes se tendrán que tomar en días alternos.

Chelidonium 3CH: 4 gránulos, tres veces al día durante tres meses:

• Drenaje específico para el hígado y la vejiga de la hiel.

• Dolor en el hipocondrio derecho, con irradiación hasta el ángulo inferior de la escápula derecha.

Solidago 3CH: 4 gránulos, tres veces al día durante dos meses:

• Drenaje específico de riñones, vejiga e hígado.

• Sensibilidad dolorosa de la paciente a la presión en los dos ángulos costolumbares.

Para la mujer que se siente «extraña» después del parto

Elegir el remedio que se considere adecuado al caso.

Gelsemium 30CH: 7 gránulos cada 3 días:

• Antes del parto, mujer despreocupada y tranquila.

• El parto por cesárea, inesperado, ha sido un *shock*. Ahora, en su interior «tiembla» de ansia de anticipación, por cualquier cosa inhabitual que está a punto de empezar por primera vez.

Ignatia 30CH: 7 gránulos cada 3 días:
• Después del parto se ha producido un periodo de depresión.
• Las menstruaciones dolorosas son más frecuentes que en el pasado y van acompañadas de una gran mutabilidad de humor.
• Mujer que llora con facilidad, suspira frecuentemente.
• Le gustaría buscarse distracciones, pero no sabe cuáles.
• Ama a sus seres queridos, pero «quiere» evadirse de las rutinas cotidianas.

Kalium carbonicum 30CH: 7 gránulos cada 3 días:
• Mujer con comportamiento «diferente» al de antes.
• Temerosa; tiene miedo de quedarse sola, en casa, con el niño, mientras el marido está trabajando.
• Se siente desmoralizada, deprimida.

Natrum muriaticum 30CH: 7 gránulos cada 3 días:
• El parto ha acentuado la tristeza silenciosa, congénita a la paciente.
• Ahora sólo piensa en cosas desagradables del pasado; ha acumulado rencores, que diluye en un llanto que la aísla.
• En realidad el parto la ha hecho más madura y responsable.
• Necesita «romper» con los puntos negros de su carácter.

Sepia 30CH: 7 gránulos cada 3 días:
• Le angustia pensar en la reanudación de las relaciones sexuales con el marido, aunque sigue sintiendo afecto por él.
• También evita a la gente, contrariamente a lo que hacía antes.
• Llora con facilidad; tampoco puede contenerse cuando habla de sus molestias recientes, del aumento de trabajo; todo le molesta.
• Se siente desvanecer (y a veces le ocurre realmente), como si una sensación intensa, persistente, de languidez le estirara hacia abajo.

Problemas de la lactancia dando el pecho

Subida insuficiente de leche

Tomar el remedio similar a la situación.

Agnus castus 15CH: 4 gránulos, por la noche, una vez al día:
• Leche escasa, en mujer mentalmente deprimida y que ahora se ha vuelto adversa a las relaciones sexuales; especialmente si en el pasado se ha valido del «vicio secreto» (onanismo).

Calcarea carbonica 30CH: 4 gránulos cada 2 días:
• Carencia de leche o leche abundante pero poco nutritiva.
• En mujer con tendencia a la obesidad, que presenta la piel blanca o pálida, como la tiza; indolente, de movimientos lentos, desmineralizada por el embarazo; friolera; con pies húmedos y viscosos.

Causticum 30CH: 4 gránulos cada 2 días:
• Leche escasa en mujer con predisposición a reumatismos.
• O fatigada por la actividad del día, o por insomnio.

Phytolacca 9CH: 4 gránulos, dos veces al día:
• Pecho congestionado, conductos lácteos obstruidos.
• Senos duros, sensibles al tacto; al dar el pecho, el dolor pasa de los pezones al resto del cuerpo.
• Gran nerviosismo.

Pulsatilla 30CH: 4 gránulos, por la noche, una vez al día:
• Senos hinchados, que duelen; escasez o carencia total de leche.
• En mujer melancólica, de llanto fácil, de humor variable.

Ricinus communis 3CH: 4 gránulos, cuatro veces al día:
• Cuando cesa la leche o disminuye sin causa aparente.

Urtica urens 3CH: 4 gránulos, cuatro veces al día:

• En ausencia de síntomas que indiquen otro remedio.

• Si se desconoce la causa de la falta de leche.

La mama «está cansada» de dar el pecho

No es culpa de la madre, sino de un concurso de factores. La lactancia tiene un ritmo propio, exigente, constante. La madre está perdiendo líquido orgánico y está debilitada.

A ello hay que añadir la falta de horas de sueño.

Hay tres remedios importantes, que se tomarán alternados.

China 7CH: 4 gránulos, dos veces al día:

• Remedio de la fatiga física y de la pérdida de líquidos.

Kalium phosphoricum 7CH: 4 gránulos, dos veces al día:

• Remedio de la fatiga mental y emocional, así como del insomnio, de la irritabilidad, del nerviosismo, de la pérdida de memoria.

Silicea 7CH: 4 gránulos, dos veces al día:

• Remedio de los dolores de espalda causados por desmineralización, por la pérdida de calcio durante la lactancia.

Plétora, congestión de las mamas

Si la subida de la leche es excesiva o el bebé come de forma irregular, la leche se estanca pesadamente en las mamas.

Tomar el remedio que más se aproxime al caso.

Apis mellifica 9CH: 4 gránulos, tres veces al día:

• Dolor de mamas, que están doloridas, hinchadas, de color rosado.

• La mujer se queja de dolores punzantes y ardientes.

• Las aplicaciones frías producen alivio.

• La mujer no tiene sed, incluso cuando tiene fiebre ligera.

Belladonna 9CH: 4 gránulos cada hora hasta que se experimente mejoría:

• Senos hinchados, rojos, que duelen y están doloridos.

• Posible fiebre.

Bryonia 4CH: 4 gránulos, cuatro veces al día:

• Obstrucción y pesadez de mamas, con mucho dolor.

• Al mínimo movimiento se acentúa el dolor y el sufrimiento.

• La mujer tiene mucha sed, quiere mucha agua fría.

Grietas en los pezones

Son dolorosas y producen una gran molestia a quien tiene que dar el pecho.

Los remedios homeopáticos pueden asociarse a tratamientos locales prescritos por el médico de familia (que no recetará nunca pomadas con antibiótico, ineficaces en este caso).

Elegir el remedio *simillimum* a las lesiones del paciente.

Castor equi 4CH: 4 gránulos, cuatro veces al día:

• Fisuras en los pezones, agrietados y ulcerados.

• Senos hinchados y con bastante prurito.

Graphites 4CH: 4 gránulos, cuatro veces al día:

• Fisuras dolorosas en los pezones, que emiten una exudación espesa y amarilla como la miel.

• La exudación se seca formando costras de color amarillo castaño.

• Los pezones son muy sensibles, están calientes y doloridos, con escoriaciones y fisuras que sangran fácilmente.

Nitricum acidum 9CH: 4 gránulos, tres veces al día:

• Fisuras limpias como cortes de cuchilla.

• Sangra al mínimo contacto; dolor agudo.

• Mejoría relativa con aplicaciones tibias.

Castor equi también es útil en forma de *pomada*: se aplica en el pezón, cubriéndolo con una compresa de gasa. No se debe olvidar la limpieza total del pezón, para eliminar cualquier resto de pomada, antes de dar el pecho nuevamente. También *Graphites* puede usarse en forma de pomada. Es conveniente probar las dos. Se evitarán las pomadas antibióticas.

Andrología

Patología vascular

Priapismo

Consiste en una erección violenta, prolongada y dolorosa. Tiene lugar sin excitación sexual y no termina en eyaculación. Causas: tóxicas, neurológicas, hematológicas y, en la mayoría de casos, psíquicas.

Cantharis 30CH: 4 gránulos, cada media hora:
• Deseo sexual irresistible; dolor en el glande.
• Dolores de la vejiga intensos, con ardor; ganas de orinar.
• Orina con frecuencia sanguinolenta, que se emite gota a gota.
• Dolor con escozor antes, durante y después de la micción.
• Empeora con el contacto, bebiendo agua fría, café.

Enfermedad de La Peyronie

Endurecimiento plástico de los cuerpos cavernosos con desviación del pene, alteraciones en la erección y en la eyaculación.

Tomar el remedio más similar a los síntomas.

Baryta carbonica 30CH: 4 gránulos al día:
• Síntomas generales de hipertrofia, esclerosis, endurecimiento.
• Dolores óseos muy intensos, como de aguijonazos, profundos.
• Hipertensión arterial, hipersensibilidad al frío.

Calcarea fluorica 30CH: 4 gránulos al día:
• Tejido elástico óseo y glangliar endurecido, deformado.
• Hiperlaxitud, malformaciones, asimetría esquelética.

Tubercolinum residuum 30CH: 4 gránulos al día:
• Persona delgada, pálida, labios cianóticos, esclerótica, triste.
• Rigidez y anquilosis articular, con dolor.

Enfermedades de la uretra

Uretritis

Inflamación de la mucosa de la uretra. Existen cinco remedios principales. Tomar el más similar a los síntomas.

Argentum nitricum 9CH: 4 gránulos, dos veces al día:
• Dolores de la uretra como de astilla irritante en la mucosa.
• Orina rara, oscura, a veces sanguinolenta.
• Gonorrea con emanación purulenta, espesa, amarilla.

Cannabis sativa 9CH: 4 gránulos, dos veces al día:
• Emisión gota a gota de orina rara, sanguinolenta.
• O bien, chorro de orina bífido, intermitente.
• Al orinar, dolor ardiente intenso irradiado hacia la vejiga.

Cantharis 9CH: 4 gránulos, dos veces al día:
• Intensos dolores en la vejiga, ardientes; ganas de orinar.
• Muchas veces la orina es sanguinolenta, fluye gota a gota.
• Dolor ardiente antes, durante y después de la micción.

Sulfur 9CH: 4 gránulos, dos veces al día:
• Deseo constante de orinar, acompañado de ardor.
• En las gonorreas que no se curan con otros remedios.

• Inflamación del pene y del glande, prurito persistente.

• Sudor fétido espontáneo de los órganos genitales.

Terebenthina 9CH: 4 gránulos, dos veces al día:

• Meato urinario muy irritado, con secreción purulenta que se pega en los márgenes del orificio, provocando el bloqueo del inicio de la micción.

• Micción que quema, duele, con poca orina, a pesar de tener necesidad frecuente e imperiosa.

• Va acompañada de lumbalgia y prostatorrea.

Enfermedades de la próstata

Inflamación de la próstata

Tomar el remedio más similar a los síntomas.

Apis mellifica 9CH: 4 gránulos, dos veces al día:

• Orina que fluye gota a gota después de grandes esfuerzos.

• Orina caliente, sanguinolenta; micción angustiosa.

• Hinchazón edematosa de los órganos genitourinarios.

Climaphilla umbellata 9CH: 4 gránulos, dos veces al día:

• Síntoma clave: necesidad de levantarse varias veces por la noche y de esforzarse para orinar; la uretra duele.

• Orina fétida con mucha mucosidad, espesa, filamentosa.

Nitricum acidum 9CH: 4 gránulos, dos veces al día:

• Inflamación blenorrágica específica.

• Orina oscura, que huele como la de un caballo.

Pulsatilla 9CH: 4 gránulos, dos veces al día:

• Necesidad acuciante, tenesmo; orina frecuente y escasa.

• Emisiones involuntarias de orina, al toser, reír, estando sentado, durante el primer sueño.

Terebenthina 9CH: 4 gránulos, dos veces al día:

• Estranguria muy dolorosa; micciones nocturnas frecuentes.

• Orinas raras, sanguinolentas; orina que huele a violetas.

Thuja 9CH: 4 gránulos, dos veces al día:

• Se tiene que esperar bastante rato para lograr orinar.

• Micciones frecuentes, penosas, con sensación de quemazón uretral.

• Chorro de orina que se interrumpe cinco o seis veces.

• Emisión de las últimas gotas muy difícil.

Viscum album 9CH: 4 gránulos dos veces al día:

• Dolores del tipo calambre que afectan a la próstata.

• Tenesmo urinario; orinas abundantes, turbias, fétidas.

Supuración de la próstata

Tomar el remedio más similar a los síntomas. Utilizar la potencia *9CH* si los síntomas son sólo físicos. Si los síntomas también son psíquicos, elegir la potencia *30CH:*

Hepar sulfur 9CH-30CH: 4 gránulos, 2-1 veces al día:

• Tendencia constitucional a la supuración.

• Supuración de la próstata, en prostatitis.

• Orina sin presión, que fluye verticalmente, sin fuerza.

• Orina con pus y abundantes depósitos mucopurulentos.

• Dolores punzantes como agujas o astillas clavadas en la carne.

• Dolores atroces, insoportables, subjetivamente exagerados.

• En individuo irritable, huraño, gruñón, afligido, hipersensible al dolor, al frío, al mínimo contacto.

• Mejora con el tiempo húmedo, con el calor, con prendas de abrigo en la cabeza y después de haber comido.

Silicea 9CH-30CH: 4 gránulos, 2-1 veces al día:

• Tendencia constitucional a la supuración.

• Supuración generalizada o localizada de las vías urinarias.

• Supuración de la próstata, en prostatitis.

• Pus denso, grumoso o filiforme, sanguinolento, fétido.

• Pus que emana gota a gota con la orina.

• En micciones frecuentes, seguidas, con tenesmo.

• Posibilidad de abscesos en pene, perineo, testículos.

• Causas: vacunaciones, estrés intelectual; insomnio, vigilia, corrientes de aire, sudaciones interrumpidas.

• En sujeto hipersensible, hiperestésico, fatigado mental y físicamente, irritable, desmoralizado, obsesionado.

• Síntoma clave: manía por los alfileres, que incluso busca y colecciona; fobia por las inyecciones, que procura evitar.

Adenoma de la próstata, forma aguda

El adenofibroma prostático es un tumor benigno que se desarrolla en el tejido prostático.

Es el equivalente, en el hombre, del fibroma uterino.

Tomar el remedio más similar a los síntomas.

Climaphilla umbellata 9CH: 4 gránulos, dos veces al día:

• Síntoma clave: necesidad constante de orinar, de noche.

• Tiene que esforzarse para orinar; a veces, para lograrlo tiene que separar las piernas o ha de inclinarse hacia delante.

• Después de la micción, tenesmo; con dolores punzantes en la uretra.

• Síntoma clave: hinchazón perineal y, sobre todo, sensación de estar sentado sobre un balón.

• Orina con mucha mucosidad, espesa, filamentosa, a veces con sangre.

• Posibles: prostatorrea, dolores renales unilaterales.

Histaminum hydrochloricum 9CH: 4 gránulos, dos veces al día:

• Calor en la vejiga insoportable; con necesidad de orinar a cada instante, pero sólo salen algunas gotas.

• Orina ardiente como el fuego, a la vez que un dolor como de agujas clavadas parte de la vejiga y se desplaza por el conducto uretral.

• Le atormenta tener que presionar para orinar.

• Le atormenta tener que estar mucho rato en el baño.

• Empeora con el movimiento, con el calor, con el nerviosismo.

Hoitzia coccinea 9CH: 4 gránulos, dos veces al día:

• Micción lenta, difícil, por congestión prostática intensa, por tenesmo persistente de la vejiga, tenaz.

• Dolores y ardores uretrales constantes, febriles.

• Orina roja, espumosa, sanguinolenta.

Adenoma de la próstata, forma crónica

Tomar el remedio más similar a los síntomas. Utilizar la potencia *9CH* si los síntomas son sólo físicos. Si los síntomas también son psíquicos, elegir la potencia *30CH:*

Baryta carbonica 9CH-30CH: 4 gránulos, 2-1 veces al día:

• Particularmente indicado en hipertrofia prostática senil.

• Próstata grande, dura, llena de protuberancias, que presenta problemas urinarios.

• Necesidad de orinar a menudo y con urgencia, hecho que le obliga a levantarse de noche.

• Necesidad de orinar, especialmente cuando le sube la presión arterial.

• Orina turbia, amarillenta; emanación blanquecina sin infección.

• Posible coexistencia de atrofia testicular e impotencia.

• En sujeto con senilidad precoz, o con apariencia senil prematura; lento de comprensión, de memorización; de movimientos, con actitudes y formas de pensar y de actuar infantiles.

• Empeora con el frío y después de comer.

Calcarea carbonica 9CH-30CH: 4 gránulos, 2-1 veces al día:

• Micciones frecuentes y dolorosas; ardor uretral.

• Orina escasa, rojiza con sedimento blanquecino (litiasis).

• Además de hipertrofia prostática, se asocian testículos endurecidos.

• En sujeto obeso o que tiende a la obesidad; débil; apático, insomne, friolero, reumatizado, dispéptico; ansioso, fatigado por cualquier tipo de esfuerzo mental.

Conium 9CH-30CH: 4 gránulos, 2-1 veces al día:

• Necesidad frecuente de orinar, especialmente por la noche.

• En algunos casos, incontinencia urinaria nocturna y también diurna.

• Dificultad para vaciar completamente la vejiga.

• Salida de orina intermitente con dolores después de la micción.

• Dolores cortantes, disuria con chorro intermitente.

• Dolores renales si no se satisface rápidamente la necesidad de orinar.

• Tenesmo con micciones dolorosas que fluyen gota a gota.

• Aumento del volumen y de la dureza de los testículos.

• Emanación prostática durante la defecación.

• Eyaculaciones involuntarias en presencia de una mujer.

• En sujeto sombrío, de mal carácter, taciturno; que detesta la gente.

Digitalis 12CH: 4 gránulos, dos veces al día:

• Retención urinaria, con ganas de orinar constantemente.

• La orina sale gota a gota; pérdidas seminales durante el sueño.

• En sujeto cianótico (piel, labios, párpados, uñas).

• Con pulso lento, intermitente o rápido, corazón débil.

• Con respiración irregular, lenta, profunda, suspirante.

• Con sensación subjetiva de morir si no se mueve.

Sabal serrulata 9CH-30CH: 4 gránulos, una o dos veces al día:

• Remedio clásico de las micciones frecuentes, especialmente nocturnas.

• Micciones dolorosas, vejiga tensa, ausencia de chorro.

• Dolores en el perineo; erección nocturna dolorosa.

• Puede ir acompañado de insuficiencia sexual.

Selenium 9CH-30CH: 4 gránulos, una o dos veces al día:

• Micciones frecuentes, con necesidad urgente.

• Necesidad de orinar inevitable en el transcurso de la noche (nicturia).

• A veces, fenómenos esporádicos de enuresis nocturna.

• Micciones muy frecuentes durante la noche (poliuria con nicturia).

• Emisión de orina gota a gota, pérdida de orina al caminar.

• Orinas rojizas, oscuras, escasas, espesas, sedimentadas.

• Irritación roja, pruriginosa, localizada en el pene.

• Pérdida de líquido prostático al permanecer sentado.

• En sujeto afable, que ha perdido peso, apático, deprimido.

• Que padece cefalea frontal derecha, presionante y latente.

• Con sueño tardío y ligero, con sueños interrumpidos.

• Con sueños eróticos o angustiantes relacionados con ladrones o con fuego.

Pulsatilla 9CH-30CH: 4 gránulos, una o dos veces al día:

• Necesidad de orinar frecuentemente aunque sin éxito, en especial estando tumbado boca arriba.

• Micciones frecuentes, marcadas por un tenesmo extraordinario.

• Tenesmo doloroso seguido de orina sanguinolenta.

• Orina sanguinolenta, ardiente, abrasante como el fuego.

• Emisión involuntaria de orina tosiendo o estornudando; estando sentado, especialmente durante mucho rato; por la noche.

• Emisión de orina al menor *shock*, a la mínima provocación.

• Escozor del meato urinario durante y después de la micción.

• Catarro crónico en la vejiga.

• Con o sin hipertrofia, sensación de magulladura testicular.

• En sujeto con carácter mutable, voluble, con un fondo de afabilidad, de carácter socialmente abierto.

• En el hombre también puede persistir la exaltación del apetito sexual, congénito.

• Con erecciones matutinas prolongadas.

• Excesos sexuales seguidos de cefalalgias, de dolores dorsales.

• Sensación de pesadez de las extremidades. *Pulsatilla* puede haber sido el remedio óptimo en episodios de blenorragia, con secreción espesa, de color amarillo verdoso; actualmente, en la hipertrofia prostática, conserva su papel.

La *sexología* es la ciencia de la sexualidad. Estudia las manifestaciones normales y patológicas relacionadas con el sexo en sus aspectos físicos, hormonales y psíquicos. La sexología es una rama de la biología, aunque se estudia desde una perspectiva multidisciplinaria (médica, psicológica, sociocultural, educativa).

En la terapia sexológica no se obtienen grandes logros afrontando los problemas solamente desde un punto de vista, con una metodología reduccionista. El *neurólogo* prescribe un psicofármaco, convencido de que la enfermedad depende de los neurotransmisores cerebrales; el *psicólogo* ve la causa de los problemas sexuales en conflictos infantiles o en otros condicionantes; el *sociólogo* la busca en el entorno exterior. Evidentemente, las cosas no son así.

La homeopatía, en cambio, considera la unidad psicosomática del hombre y su relación en un contexto sociogeográfico que caracteriza los aspectos típicos de su vida.

Concretando el *concepto de hombre integral* en remedios que son similares a los síntomas somáticos y psíquicos del enfermo, la homeopatía amplía la visión diagnóstico-terapia, evitando el binomio muerto del reduccionismo, para dar una solución global a los problemas funcionales de la sexualidad, que son numerosos.

Problemas de la sexualidad masculina

La respuesta sexual masculina en comparación con la mujer encuentra el primer problema en la *libido*, en el apetito sexual. Si no existe impulso sexual, no se produce erección del pene, o bien será escasa, breve o insuficiente para la relación.

Si el impulso es excesivo, la erección será dolorosa, violenta o incluso no concluyente, con delirios paroxísticos o temblores que pueden desembocar en impotencia temporal o crónica.

También puede haber erecciones sin deseo sexual, demasiado fáciles y permanentes después de la relación sexual.

Los problemas de la erección pueden comportar anomalías en la eyaculación.

Durante el coito, la *eyaculación* puede no tener lugar, ser precoz o demasiado tardía, dolorosa, difícil, con indicios de sangre.

Independientemente del coito, puede producirse involuntariamente después del coito, sin erección, mirando una mujer o simplemente pensando en ella.

También se pueden dar emisiones seminales defecando o durmiendo, de forma totalmente involuntaria e irrefrenable.

Ausencia o déficit de deseo sexual

UN REMEDIO PARA EL INTELECTUAL: *SILICEA*

Actúa en el intelectual puro, que efectúa un trabajo mental: estudiante, profesor, magistrado, abogado, médico, economista, el profesional liberal en general.

Síntoma clave: el miedo de no triunfar profesionalmente.

Síntomas sexuales: un comportamiento bifásico (altibajos).

• Eretismo sexual en la *fase de vigor* psicofísico.

• Disminución de la libido en la *fase asténica*, de debilidad física.

• Hundimento en periodos de ansiedad, angustia, duda, desmoralización.

• La debilidad sexual se acompaña de irritabilidad.

Posología: 30CH, 7 gránulos, mañana y tarde.

UN REMEDIO PARA EL HOMBRE DE NEGOCIOS: *LYCOPODIUM*

Actúa en el *ejecutivo*, que lleva a cabo una actividad mental y está dotado de sentido común, pero débil muscularmente, delgado, con arrugas prematuras, señal de un hígado que está siempre en alarma. El vientre prominente nos sugiere que sea esta región el centro vital del organismo.

Síntoma clave: autoritario en las decisiones, colérico; en su interior vibra un temperamento de artista, inquieto y melancólico.

Síntomas sexuales: el cerebro y el sexo no funcionan en consonancia.

• El sujeto ha abusado, de joven, de la masturbación.

• Ha abusado del sexo, de joven y durante la primera etapa de adulto.

• Ahora, obligado a seguir el ritmo de sus actividades, se siente carente de energía sexual, con el cerebro que no comunica con el pene.

• No le falta libido, pero los órganos sexuales no obedecen.

• Tiene sueño, y busca inconscientemente refugiarse en la tranquilidad de la impotencia.

• Así, el hombre de negocios... se duerme durante el abrazo.

Posología: 30CH, 7 gránulos, mañana y tarde.

UN REMEDIO PARA EL IMPOTENTE OCASIONAL: *AGNUS CASTUS*

El impotente ocasional se lamenta de su vida desperdiciada. Está pálido, triste, con aspecto de viejo precoz. Piensa en el suicidio o en tirar la toalla en lo que a sexo se refiere.

Síntoma clave: falta de erección o erección insuficiente.

Síntomas sexuales: falta de confianza en sus propias capacidades sexuales.

• Órganos genitales fláccidos e inertes, fríos y sin tono.

• Frigidez genital, pese a las emisiones seminales involuntarias, que se producen en el momento de la defecación o durmiendo.

Posología: 15CH, 7 gránulos, mañana y tarde.

Aumento o exceso de deseo sexual

El aumento de la libido es un fenómeno fisiológico. Puede desembocar en el onanismo *(Anantherum muricatum).* Puede capitular en eyaculación precoz *(Calcarea carbonica),* si la libido se estimula a nivel exclusivamente psíquico.

En cambio, el exceso de libido es un fenómeno patológico. Puede llegar hasta el delirio erótico pasional de *Phosphorus.* O al exhibicionismo convulsivo o espasmódico de *Stramonium.* O al estremecimiento libidinoso persistente, obsesivo de *Zincum.*

UN REMEDIO PARA EL ONANISMO PSICONEURÓTICO: *ANANTHERUM MURICATUM*

El remedio es útil para quien empeora después de tener una relación con la pareja, y prefiere la práctica del onanismo. Ha perdido el contacto con la realidad *(autismo psiconeurótico),* lo que le lleva a construir una vida interior aislada del entorno.

Síntoma clave: el onanismo, como refugio psiconeurótico.

Síntomas psíquicos: humor simpático, alegre y dicharachero. El sujeto, dejándose llevar por la imaginación, pierde la memoria de las cosas concretas, para vivir en un mundo de alucinaciones que le sirven de soporte mental a las prácticas masturbatorias.

Síntomas no sexuales característicos: uñas alteradas, finas y rotas, o gruesas y deformadas; lesiones cutáneas con supuración.

Posología: 30CH, 7 gránulos, mañana y tarde.

UN REMEDIO PARA LA OBSESIÓN SEXUAL IMPOTENTE: *CALCAREA CARBONICA*

Está indicada para el hiperexcitado sexual impotente. Joven con tendencia a la obesidad u hombre adulto corpulento. Sujeto flemático, indolente, que se cansa con facilidad.

Síntoma clave: obsesionado por el sexo, no logra dormir.

Síntomas sexuales: exceso totalmente mental de la libido.

• La hiperexcitación es fruto de una imaginación libidinosa.

• Las erecciones son raras, breves, débiles, insuficientes.

• La eyaculación es prematura; y provoca debilidad, cefalea, sensación de frío, vértigos, temblor en las rodillas.

Posología: 30CH, 7 gránulos, mañana y tarde.

UN REMEDIO PARA EL DELIRIO ERÓTICO EXTRAVAGANTE: *PHOSPHORUS*

Agitado, movido, no está tranquilo ni un solo momento. El deseo sexual es irresistible.

Síntoma clave: deseo excesivo, con impotencia.

Síntomas sexuales: gran exaltación del apetito sexual.

• Manía sexual caprichosa; éxtasis amoroso durante el sueño.

• Erecciones dolorosas y frecuentes, de día y de noche.

• La excitación capitula en la impotencia cuando realiza el acto sexual.

• Sin embargo, el deseo es intenso, a pesar de que el pene se quede blando.

Síntomas psíquicos: depresión física y mental.

• Riqueza de ideas, lúcidas; gran fatiga cerebral.

• Trastornos mentales, después de un susto, disgustos o extravagancias sexuales.

• Ansia hipocondriaca, aprensión por la salud, por el futuro.

Posología: 30CH, 7 gránulos, mañana y tarde.

UN REMEDIO PARA EL DELIRIO ERÓTICO EXHIBICIONISTA: *STRAMONIUM*

Libertino impúdico, en el pensamiento y en las palabras. Exhibe su libido con síntomas imperiosos y bastante violentos y la descarga en excesos salvajes, en el onanismo maniaco; «mucho ruido y pocas nueces».

Primer síntoma clave: lascivia e impotencia.

Segundo síntoma clave: miedo del agua y de los túneles.

Síntomas sexuales: excitación extrema y violenta.

• Movimientos desordenados de los músculos del rostro y de las piernas.

• Dolor sordo en los testículos, prurito voluptuoso en el escroto.

• Espermatorrea, poluciones nocturnas; ausencia de dolor.

Síntomas psíquicos: cólera delirante, maníaca, destructora. Hombre amable que tiene reacciones brutales debido a los celos.

Posología: 30CH, 7 gránulos, mañana y tarde.

UN REMEDIO PARA LOS TEMBLORES LIBIDINOSOS: *ZINCUM*

Sujeto débil, enflaquecido, cansado, pálido, malhumorado.

Primer síntoma clave: temblor de piernas constante.

Segundo síntoma clave: no soporta el vino.

Síntomas sexuales: erecciones violentas con finalidades onanísticas.

• Hinchazón de los testículos con dolor en los conductos espermáticos.

• Eyaculación precoz durante el acto sexual.

Síntomas psíquicos: hipocondría, amnesia, merma intelectual.

• Hipersensibilidad con dolores de origen nervioso.

Otros síntomas: sólo orina sentado.

Posología: 30CH, 7 gránulos, mañana y tarde.

Trastornos de la erección

ERECCIONES INEXISTENTES
O POCO FRECUENTES

Agnus castus

4 gránulos, una o dos veces al día.

9CH, síntomas solamente físicos; *15CH* síntomas también psíquicos.

Órganos genitales flojos e inertes; fríos y sin tono.

• Impotencia total; senilidad precoz, también únicamente psíquica.

• *Síntoma clave:* soltero que padece debilidad nerviosa.

China

4 gránulos, una o dos veces al día.

9CH, síntomas solamente físicos; *15CH* síntomas también psíquicos.

• Sexualmente excitado, con impotencia persistente.

• Poluciones nocturnas extenuantes, con sueños eróticos.

• Hinchazón de los órganos genitales, que duelen a la palpación.

• Palidez, cefalea, tristeza, desmoralización, sensación de frío.

Síntoma clave: enfermedades después de perder líquidos orgánicos.

Medorrhinum (nosode)

4 gránulos, una o dos veces al día.

9CH, síntomas solamente físicos; *15CH* síntomas también psíquicos.

• Carencia de erección en sujeto debilitado e impotente, que pasa gran parte de la noche en locales nocturnos.

Síntoma clave: duerme en posición genupectoral.

ERECCIONES DIFÍCILES
Y SIN CONTINUIDAD

Terebenthina

4 gránulos, una o dos veces al día.

9CH, síntomas solamente físicos; *15CH* síntomas también psíquicos.

• Erecciones débiles, con emisiones de líquido prostático.

• Sujeto con la cabeza en las nubes, distraído, ausente.

• Deprimido, le gustaría ahorcarse, pero teme la muerte.

Síntoma clave: orina con olor a violetas.

Serum anticolibacillinum

4 gránulos, una o dos veces al día.

9CH, síntomas solamente físicos; *15CH* síntomas también psíquicos.

• Erección lenta, a causa de la escasez del deseo.

• Testículos pequeños, blanduchos, doloridos, que causan frustración.

• Sujeto abúlico, anérgico, hipotenso, fóbico, desmemoriado.

• *Síntoma clave:* fobia de las muchedumbres, de los espacios abiertos.

ERECCIONES EXCESIVAMENTE BREVES

Conium

4 gránulos, una o dos veces al día.

9CH, síntomas solamente físicos; *15CH* síntomas también psíquicos.

• Deseo intenso, pero con erecciones demasiado breves, infructíferas.

• Sujeto tímido, taciturno, sombrío, malhumorado y deprimido.

• Sujeto que se muestra también autoritario, que no tolera que le contradigan en ningún momento.

• La continencia forzada puede incidir en la impotencia, en sujeto educado desde niño con métodos represivos.

Síntoma clave: frustración por abstinencia sexual.

Nux vomica

4 gránulos, 1-2 veces al día.

9CH, síntomas solamente físicos; *15CH* síntomas también psíquicos.

• Hipersensible, ansioso, agitado, nervioso y melancólico.

• Hiperlibidinoso; erecciones breves y raras; dolores del tipo calambre.

• Onanismo, emisiones seminales frecuentes, nocturnas y diurnas.

• Sueña día y noche con mujeres lascivas y provocadoras.

Síntoma clave: cólera, cuando se ve obligado a responder.

Phosphoricum acidum

4 gránulos, 1-2 veces al día.

9CH, síntomas solamente físicos; *15CH* síntomas también psíquicos.

• Testículos blandos, colgantes; erecciones difíciles, insuficientes.

• Espermatorrea durante la noche; o bien defecando heces blandas.

• Apático, escorbútico; extenuado debido a que presenta pérdida de líquidos vitales.

• Extenuado después de excesos sexuales, o de una sucesión de emociones.

• Extenuado después de sufrimientos morales, penas, discusiones, amores no correspondidos.

Síntoma clave: tristeza después de la masturbación.

Selenium

4 gránulos, 1-2 veces al día.

9CH, síntomas solamente físicos; *15CH* síntomas también psíquicos.

• Erecciones breves, que se aflojan en eyaculaciones precoces.

• Se excita con la pornografía, sueña con mujeres lascivas.

• Cuando logra llevar a cabo un acto sexual, se duerme seguidamente.

• Poluciones mientras duerme, soñando, y también cuando se encuentra sentado.

Síntoma clave: el cabello le duele al tacto.

ERECCIONES INSUFICIENTES: INSUFICIENTEMENTE RÍGIDAS

Agnus castus

4 gránulos, 1-2 veces al día.

9CH, síntomas solamente físicos; *15CH* síntomas también psíquicos.

• Ausencia de libido; órganos genitales fláccidos, fríos; impotencia.

• Viejo libertino con uretritis crónica y astenia nerviosa.

Síntoma clave: olor imaginario de arenque o de musgo.

Graphites

4 gránulos, 1-2 veces al día.

9CH, síntomas solamente físicos; *15CH* síntomas también psíquicos.

• Aversión al coito; erecciones sin éxito, incluso sintiendo deseo.

• Erecciones flojas, con disminución de la libido durante la relación.

• No lleva al orgasmo y eyacula con precocidad, con sensación de aburrimiento.

• Melancólico, tímido, aprensivo, torpe, dubitativo.

Síntoma clave: dermopatías genitales varias.

Indium metallicum

4 gránulos, una o dos veces al día.

9CH, síntomas solamente físicos; *15CH* síntomas también psíquicos.

• Aumento de la libido que termina en espermatorrea nocturna.

• Erecciones insuficientes que terminan en eyaculaciones precoces.

• Sujeto inactivo, agotado, soñoliento, deprimido.

• Cefalálgico, pustuloso; se queja de dolores detrás del esternón, reumatismos en las piernas, fatiga muscular.

Síntoma clave: al orinar pierde el control del ano.

Lycopodium

4 gránulos, una o dos veces al día.

9CH, síntomas solamente físicos; *15CH* síntomas también psíquicos.

• Chico, joven o joven adulto que sufre impotencia causada por el onanismo o por costumbres libertinas; o por aversión mental o emocional a la relación sexual.

• Pene frío, encogido, con erección incompleta.

• Personas ancianas, con deseo intenso pero sin erección válida; se duermen durante los prolegómenos; eyaculan con precocidad.

• Enfermedades debidas a un apetito sexual excesivo.

• Enfermedades debidas a la supresión del deseo sexual.

Síntoma clave: escalofríos en el recto antes de defecar.

Sepia

4 gránulos, una o dos veces al día.

9CH, síntomas solamente físicos; *15CH* síntomas también psíquicos.

• Igual que en la frigidez femenina, la impotencia masculina crónica es una reacción a una sexualidad regida por la exigencia, por la imposición.

• Causas coadyuvantes: sedentarismo, excesos alimentarios, humo, tabaco.

• Erecciones inconsistentes, efímeras, por astenia genital.

• Irritabilidad después de la relación sexual, después de realizar algún esfuerzo.

• Emisiones seminales después de onanismo; secreción uretral nocturna.

• Sujeto triste, solitario, apático, indiferente a los placeres.

• Colérico, intolerante a la contradicción.

Síntoma clave: sensación de estar sentado encima de un balón.

Sulfur

4 gránulos, una o dos veces al día.

9CH, síntomas solamente físicos; *15CH* síntomas también psíquicos.

• Libido, incapacidad de mantener una erección válida.

• Erección débil, complicada por erupciones genitales pruriginosas.

• Con inflamación del glande y del prepucio.

Síntoma clave: horror al agua, desde niño.

ERECCIONES VIOLENTAS Y DOLOROSAS

Argentum nitricum

4 gránulos, una o dos veces al día.

9CH, síntomas solamente físicos; *15CH* síntomas también psíquicos.

• Dolores punzantes como agujas que acompañan erección y coito, siendo siempre el resultado una exudación sanguinolenta.

• Dolores punzantes que se hacen extensivos al escroto y a los testículos.

• Sujeto precipitado, disperso, siempre «a salto de mata».

• Sujeto emotivo, agitado, presuroso, claustrofóbico.

Síntoma clave: al orinar no nota la uretra.

Cannabis indica

4 gránulos, una o dos veces al día.
9CH, síntomas solamente físicos; *15CH* síntomas también psíquicos.
• Libido intensa, erecciones violentas y muy dolorosas.
• Sueños eróticos con dolores después del coito en la región lumbar y sacra.
• Sujeto despabilado, que busca constantemente la satisfacción sexual (satiriasis). Puede sufrir priapismo.

Fluoricum acidum

4 gránulos, una o dos veces al día.
9CH, síntomas solamente físicos; *15CH* síntomas también psíquicos.
• Eretismo libidinoso paroxístico, con erecciones nocturnas que le interrumpen el sueño y que le mantienen despierto el resto de la noche.
• Erecciones frecuentes, incluso sin la compañía de una mujer.
• Sujeto contento de sí mismo, se toma la vida a risa.

Cantharis

4 gránulos, una o dos veces al día.
9CH, síntomas solamente físicos; *15CH* síntomas también psíquicos.
• Erecciones tan violentas que parece que vaya a explotar el pene.
• Erecciones dolorosas y persistentes después del coito (priapismo).
• Libido insaciable en sujeto extremadamente sensible.
• Sujeto con trastornos mentales-sexuales y crisis maniacas.

ERECCIONES SIN DESEO SEXUAL

Ammonium carbonicum

4 gránulos, una o dos veces al día.
9CH, síntomas solamente físicos; *15CH* síntomas también psíquicos.
• Erecciones acompañadas de pérdidas seminales frecuentes; con dolor pruriginoso en el escroto y en los conductos espermáticos.
• En sujeto rechoncho, sedentario, hipoérgico, arreactivo, delicado y débil, a pesar de que muestra una aparente robustez.

Anomalías de la eyaculación

Cuando tiene lugar el orgasmo, el esperma es emitido por efecto de las contracciones rítmicas de los músculos bulbo e isquiocavernosos.
La anomalía más frecuente es la *eyaculación precoz*, problema de naturaleza generalmente neurótica, que puede producirse inmediatamente antes de la unión sexual *(ante portas)* o inmediatamente después de haber iniciado la unión (al cabo de 30-90 segundos).
La mujer suele expresar su queja ante esta situación, puesto que necesita un periodo más largo de penetración para satisfacer su tensión sexual.
Esta circunstancia puede derivar, en el hombre, en *insuficiencia erectiva*, que puede convertirse a su vez en *impotencia sexual*, si la mujer echa en cara a su pareja la decepción experimentada.

EYACULACIÓN «ANTE PORTAS»

Gelsemium sempervirens

30CH: 7 gránulos una vez al día.
• Sujeto que sufre anomalías causadas por la excitación nerviosa.
• Temblor interno, ansia de anticipación, bloqueo debido a la emoción.
• Sujeto trastornado por el miedo al momento de la penetración, cada vez que se hace inminente la relación.
• Otros síntomas posibles: sensación de agujero en el estómago con angustia; diarrea urgente después de una emoción.

EYACULACIONES EXCESIVAMENTE
RÁPIDAS

Graphites

30CH: 7 gránulos una vez al día.
• Eyaculación rápida, demasiado veloz.
• Sujeto ansioso, especialmente por la mañana.
• Sujeto agitado, impaciente, cuando se compromete en algo.
• Hiperexcitado sexual que padece poluciones nocturnas.

Lycopodium

30CH: 7 gránulos una vez al día.
• Aversión por prejuicios a la relación sexual.
• Eyaculación prematura (o también demasiado tardía, o inexistente).
• Sujeto melancólico o colérico, con astenia psicofísica.
• Sujeto que adolece de confianza en sí mismo.
• Sin embargo, aparentemente es orgulloso, dictatorial, dominante.

Selenium

30CH: 7 gránulos una vez al día.
• Eyaculación demasiado rápida (erección sin continuidad, difícil).
• Sujeto físicamente impotente, con pensamientos lascivos.
• Sufre emisiones seminales gota a gota después del coito, al defecar, mientras duerme.

Zincum metallicum

30CH: 7 gránulos una vez al día.
• Eyaculación demasiado rápida (o difícil).
• Sujeto con deseo sexual excesivo.
• Sujeto con tendencia al onanismo.
• Sujeto que no tolera el alcohol.

• Sujeto cansado porque se ha masturbado demasiado.

EYACULACIONES EXCESIVAMENTE
TARDÍAS

Calcarea carbonica

30CH: 7 gránulos una vez al día.
• Eyaculación tardía, excesivamente retrasada.
• Sujeto emotivo, que se impresiona fácilmente.
• Agitación impaciente durante la relación sexual.
• Irritabilidad después de la relación sexual.
• Miedo a ser observado, temor a ser criticado.

EYACULACIONES SIN ERECCIÓN

Cobalto

15CH: 7 gránulos, dos veces al día.
• Pérdidas seminales frecuentes, sin erección, con impotencia.
• Deseo inconstante, erecciones débiles, posibles eyaculaciones precoces, como las poluciones nocturnas.
• Dolor en la región lumbosacra generalmente después del coito o de las poluciones.
• Sueño prolongado, con sueños lascivos, reposo escaso.
• Humor mutable, depresión, le disgusta el trabajo.

Dioscorea villosa

12CH: 7 gránulos, tres veces al día.
• Pene habitualmente frío y flojo, con emisiones seminales.
• Posibles erecciones que se producen en fase tónica, frecuentes, acompañadas de libido.
• Sueños nocturnos lascivos, con espermatorrea.

EYACULACIONES DESPUÉS DEL COITO

Natrum muriaticum

30CH: 7 gránulos una vez al día.
• Libido fuera de lo normal, en sujeto con problemas uretrales; secreción uretral lechosa, indolora, crónica.
• Emisiones de líquido prostático en presencia de mujer joven.
• Eyaculación después del coito, con aumento de la libido.
• Impotencia con eyaculaciones tardías, después de excesos sexuales.
• Ansiedad hipocondriaca, enfermedades causadas por desilusión amorosa.
• Tristeza silenciosa, resentimiento, llanto involuntario.

EYACULACIONES EN EL TRANSCURSO DE CARICIAS O AL ENCONTRAR A UNA MUJER

Conium

15CH: 7 gránulos, tres veces al día.
• Erotismo mental y emocional, incapacidad de traducir la imaginación a la realidad y de satisfacer el deseo.
• Impotencia erectiva y, en algunos casos, también eyaculatoria.
• Emisiones seminales durante las caricias.
• Emisiones seminales pensando o al encontrarse con una mujer.
• Resultado: enorme tristeza, estado hipocondriaco, abatimiento.

Nux vomica

15CH: 7 gránulos, una vez al día.
• Eyaculación con la simple presencia de una mujer.
• Emisiones seminales, frecuentes, durante el día.
• Emisiones seminales después de onanismo.

• Hipersensible, se excita sexualmente con gran facilidad.
• Carácter ardiente, temperamento irritable, impaciente, colérico, agresivo, rencoroso, mentiroso.

Remedios de la masturbación

ANANTHERUM MURICATUM

30CH: 7 gránulos mañana y tarde.
La excitación sexual aumenta con la relación sexual, empeora el estado anímico y lo induce al onanismo, que le ofrece una solución reconfortante para su psiconeurosis.

BUFO RANA

30CH: 7 gránulos mañana y tarde.
• Erecciones frecuentes, eyaculaciones rápidas e involuntarias.
• Se retira en la soledad para masturbarse.
• Sexualmente incontrolado, mentalmente débil, enfermo.

ORIGANUM MAJORANA

30CH: 7 gránulos mañana y tarde.
• Hiperexcitado sexual, erotómano paroxístico.
• Se abandona a imaginaciones y lecturas pornográficas.
• Siente atracción por todo lo voluptuoso, lascivo.

PLATINA

30CH: 7 gránulos mañana y tarde.
• Prurito voluptuoso de los órganos genitales.
• Deseo violento con temblores libidinosos.
• Hipersensibilidad de los órganos genitales.
• Erecciones violentas, se masturba incluso violentamente.

30CH: 7 gránulos mañana y tarde.
- Hipersensibilidad de los órganos genitales.
- Prurito voluptuoso en el escroto.
- Obsesionado por el sexo y por la frustración sexual, con un largo historial de onanismo.
- Apatía, indiferencia abúlica después de haberse masturbado.

Problemas de la sexualidad femenina

Orgasmo femenino

El orgasmo es la fase de la relación sexual que coincide con la *máxima intensidad de las sensaciones sexuales*, que van del placer físico al éxtasis psíquico. La mujer lo vive como una sensación de no conciencia (que los médicos antiguos llamaban «pequeña muerte»), seguida de una ola de placer intenso en el clítoris y toda la región pélvica. A continuación, experimenta una sensación de calor que se extiende de la pelvis a todo el organismo. El organismo concluye con pulsaciones vaginales y temblores pélvicos.

Las dos principales anomalías relativas al orgasmo son la anorgasmia y la frigidez. La homeopatía interviene en las motivaciones psíquicas internas que expresan el sufrimiento, en ocasiones inconsciente y profundo, de una feminidad frustrada e inhibida en el plano de sus pulsiones instintivas más naturales. Los efectos del reequilibramiento mental repercutirán en el plano físico.

Anorgasmia

La anorgasmia consiste en la *imposibilidad de alcanzar el orgasmo en la relación sexual.*

El problema de la respuesta femenina al contacto sexual es muy importante y delicado. Nace de la *relación de pareja* y condiciona su buen funcionamiento. Incide siempre con intensidad y profundidad en el equilibrio existencial y biológico de la mujer.

La mujer anorgásmica puede participar emotiva y sexualmente en la relación y alcanzar un cierto grado de excitación y de placer, pero nunca logra un orgasmo psicofisiológico exaltante.

Las *interferencias negativas* que inciden en la falta de orgasmo femenino pueden ser de naturaleza *somática* (desequilibrios hormonales, intoxicación farmacológica, alteraciones de la esfera genital, flexión orgánico-funcional). También pueden depender de motivaciones *psicológicas* de contenido psíquico estrictamente personal, que se sintetizan en una tensión conflictiva más o menos inconsciente y no resuelta en el ámbito de la sexualidad.

INTERFERENCIAS PSICOLÓGICAS NEGATIVAS

Las interferencias psicológicas que impiden alcanzar el orgasmo deben buscarse en la aparición de *ansia-angustia* durante la relación (ansia en algunos casos esporádica), o bien en la *incapacidad de comunicar* con la pareja en la intimidad (¡no existe el diálogo!).

Una tercera posibilidad, que suele ser típica de la cronicidad, es la existencia de *barreras perceptivomentales* contrarias a las sensaciones y a las tensiones eróticas y libidinosas.

Estas interferencias obligan a la mujer a adoptar una actitud pasiva en la relación sexual, más de *espectadora* que de *participante*, capaz de realizar iniciativas personales y de abandonarse a las sensaciones orgásmicas propias y del compañero, hecho que potencia la dilatación orgásmica recíproca.

Para llevar a cabo una terapia correcta, es indispensable que el bioterapeuta conozca de voz del paciente los *síntomas psíquicos auténticos* provocados por las barreras perceptivomentales que afectan a la relación de la pareja. Es conveniente que la mujer aprenda a indagar en su propio *cerebro-corazón-útero*, para conocer su sintomatología sexual: si ella misma no sabe lo que siente, el homeópata naufragará en la oscuridad.

Sin embargo, en este campo tan personal, creo que el *autoanálisis*, seguido de una ponderada y paciente *automedicación responsable*, es el camino más adecuado para curarse con conocimiento de causa y sin vínculos de dependencia carismática que no sean los propios.

Frigidez

La frigidez es un problema más grave, más profundo en términos globales, relacionado con motivaciones rígidas, difíciles de derribar, porque están enraizadas en una *personalidad egotista,* que tiene un verdadero culto de sí misma, una autocomplacencia narcisista y refinada de sus propias cualidades; es un caso diferente del egoísmo y del egocentrismo.

La mujer frígida es aquella que «permanece fría», indiferente, sin experimentar placer alguno, ya sea en los preliminares de la relación, o bien durante la unión carnal.

Falta el deseo sexual, y falta también la capacidad de respuesta erótica al estímulo sexual. Encontramos indiferencia, apatía, repulsión, *rechazo neurótico de la feminidad sexual.*

Si bien no es un síntoma por sí misma, la actitud seudoinfantil de fría superioridad y desdén ante los hombres, relacionada con el sueño del Príncipe Azul, digno de servirla, conlleva una larga lista de *síntomas molestos e indisponentes:* la irritabilidad, la desgana ante las ocupaciones de cada día, el cansancio incluso reposando, la poliuria, la leucorrea, la sequedad vaginal, el prurito vulvar y los dolores dorsales y pélvicos. Todo ello confirma que la mujer frígida o anorgásmica en muchas ocasiones es cálida, reactiva y pasional, y *su disfunción orgásmica es una enfermedad de verdad y no un capricho.*

PSICODINÁMICA DE LA FRIGIDEZ

La *observación clínica* (G. Benedetti, EMI) documenta una gran variabilidad entre pacientes de las motivaciones que están en el origen de la frigidez y de la tendencia a superponerse, en su conjunto, en varios síndromes con los siguientes momentos psicológicos.

La *unión excesiva con la madre*, símbolo de seguridad y refugio: la pareja masculina será siempre considerada como un «intruso» en la relación madre-hija.

La *identificación insuficiente con el papel sexual femenino*, porque la madre, al rechazar su papel sexual, ha traspasado inconscientemente a su hija la idea de que es vergonzoso o sucio todo lo que guarda relación con el sexo (menstruaciones, desarrollo de los signos sexuales secundarios, contacto social con el hombre, experiencias íntimas, matrimonio).

La *identificación excesiva con las figuras masculinas familiares* (padre, hermanos) en una niña que, al hacerse mujer, experimentará un bloqueo afectivo con un extraño.

El *complejo de Edipo no resuelto:* la pareja masculina se considera como una competencia para el padre. Por consiguiente constituye una amenaza al narcisismo de la hija, que se ha identificado con la prestigiosa figura paterna, en la que se apoya el culto narcisista de sí misma.

La *envidia inconsciente del pene* en la mujer que no puede dominar al macho, al que nota como superior porque posee el pene que a ella le falta y, por esta razón, desearía «castrarlo» psicológicamente.

La *espera excesiva del hombre ideal por parte de la mujer*, seguida de la desilusión en el encuentro con el hombre real, al cual la mujer se niega neuróticamente a entregarse, disgustada por el sexo.

La *rivalidad excesiva con otras mujeres*, percibidas como más capaces que ella a la hora de satisfacer al hombre, hecho que origina un complejo de inferioridad sexual humillante.

El *temor de no lograr satisfacer sexualmente al hombre*, especialmente cuando la pareja, eyaculador precoz habitual, alcanza el orgasmo rápidamente, privándola a ella del suyo y dándole la sensación de no valer nada sexualmente.

La *homosexualidad latente en mujeres convertidas en heterosexuales* después de haber vivido experiencias homosexuales, pero que están inhibidas heterosexualmente por importantes exigencias homosexuales.

La *hostilidad rencorosa hacia el hombre*, considerado como un egoísta y un ordinario, que sólo busca su propia satisfacción. La frigidez es el resarcimiento de la mujer que se siente sexualmente desaprovechada por un hombre afectivamente árido e incapaz de gratificarla.

La *psicología analítica* ha intervenido desde siempre en la terapia de la mujer frígida. Actualmente también se llevan a cabo *terapias de familia o de grupo*, específicas de la esfera sexual, aunque abiertas a otros aspectos modernos de comunicación.

La *homeopatía* puede desempeñar un papel de *terapia global*, afrontando no sólo los aspectos psíquicos y psicosomáticos del problema (síntomas psíquicos), sino también los psicosomáticos, relacionados con enfermedades orgánicas que están en el origen de los problemas de la sexualidad, y los agravan convirtiéndolos en crónicos (síntomas físicos).

Vaginismo

Además de los problemas del orgasmo (anorgasmia y frigidez), existe el problema del coito doloroso, ya sea en el momento de la penetración (vaginismo), o bien mientras el pene permanece en el interior de la vagina (dispareunia).

El vaginismo (menos frecuente que la anorgasmia y la frigidez) consiste en un espasmo reflejo de los músculos vulvo-vaginales-perineales contra la introducción de cuerpos extraños, que resulta dificultosa o imposible, pero en cualquier caso dolorosa.

Las *causas orgánicas* del vaginismo pueden ser excepcionales, transitorias o permanentes. El dolor puede tener su origen en malformaciones constitucionales, estenosis vaginal, himen resistente, inflamaciones, hemorroides, heridas producidas por el coito, por patología del parto.

Además del espasmo, el dolor puede depender también del miedo (vaginismo absoluto). Las *motivaciones psíquicas*, psiconeuróticas, son las más frecuentes.

El *vaginismo psiconeurótico* puede ser *transitorio*, relacionado con el ansia de anticipación; *crónico*, relacionado con un intento inconsciente de defensa, según una teoría psicoanalítica (envidia del pene), o multicausal (educación religiosa rígida, pareja impotente, consumidor de estupefacientes, desinformación sexual, conflicto sexual latente con miedo a la punición).

En cualquier caso, el vaginismo está siempre producido por un *trauma psicosexual*. El trauma que origina el espasmo vaginal involuntario puede ser fisiológico o psicológico, o fisiopsicológico, especialmente si la mujer tiene una predisposición interna para el *shock*.

También puede ser frígida una mujer sexualmente infantil, en cuya educación se le ha inculcado el coito como algo doloroso, difícil o sucio, y en ningún caso conveniente para la mujer sumisa.

Algunas mujeres sufren trastornos en el inicio de la actividad sexual debido a la agresividad instintiva del hombre o, todavía peor, por su desconcertante y tosca inexperiencia sexual, además de afectiva.

En otras, el vaginismo es el resultado de un austero condicionamiento ético y religioso, o del conflicto entre la joven y el ambiente sexofóbico de los familiares.

Tampoco debemos olvidar al miedo atroz que otras mujeres sienten por el parto o por un embarazo indeseado.

En *psicoterapia* se busca la forma de modificar la causa inmediata del trastorno, la reacción incondicionada. Se curan las causas profundas cuando obstaculizan la desensibilización.

En *psiquiatría* se curan los *trastornos mentales* considerados como complicaciones del vaginismo, que tiene una parte de responsabilidad en los síndromes histéricos, en los trastornos afectivos y humorales (episodios maniacos, depresivo-maniacos, neurosis depresiva) y en los trastornos de ansiedad (neurosis de ansia, neurosis obsesivo-compulsivas, ataques de pánico, agorafobia, fobias sociales, alteraciones postraumáticas por estrés).

La *homeopatía* tiene un lugar como *terapia psicosomática y médica*. Se obtienen buenos resultados en el *vaginismo funcional*, es decir, en los espasmos involuntarios de la musculatura externa de la vagina, que afectan al coito de forma recurrente y persistente. En los casos de competencia psiquiátrica, su aportación es esencial para reforzar las defensas inmunitarias y contrarrestar los daños de los fármacos de síntesis.

Dispareunia

La dispareunia (del término griego que significa «la que tiene una unión infeliz») indica la participación dolorosa de la mujer en el coito. No se produce dolor, o si existe este es escaso, en el momento de la penetración, pero es profundo en el transcurso de la relación. En pocos casos la mujer se excita, y en todavía menos alcanza el orgasmo. *En la mayor parte de los casos los motivos de la dispareunia son orgánicos.* La mujer rechaza una relación en la cual está en juego la integridad funcional-orgánica de su aparato genital. Esto es lo que puede ocurrir, por ejemplo, después de un parto con sutura quirúrgica del perineo, lesionado por la salida del feto (perineorrafia).

La sexología moderna ha ampliado la noción de dispareunia, oponiéndola a la *eupareunia*, que es la relación normal con una satisfacción completa del hombre y de la mujer.

Esta definición incluye también las raras *causas psicógenas* de la dispareunia, que se identifican o se superponen a las causas del vaginismo. Pensemos en experiencias penosas y frustradas en el plano de la afectividad, que es esencial en toda relación sexual. Sin embargo, la anatomofisiopatología del aparato urinario ocupa siempre un lugar preferente.

Entre los síntomas de la dispareunia, los más enojosos son la sensación de ardor, de prurito o de dolor en la vagina durante o después de la relación. La presencia de una irritación crónica vulvar o vaginal, y la falta de lubrificación vaginal arrebatan a la mujer la posibilidad de actuar sexualmente siguiendo totalmente sus deseos. Ella imagina el coito como un suceso irritante y frustrante; en definitiva, contraproducente para el diálogo de pareja. Por estas razones, no son pocas las mujeres que, padeciendo disfunciones funcionales que creen irreversibles, enfatizan el dolor para evitar o reducir la cantidad de relaciones con el cónyuge.

El rechazo de la relación sexual tiene lugar precisamente para salvar la relación afectiva, que podría deteriorarse a causa de posibles trastornos neuróticos secundarios consecuencia de alteraciones orgánicas ginecológicas.

Toda mujer debería exponer con claridad estos problemas al cónyuge y al médico de familia. Este último ordenaría controles sistemáticos de la acidez vaginal para comprobar la presencia de eventuales agentes infecciosos, que pudieran provocar vulvovaginitis y vaginitis bacterianas.

El *tratamiento homeopático* puede desempeñar un papel decisivo como *terapia psicosomática y médica.*

En primer lugar en la dispareunia funcional, en donde la relación sexual está acompañada de dolores recurrentes y persistentes en los órganos genitales, sin presencia de infecciones, alteraciones o lesiones. En segundo lugar, en la dispareunia orgánica, en cuyo caso cura simultáneamente el síntoma dispareúnico y el trastorno orgánico-genital. No debe olvidarse que la dispareunia orgánica, antes de ser tratada homeopáticamente, tiene que pasar por la criba de la medicina ginecológica convencional especializada.

Esterilidad psicógena

No se puede valorar estadísticamente el número de embarazos obtenido después de la aplicación de medidas puramente psicológicas, puesto que resulta difícil de demostrar. Hay casos de embarazo después de la adopción de un niño por parte de una pareja estéril. O también tras haber cambiado el compañero, aun siendo fértil, por otro evidentemente más adecuado para aquella relación de pareja.

El organismo humano, dada su complejidad, posee inimaginables recursos.

La mujer deberá reflexionar largamente sobre sí misma, sobre su compañero y sobre la relación de pareja, ella sola y conjuntamente con la pareja, para intuir las *causas profundas de una esterilidad psicógena.*

Para la *ginecología*, el motivo más frecuente reside en el *miedo de no ser capaz de concebir*, en torno al cual giran como satélites otros miedos (Pescetto, De Cecco, Pecorari).

Una de las causas responsables del miedo a no ser capaz de concebir es el ambiente en el que vive la mujer (padres que desean el nacimiento de nietecitos, parientes cuyo matrimonio ya ha sido fértil). La concepción se convierte en una *obligación*, que deteriora un bioterreno potencialmente fértil. La mujer, y también el hombre, sufren la intoxicación mental, y se abre camino el complejo de culpabilidad, que se somatiza en los órganos reproductivos. Sobre la relación planea la sombra del fracaso, con síntomas de *anorgasmia,* por una parte, y de *eyaculación precoz* o *impotencia*, por otra.

Por lo tanto, no es sorprendente que los órganos responsables de la reproducción cierren las puertas a la función primaria que les ha sido asignada por la naturaleza desde hace millones de años.

Mientras tanto han entrado en acción otros *miedos satélites*, que actúan en la misma línea de no consecución. ¿Miedo al embarazo y al parto? ¿Miedo a concebir un niño deforme? ¿Miedo de un destino infeliz en el mundo actual? ¿Miedo de la carga económica? En el fondo todas ellas son tonterías que el cerebro no comparte y que, en cambio, matan el sexo. Para los cónyuges constituyen la excusa al miedo de la no consecución, la justificación social más cómoda.

Y los grandes perdedores de esta batalla son el sexo y la fecundación.

Ni que decir tiene que la pareja vive su propia condición con gran sufrimiento y agotamiento. Esta situación puede dar lugar a la esterilidad psicógena y también orgánica, repercutiendo en las vías genitales femeninas y en el óvulo, hasta la activación de anticuerpos antiespermatozoides, sobre todo en las vías genitales y en el flujo de la mujer.

MECANISMO DE LA ESTERILIDAD

Según el ginecólogo, el mecanismo que determinaría una esterilidad psicógena suele ir acompañado de una oclusión espasmódica de los conductos uterinos. Pero también pueden intervenir factores emotivos, que bloqueen la ovulación (amenorrea), activen hemorragias funcionales y actúen en el endometrio y en la secreción uterina.

En la esterilidad es posible que la mujer anorgásmica o disparéunica produzca, tal como ya se ha dicho, *anticuerpos antiespermatozoides*, que expresan el desequilibrio psicofísico. Es sorprendente que esta respuesta de defensa inmunitaria falte en la mayor parte de mujeres, pese a que toda relación sexual se traduzca, de hecho, en el «contacto» con millones de células genéticamente «extrañas» (Benegiano, Dondero, Primiero, EMI).

Muchos son los mecanismos a través de los cuales los anticuerpos antiespermatozoides pueden interferir en la fecundación, ya sea en la fase de transporte a través de los conductos genitales, o bien en el momento de la interacción con el óvulo femenino.

De esta forma una esterilidad psicógena puede traducirse en esterilidad orgánica.

ACCIÓN DEL TRATAMIENTO HOMEOPÁTICO

La terapia es posible si se conoce la causa psicológica que condiciona la esterilidad.

La futura mamá tiene que *prescindir de las opiniones de terceras personas*, ajenas a sus intereses personales y de la relación con su pareja. Que las escuche y las ignore. Los miedos caerán por sí solos.

Ella sola puede curar su esterilidad, después de haber efectuado los análisis correspondientes (ella y su compañero), que hayan excluido factores orgánicos y hayan concluido en un *diagnóstico de esterilidad inexplicable.*

En los casos de esterilidad inexplicable, la medicina académica no tiene recursos.

La psicoterapia encuentra una pared de hielo en la mujer anorgásmica y disparéunica.

Juntamente con la pareja, deberá *buscar los síntomas clave de su miedo de no consecución* a través del camino maestro del autoanálisis homeopático, un miedo que ha destruido su vida sexual, cuyo lugar ha sido ocupado por un sentimiento de culpa y por la obsesión por el fracaso.

Luego *reconstituirá su vida sexual*, eligiendo los remedios homeopáticos similares a sus trastornos psicosexuales, recorriendo el camino maestro indicado por su corazón de madre, que tiene fe en sí misma y en su compañero. Actuando de esta forma, el bebé se encuentra ya en ella. Llegará él solo, silenciosamente, cuando menos le esperen.

Medicamentos homeopáticos que actúan en los trastornos sexuales femeninos

CARACTERÍSTICAS DE LA TERAPIA DE LOS TRASTORNOS SEXUALES

Dispareunia, vaginismo, frigidez, anorgasmia no son separables en la práctica terapéutica.

Un remedio para la dispareunia, por ejemplo, puede curar tanto la frigidez como el vaginismo, y ser decisivo en la anorgasmia o también en el tramo final del tratamiento de la esterilidad psicógena.

Estos trastornos están interrelacionados, se superponen entre sí, pero todos ellos colaboran a la hora de privar a la mujer del placer natural de su cuerpo femenino. La diferencia entre los diversos cuadros nosográficos solamente tiene un valor didáctico. El objetivo de la terapia es lograr que la paciente alcance el orgasmo, actuando en las causas psicógenas del trastorno sexual, para eliminar también las alteraciones somáticas de la vida sexual, que ginecológicamente están encuadradas a nivel anatomofisiopatológico.

CÓMO SE ELIGE EL REMEDIO

En todos estos trastornos se elige un *remedio plurivalente*, que refleja distintos aspectos de un trastorno global de la persona, cuya disfunción sexual es solamente un aspecto que puede cambiar a mejor curando el conjunto bioenergético de la persona.

Se parte del *biotipo* en el que se puede encuadrar a la persona, y se observa el grado de proximidad con el propio biotipo.

Se comprueba si los *síntomas sexuales* y los *síntomas fisiopatológicos-ginecológicos* son similares. Hay dos rúbricas muy importantes, que nos introducen rápidamente en aspectos concretos de la búsqueda de las similitudes enfermo-remedio.

Algunas similitudes de valor esencial nos autorizan a tomar el remedio a la potencia *12CH*. O bien a una potencia más elevada, a la *15CH*, si las modalidades de los síntomas también son análogas (agravamiento, mejoría).

El último paso, con potencia *30CH*, puede realizarse sin problemas cuando exista una similitud suficiente incluso con los síntomas psíquicos que presenta el remedio.

Un estímulo para el autoanálisis, por parte de la persona interesada en este «juego» será sacar a la luz los *complejos inconscientes* que abrirán un camino hacia las propias vivencias interiores, y ello nos ayudará a comprender el porqué de los síntomas sexuales y psíquicos.

Actaea racemosa (Cimicifuga)

Biotipo:
Mujer joven e inquieta, voluble e hipersensible, además de muy fantasiosa.

De constitución delicada, reumatoide, friolera y con los nervios a flor de piel; tiene fuertes vínculos de dependencia con el funcionamiento de su aparato genital, que transmite mensajes neurospasmódicos a todo el organismo. Somatiza la ansiedad en crisis histéricas, logorrea, hemicránea supraorbital en lado derecho, cervicalgias, dorsalgias.

Síntomas sexuales:
• Relaciones sexuales condicionadas por nerviosismo, histeria, espasmos y calambres.
• Ansia-angustia relacionada con la intimidad y el contacto físico.
• Trastornos sexuales en mujer hipocondriaca con problemas genitales orgánicos.
• Vaginismo. Dispareunia. Esterilidad.

Complejos inconscientes:
• Conflicto entre deseo de placer sexual y miedo de obtenerlo.

Síntomas psíquicos:
• Nerviosismo unido a hiperestesia espasmódica centrada en el útero.
• Locuacidad incesante, un poco incoherente, alternada con periodos de silencio.
• Importantes fobias: de la muerte, del parto, de enloquecer.

Síntomas extraños:
• Sensación de tener plomo en la cabeza.

Síntomas fisiopatológicos ginecológicos:
• Sensación de tener el útero pesado, a punto de caer.
• Espasmos pélvicos que van de un lado a otro de la cadera.
• Dolores uterinos centelleantes, que van de un lado a otro de la pelvis.
• Menstruaciones irregulares, abundantes, con coágulos, muy dolorosas.

• Ovulación dolorosa. Hemorragia en el periodo intermenstrual.

• Hipersensibilidad espasmódica centrada en el útero.

• Trastornos constantes del embarazo y del parto.

• Ovaralgia izquierda. Quiste funcional.

• Afecciones recurrentes de los ovarios y del útero.

Modalidades de los síntomas:

• Empeora con el frío, por la noche, durante las reglas.

• Empeoran los síntomas mentales o nerviosos cuando se aproximan las fechas de las reglas.

• Cuanto más abundantes son las reglas, más intensos son los dolores.

• Mejora con el calor, comiendo.

Radio de acción del remedio:

• Dispareunia. Vaginismo. Frigidez. Anorgasmia. Esterilidad.

• Trastornos menstruales. Leucorrea. Menorragia. Dolores después del parto.

• Trastornos mentales nerviosos o espasmódicos.

Agnus castus

Biotipo:

Mujer de mediana edad, un poco distraída, debilitada y envejecida con precocidad.

Estado de depresión genital; con nostalgia de un pasado sexualmente feliz.

Consecuencias psicoorgánicas de un pasado de desenfreno sexual acabado en melancolía.

La melancolía va acompañada de apatía y vergüenza de uno mismo por los abusos sexuales.

Somatiza su depresión en náuseas, pesadez intestinal, poliuria, dolores artríticos.

Síntomas sexuales:

• Aversión por el sexo, repulsión, frigidez, insensibilidad, ausencia de placer.

• Anorgasmia en mujer que de joven abusó del onanismo y del sexo.

• Anorgasmia en mujer casada que ama a su marido, pero que no experimenta placer con él.

• Anorgasmia en mujer con ptosis genital, indicio de prolapso uterino.

• Dispareunia tardía en mujer con retroversión uterina secundaria (quiste, fibroma).

• Esterilidad en mujer amenorreica, cuyo deseo sexual es escaso o nulo.

Complejos inconscientes:

• Complejo de culpa con frigidez y disfunción orgásmica.

• Anorgasmia, frigidez, vaginismo en conflicto edípico no resuelto.

• Anorgasmia en presencia de la pareja, orgasmo con la masturbación.

Síntomas psíquicos:

• Tristeza, obsesión de muerte cercana. Aunque también siente deseos de morir.

• Depresión crónica unida a problemas sexuales, a ideas sobre la vejez.

• Carencia o falta de intereses, indiferencia por el presente.

Síntomas extraños:

• Trastornos olfativos, nota olores desagradables (arenque, musgo).

Síntomas fisiopatológicos ginecológicos:

• Episodios de amenorrea en mujer joven que ha abusado del onanismo.

• Amenorrea en prolapso genital, leucorrea con horror por la relación sexual.

• Amenorrea con hemorragias uterinas.

• Condiciones de ptosis visceral, genital, uterina.

• Agalactia con tristeza, depresión moral, fijación de proximidad de la muerte.

• Leucorrea transparente de color blanco huevo, pero las manchas de las sábanas son amarillas.

Modalidades de los síntomas:

• No comprobadas a nivel patogenético.

Radio de acción del remedio:
• Anorgasmia. Frigidez a pesar de sentir amor por el marido. Onanismo latente. Esterilidad.
• Dispareunia tardía debida a la posición anormal del útero.
• Depresión genital unida a psicoastenia.
• Melancolía. Presenilidad psíquica.

Argentum nitricum

Biotipo:
Mujer delgada, nerviosa, con ocupaciones dentro y fuera de casa; ahora está preocupada por los problemas de su aparato genital, que ya no se adapta a su ritmo diario.

La impulsividad y el ansia de anticipación le impiden gozar de una sexualidad gratificante. Somatiza el ansia y las fobias con ardores de estómago, eructos, aerofagia, úlcera péptica, diarrea emotiva, laringitis crónica, cefaleas, lumbalgias, astenia en las extremidades inferiores.

Síntomas sexuales:
• Dispareunia, vaginismo; orgasmos nocturnos involuntarios.
• Hiperestesia vaginal que hace la relación dolorosa, imposible.
• El acto apresurado y doloroso va seguido de pérdida hemática vaginal.

Complejos inconscientes:
• Ansia de anticipación con miedo al orgasmo.

Síntomas psíquicos:
• Agitación. Ansiedad. Nerviosismo. Precipitación. Miedo. Fobias.
• Deseo de haber terminado la ocupación antes de haber empezado.
• Estados de desequilibrio psíquico y nervioso, miedo de actuar o hablar en público y fobias se superponen.
• Eretismo, excitación nerviosa espasmódica durante las reglas.
• Eretismo nervioso asociado con metrorragia en menopausia y climaterio.

• Aprensión cuando debe acudir a una cita; le causa diarrea.

Síntomas extraños:
• Es un volcán de ideas extravagantes que le dan miedo.
• Sensación de que la uretra le ha desaparecido mientras orina.
• Sensación de que la cabeza ha aumentado de tamaño.

Síntomas fisiopatológicos ginecológicos:
• Menstruaciones irregulares en cuanto a cantidad y duración, siempre con sangre negra y coágulos.
• Metrorragia de las viudas jóvenes, de la esterilidad, de la menopausia.
• Leucorrea abundante, amarillenta, mucopurulenta o sanguinolenta.
• Vaginitis. Vulvovaginitis. Ovaralgia en lado izquierdo.
• Inflamación de los órganos pélvicos, ovaritis, fuertes dolores en la región pelviana.
• Ulceraciones del cuello uterino y de la zona genital.
• Indicios hemáticos esporádicos después del coito.

Modalidades de los síntomas:
• Empeora con el calor, por la noche, comiendo dulces, después de comer, acostada sobre el lado derecho.
• Mejora con el frío, al aire libre, eructando.

Radio de acción del remedio:
• Dispareunia, vaginismo. Orgasmos nocturnos involuntarios. Esterilidad.
• Dismenorrea. Inflamaciones y ulceraciones pélvicas. Metrorragias.
• Ansia de anticipación unida a hipocondría, a melancolía.
• Ansiedad antes y durante la relación.
• Depresión mental y afectiva acompañada de impulsividad y aprensión.

Baryta carbonica

Biotipo:
Mujer de aspecto viril, dominadora o buena ejecutora, escrupulosa, impasible,

integrada desde años en la dirección de una gran industria.

Temperamento linfático, hipogenital, hipertensa, estreñimiento, heces duras, sudor frío en los pies.

Sexualmente atrófica, indiferente al orgasmo, soltera por decisión propia.

Somatiza la depresión en forma de trastornos tipo hiperlipemia, hipertensión vascular, problemas cardiovasculares, espasmos del esófago, eructos, defecación ansiosa y difícil, hemorroides.

Síntomas sexuales:
• Insuficiencia sexual, por involución ovárica virilizante en mujeres jóvenes.
• Frigidez en mujeres histéricas, solteras, con menstruación escasa, sin calor vital.
• Esterilidad por infantilismo genital. Ausencia o disminución de la libido.
• Atrofia de los ovarios, aunque no de las otras glándulas endocrinas.

Complejos inconscientes:
• Frigidez por identificación insuficiente con el papel sexual femenino.
• Por cariño a las figuras masculinas familiares.
• Por complejo de Edipo no resuelto.
• Por envidia del pene.
• Por homosexualidad latente.

Síntomas psíquicos:
• Timidez constitucional, aversión hacia los extraños.
• Signos de presenilidad, de envejecimiento precoz, endurecimiento de las arterias.
• Déficit de memoria, desorientación, regresión.

Síntomas extraños:
• Agitación incesante en la región lumbar.

Síntomas fisiopatológicos ginecológicos:
• Menstruaciones escasas y de poca duración.
• Leucorrea blanquecina, espesa, persistente, lenta, en ocasiones abundante.
• Disminución atrófica de las glándulas mamarias.

• Epistaxis premenstrual, menstruaciones insuficientes, senos atróficos.
• Involución ovárica, atrofia ovárica. Vaginitis atrófica.
• Síndrome ovárico virilizante con oligomenorrea o amenorrea, virilidad.

Modalidad de los síntomas:
• Empeora con el frío húmedo, pensando en los problemas personales.
• Mejora con el frío, abrigada con mantas.

Radio de acción del remedio:
• Dispareunia, vaginismo, involución ovárica virilizante. Esterilidad orgánica.
• Estados de disminución del deseo sexual en mujeres todavía jóvenes.
• Esclerosis cerebral psíquica asociada a esclerosis sexual.

Berberis vulgaris

Biotipo:
Mujer pletórica, de temperamento sanguíneo-biliar, hipometabólica, dismenorreica.

Fenómenos congestivos hepatorrenales, litiasis úrica, diuresis irregular, sensación de frío.

Depresión después de la relación sexual, asociada a una presión dolorosa lumbar.

Somatiza la hipocondría en eructos, dispepsia gastrohepática, diarrea indolora, hemorroides, cólicos renales, necesidad violenta de orinar, lumbalgia, eccemas, herpes, psoriasis.

Síntomas sexuales:
• Coito doloroso, con ardores vaginales punzantes, irradiados a los riñones y a los muslos.
• Reducción de la libido, disminución del deseo sexual, abatimiento mental.
• Aversión hacia el coito, orgasmo retrasado o ausencia de orgasmo.

Complejos inconscientes:
• Frigidez debida al temor de no lograr satisfacer al hombre.

• Frigidez, anorgasmia debida a hostilidad contra el hombre, que piensa solamente en su propio orgasmo.

• Estado de depresión inexplicable, con inquietud, después de la relación sexual.

Síntomas psíquicos:

• A veces está agotada mentalmente, presenta apatía e indiferencia.

• Tiene mucha imaginación al final del día y por la noche, se forma visiones terroríficas.

• Depresión enorme, causada por continuas preocupaciones de orden laboral.

Síntomas extraños:

• Sensación de burbujeo en los riñones.

• Sensación de que la cabeza se hincha de aire, aumenta de volumen.

Síntomas fisiopatológicos ginecológicos:

• Dismenorrea membranosa, con dolores violentos, espasmódicos en el vientre.

• Dismenorrea con dolores en la región sacra y lumbar que se irradian a los muslos.

• Menstruaciones dolorosas, acompañadas de ardores anales punzantes.

• Menstruaciones escasas sustituidas por leucorrea grisácea.

• Sequedad vaginal y también emisión de gas por la vagina durante las menstruaciones.

• Menstruaciones dolorosas, acompañadas de ardores anales punzantes.

• Trastornos renales y de la vejiga, cólicos renales (lado izquierdo), nefritis durante el embarazo.

Modalidad de los síntomas:

• Empeora con el movimiento, mejora con el reposo.

Radio de acción del remedio:

• Anorgasmia, frigidez, vaginismo, dispareunia, aversión hacia el coito.

• Esterilidad orgánica y/o psicológica.

• Patología renal, de la vejiga y biliar.

• Estados depresivos transitorios o crónicos.

Bromium

Biotipo:

Mujer en edad fértil o menopáusica, con tendencia a la obesidad. Dice estar cansada y desmoralizada por la rutina familiar. Ha pasado años sin obtener ninguna gratificación sexual por parte de un compañero que siempre ha pensado exclusivamente en sí mismo. Actualmente se muestra más ansiosa. Se nota distinta e ignora por qué. Tiene mucho miedo y rechaza el sexo. Somatiza su rencor en accesos de tos, disnea, boca amarga, ardores faríngeos, dolores gástricos profundos, gas abdominal abundante, diarrea urgente después de comer o de tener la regla.

Síntomas sexuales:

• Anorgasmia. Frigidez. Vaginismo. Dispareunia. Esterilidad.

• Vaginismo causado o acompañado de ansia, ataques de pánico, fobia.

Complejos inconscientes:

• Frigidez por hostilidad albergada contra el hombre, que piensa exclusivamente en su orgasmo.

• Vaginismo por rechazo inexplicable a la relación sexual.

Síntomas psíquicos:

• Humor triste y huraño. Ansia vespertina y nocturna. Depresión asténica.

• Desinterés por las tareas domésticas, cansancio, indiferencia.

• Debilidad y abatimiento físico y mental.

Síntomas extraños:

• Sensación de tener telarañas en el rostro.

• Movimiento involuntario de las aletas de la nariz.

Síntomas fisiopatológicos ginecológicos:

• Importantes emisiones de ventosidades por la vagina (fisometría).

• Dismenorrea membranosa, con dolores violentos, espasmódicos en el vientre, antes y durante las reglas, con mejoría al doblar el tronco.

• Dismenorrea acompañada a menudo de cefalea y ovaralgias en lado izquierdo.

• Menstruaciones adelantadas, demasiado abundantes.

• Cefalea acompañada de tristeza, antes de las menstruaciones.

• Hipertrofia y endurecimiento del ovario izquierdo, en donde se localiza un dolor sordo.

• Hipertrofia y endurecimiento de la glándula mamaria izquierda, con dolores agudos, lancinantes, que empeoran por la noche.

• Propensión a afecciones glandulares, duras (premalignas).

Modalidades de los síntomas:

• Empeora tras un golpe de frío en días cálidos, con la humedad, por la noche.

• Mejora moviéndose, a orillas del mar, viajando por el mar.

Radio de acción del remedio:

• Anorgasmia, dispareunia, vaginismo, frigidez adquirida. Esterilidad.

• Dismenorrea membranosa. Ovaritis izquierda.

• Hipertrofia y endurecimiento mamario.

• Estado ansioso-depresivo con fobias vespertinas y nocturnas.

Cactus grandiflora

Biotipo:

Mujer joven muy melancólica, que se encierra en sí misma hasta presentar signos de constricción torácica, asociados a angustia y miedo a la muerte causada por enfermedad incurable. La hora crítica de este estado de angustia agitante es exactamente las 9 de la noche.

Es taciturna y tiene mal humor. No le gusta hablar de sus males. Busca la soledad.

Somatiza su agitación habitual en congestión sanguínea, cefalea, palpitaciones violentas, dolores precordiales, hemorroides, hemorragias, piernas hinchadas, dolores reumáticos.

Síntomas sexuales:

• Vaginismo máximo (por trauma psicosexual).

• Dispareunia. Anorgasmia. Frigidez. Esterilidad psicógena.

• Constricción vaginal ginecológica (palpando la vagina).

Complejos inconscientes:

• Frigidez por temor a no lograr satisfacer al hombre.

• Por excesivo apego a las figuras masculinas familiares.

• Por una espera excesiva y decepcionante del hombre ideal.

Síntomas psíquicos:

• Crisis de ansiedad-angustia que le impiden alcanzar el orgasmo.

• Temor a contraer una enfermedad grave que la sumerja en un estado depresivo.

• Sensación de opresión general de todos los órganos como si estuvieran sujetos por una mordaza.

Síntomas extraños:

• Sueño alterado por pulsaciones epigástricas o detrás del oído derecho.

Síntomas fisiopatológicos ginecológicos:

• Sensación de constricción del útero y de los ovarios.

• Metrorragias de sangre negra, con coágulos.

• Menstruaciones adelantadas, de sangre negra como el alquitrán y en forma de coágulos.

• Menstruaciones precedidas de palpitaciones violentas y de constricción cardiaca.

• Menstruaciones que se detienen cuando la mujer se acuesta.

Modalidades de los síntomas:

• Empeora acostada sobre el lado izquierdo (palpitaciones).

• Mejora al aire libre.

Radio de acción del remedio:

• Vaginismo, dispareunia, anorgasmia. Esterilidad orgánica y psicógena.

- Metrorragias. Dolores de angina, constrictivos.
- Fobia, estado de alerta, aprensión, melancolía, depresión.

Causticum

Biotipo:

Mujer delgada, morena, de temperamento nervioso-biliar, muy sensible al frío seco.

Normalmente está melancólica y triste, teme varias cosas, y está sumida en un pesimismo que le hace llorar con facilidad, interesándose altruísticamente por los problemas ajenos.

Siente aversión por el coito porque su aparato genital le da más disgustos que alegrías.

Somatiza ansiedad, depresión y fobias en cefalalgias, neuralgias con rigidez articular, calambres gástricos, dispepsia ácida, ventosidades muy fétidas, estreñimiento, hemorroides, orina con uratos.

Síntomas sexuales:
- Anorgasmia. Frigidez. Vaginismo. Dispareunia. Esterilidad psicoorgánica.
- Rechazo del coito en mujeres que padecen sequedad vaginal y otros problemas genitales.
- Aversión específica por el coito durante el flujo de leucorrea.

Complejos inconscientes:
- Frigidez por búsqueda decepcionante del hombre ideal.
- Frigidez, vaginismo por temor de no lograr satisfacer al hombre.
- Frigidez, vaginismo por complejo de Edipo no resuelto o por envidia del pene.

Síntomas psíquicos:
- Depresión moral, tristeza después de disgustos y preocupaciones.
- Depresión nerviosa con compasión patológica por los problemas ajenos.
- Mujer ansiosa, tímida, de imaginación rica a la hora del crepúsculo.

- Mujer taciturna, desconfiada, suspicaz, irritable, hipercrítica, «tremenda».
- Ansia por aprensiones, con necesidad urgente de defecar.
- Tristeza antes de la menstruación, humor pésimo durante la misma.

Síntomas extraños:
- Las heces pasan mejor estando de pie.

Síntomas fisiopatológicos ginecológicos:
- Leucorrea sanguinolenta y debilitante, que fluye solamente por la noche.
- Menstruaciones retrasadas; la sangre fluye sólo de día, se detiene por la noche.
- Antes de la menstruación, dolores cólicos; durante la menstruación, lacerantes en espalda y pies.
- Dolores menstruales, que mejoran doblando el tronco.
- Diarrea después de las menstruaciones. Todos los dolores menstruales cesan por la noche.
- Inercia uterina durante el parto; hemorragia *post partum*.

Modalidades de los síntomas:
- Empeora con el frío seco, pensando en los propios males, con el café, por la noche.
- Mejora con el tiempo húmedo, con el calor de la cama, bebiendo un trago de agua fría.

Radio de acción del remedio:
- Frigidez. Anorgasmia. Dispareunia. Vaginismo. Esterilidad psicoorgánica.
- Dismenorrea. Inercia uterina. Leucorrea debilitante.
- Depresión, ideas melancólicas. Sentimiento de culpabilidad.

Ferrum metallicum

Biotipo:

Mujer anémica con palidez en el rostro y en las mucosas, pero con sofocos vasomotores.

Débil, friolera, pletórica, incapaz de realizar un esfuerzo rápido o prolongado, insistente.

Hambre canina alternada con pérdida total del apetito. Devuelve la comida después de haber comido.

Somatiza la hipersensibilidad y la desmoralización en cefalea congestionante, martilleante; vértigos, asma bronquial; tos seca, espasmódica; bulimia y anorexia, dispepsia flatulenta.

Síntomas sexuales:
• Insensibilidad de la vagina durante el coito.
• Anorgasmia. Frigidez. Dispareunia. Vaginismo. Esterilidad. Astenia sexual.
• Aversión por el coito en vaginismo crónico, por trauma psicosexual.
• Disminución de la libido después de pérdida de líquidos vitales (hemorragias, menstruación).

Complejos inconscientes:
• Frigidez debida a insuficiente identificación con el papel sexual femenino.
• Por temor de no lograr satisfacer al hombre.
• Por rechazo neurótico del papel sexual femenino: no lo soporta.

Síntomas psíquicos:
• Hipersensibilidad en mujer deprimida, anémica, irritable.
• Impaciencia, irritabilidad constante por cosas sin importancia, desmoralización permanente.
• Se pone fuera de sí por la menor contrariedad.
• Tristeza después de las menstruaciones, sentimiento de culpabilidad, sensación de desgracia.

Síntomas extraños:
• Dolor en el hombro derecho y en la cadera izquierda, conjuntamente.

Síntomas fisiopatológicos ginecológicos:
• Amenorrea con hemorragia vicariante, suplementaria (epistaxis, hemoptisis).
• Amenorrea con leucorrea vicariante: clara, filamentosa, corrosiva.
• Menstruaciones frecuentes, fluidas, líquidas, de sangre clara, debilitantes, con cefalea.

• Menstruaciones adelantadas, demasiado abundantes, de larga duración, en días alternos.
• Metrorragias, expulsiones paroxísticas de coágulos.
• Dolores uterinos cuando está acostada. Prolapso uterino.
• Propensión a las hemorragias en cualquier órgano.

Modalidades de los síntomas:
• Empeora moviéndose con rapidez, después de baños fríos, pasada la medianoche.
• Mejora caminando y con el calor.

Radio de acción del remedio:
• Frigidez. Anorgasmia. Vaginismo. Dispareunia. Esterilidad psicoorgánica.
• Dismenorrea. Dolores uterinos. Prolapso uterino. Metrorragias.
• Tristeza después de las menstruaciones. Estados de irritación depresiva.
• Agitación nerviosa e insoportable a la mínima contrariedad.

Graphites

Biotipo:
Mujer linfático-sanguínea, rechoncha, con piel malsana, estreñimiento, friolera. Las funciones tiroideas uteroováricas son insuficientes, la sangre es anémica, las mucosas están irritadas, trastornos cutáneos alternados con gastralgias, flatulencia intestinal, hemorroides.

Somatiza la hipersensibilidad con aumento de peso, estreñimiento, sudores, dermopatías, prurito.

Síntomas sexuales:
• Frigidez. Anorgasmia. Vaginismo. Dispareunia. Esterilidad.
• Aversión obstinada por el coito, por motivaciones orgánicas, hipovarismo e hipotiroidismo.
• Rechazo voluntario del coito para no ser «usada» sexualmente.

Complejos inconscientes:
• Frigidez, vaginismo por hostilidad contra el macho abusador.

• Anorgasmia como rechazo del papel sexual femenino.

Síntomas psíquicos:
• Intensa depresión después de las reglas, acompañada de ronquera.
• Gran timidez y duda, lentitud en el trabajo, distracción.
• Tristeza y desmoralización, tendencia a llorar y a pensar en la muerte.

Síntomas extraños:
• Sensación de telaraña o de clara de huevo en el rostro.
• Párpados pegados, al despertar por la mañana.

Síntomas fisiopatológicos ginecológicos:
• Leucorrea agria, escoriante, chorreante, especialmente por la mañana.
• Leucorrea que sustituye el flujo menstrual, retrasado y escaso.
• Menstruaciones atrasadas, escasas; de sangre clara, debilitantes.
• Menstruaciones acompañadas de fuertes cólicos y de prurito vulvar.
• Metritis crónica. Inflamación del útero. Cáncer de útero.
• Erupciones en la vulva, perigenitales. Hemorroides. Fisuras anales.
• Congestión ovárica izquierda, quistes ováricos.
• Pezones escoriados, agrietados, hipersensibles.
• Cicatrices en los pechos y por corte cesáreo.

Modalidades de los síntomas:
• Empeora con el frío, la humedad, el calor de la cama, las menstruaciones.
• Empeora en la oscuridad, paseando al aire libre.

Radio de acción del remedio:
• Frigidez. Anorgasmia. Vaginismo. Dispareunia. Amenorrea. Esterilidad.
• Hipovarismo. Leucorrea. Dismenorrea. Prurito vulvar.
• Grietas y cicatrices en el seno. Dermopatías de todo tipo.
• Depresión, estado de aprensión, disgusto por el sexo y por el trabajo.

Ignatia amara

Biotipo:
Mujer morena, pálida, con sofocos de origen emotivo; nerviosa, con síntomas contradictorios.

Sus trastornos están causados por emociones, penas silenciosas, ira, ansia, miedo, preocupaciones, amor no correspondido, celos, rencor. No tolera que le lleven la contraria. Muy activa y meticulosa. Además de hipersensibilidad emotiva, presenta mutabilidad anímica y reacciones paradójicas.

Somatiza el ansia en disnea, ronquera, palpitaciones, diarrea, poliuria, eructos, dispepsia.

Síntomas sexuales:
• Frigidez no constante y alternada con fases de excitación libidinosa.
• Hipersensibilidad: puede molestarle un contacto fuera de lugar.
• Variabilidad orgásmica, según el estado anímico del momento.

Complejos inconscientes:
• Envidia del pene.
• Envidia-rivalidad con las otras mujeres.
• Espera decepcionante del hombre ideal.

Síntomas psíquicos:
• Hipersensibilidad en mujer deprimida, anémica e irritable.
• Estado anímico variable, mutable.
• El estado mental pasa rápidamente de la alegría a la tristeza.
• Llanto involuntario, se acentúa durante la menstruación, empeora si recibe consuelo.
• Temperamento nervioso, fácilmente excitable, afable, dulce, afectuosa, sentimental.
• Sentimientos delicados; aunque la mínima contrariedad le provoca cólera, ataque de locura.
• Tristeza después de las menstruaciones o si se ve sorprendida por un disgusto o un susto.

• Insomnio debido a depresión psíquica, con ganas de moverse.

Síntomas extraños:
• Sensación de nudo en la garganta que sube desde el estómago y que empeora bebiendo.
• Dolor en el hombro derecho y en la cadera izquierda, simultáneamente.
• Insomnio con vacío epigástrico, se duerme comiendo cualquier cosa.

Síntomas fisiopatológicos ginecológicos:
• Amenorrea causada por disgusto, susto, estrés.
• Menstruaciones fluidas, líquidas, de sangre clara, debilitantes.
• Menstruaciones adelantadas, demasiado abundantes, de larga duración.
• Menstruaciones demasiado frecuentes, con sangre negra y coágulos, fétidas.
• Metrorragias, expulsiones paroxísticas de coágulos.
• Dolores uterinos cuando está acostada. Prolapso uterino.

Modalidades de los síntomas:
• Empeora cuando reposa, después de baños fríos; después de pérdida de líquidos vitales.
• Mejora con la distracción, cuando acaba de despertarse, caminando lentamente, con el calor.

Radio de acción del remedio:
• Frigidez. Anorgasmia. Vaginismo. Dispareunia. Esterilidad psicógena.
• Amenorrea por estrés. Dismenorrea. Prolapso uterino. Metrorragias.

Kreosotum

Biotipo:
Mujer delgada y esbelta, linfático-nerviosa, friolera, colapso fácil. Irritable, tozuda, siempre insatisfecha, propensa al llanto y a la depresión moral. Melancólica hasta la desesperación. Somatiza sus pesares en tos lacerante, vómitos histéricos, trastornos gástricos, úlcera y carcinoma gástrico, incontinencia urinaria, deterioro orgánico.

Síntomas sexuales:
• Dispareunia muy dolorosa. Vaginismo. Anorgasmia. Frigidez. Esterilidad.
• Ardores vaginales durante el coito, flujo sanguíneo incluso el día después.
• Prurito ardiente en la vagina y en los labios mayores.
• Excitación sexual con dolores punzantes en los pezones.
• Estados de insuficiencia endocrina general, con inapetencia y atonía digestiva.

Complejos inconscientes:
• Frigidez, vaginismo por homosexualidad latente.
• Conflicto entre excitación, placer sexual y miedo al coito.
• Conflicto entre deseo de orgasmo y miedo al orgasmo.

Síntomas psíquicos:
• Gran variedad de deseos que nadie puede satisfacer en mujer irritable.
• Depresión emotiva: inquietud, tristeza, llanto, mal humor.

Síntomas extraños:
• Zumbidos auriculares con hipoacusia antes y durante las menstruaciones.

Síntomas fisiopatológicos ginecológicos:
• Flujo menstrual posible sólo en posición acostada; desaparece al levantarse.
• Menstruaciones demasiado anticipadas, abundantes y de larga duración.
• Flujo menstrual intermitente, claro u oscuro y coagulado.
• Reglas siempre irritantes y muy fétidas, corrosivas.
• Leucorrea fétida, amarilla, abundante, ácida, corrosiva, pruriginosa.
• Dolores punzantes, ardientes entre los labios mayores de la vulva y los muslos.
• Hemorragias en forma de manchas, en las mucosas, de sangre oscura y descompuesta.
• Ovaritis. Vaginitis. Prurito vulvar. Metritis. Menorragia.

• Ulceraciones frecuentes en el cuello del útero (¡cuidado!). Cáncer de útero.

• Mamalgia crónica. Cáncer de mama.

• Nudosidades duras, con relieve, violáceas, en los pezones.

• Incontinencia urinaria, poliuria.

Modalidades de los síntomas:

• Empeora con el frío y al aire libre; después de las menstruaciones.

• Mejora con el calor y el movimiento, con los alimentos calientes, durmiendo.

Radio de acción del remedio:

• Frigidez. Anorgasmia. Vaginismo. Dispareunia. Esterilidad.

• Estados de excitación sexual con punzadas en los pezones.

• Estados sépticos de los órganos genitales. Metrorragias.

Lycopodium

Biotipo:

Mujer de inteligencia brillante, autoritaria, ocupa un cargo alto; evolucionada mentalmente, pero de físico frágil; temperamento nervioso-biliar, delgada, morena, con poco calor.

Falta de confianza en sí misma; se esconde detrás de una actitud de orgullo dictatorial colérico o se disfraza de timidez. Insuficiencia funcional hepática y discontinuidad en el comportamiento sexual.

Somatiza sus paranoias en ardor gástrico, flatulencia intestinal, estreñimiento, hemorroides.

Síntomas sexuales:

• Vaginismo. Dispareunia. Frigidez. Anorgasmia. Esterilidad. Ninfomanía.

• Dispareunia por sequedad vaginal, por varices vulvares, por emisiones de gases vaginales.

• Ardores vaginales intensos y persistentes durante y después de la relación.

• El deseo sexual se manifiesta o aumenta durante las menstruaciones.

• El deseo sexual es mutable, puede aumentar o disminuir.

Complejos inconscientes:

• Frigidez y ninfomanía por deseo-rechazo del placer orgásmico.

• Homosexualidad latente. Temor de no satisfacer al hombre. Miedo al fracaso.

• Necesidad de dar placer a la pareja por manía de superioridad.

• Rehúsa abandonarse al orgasmo, por complejo de Edipo no resuelto.

Síntomas psíquicos:

• Teme la soledad, pero prefiere estar sola y que alguien la busque.

• Tristeza y melancolía preceden a las menstruaciones, y siguen al coito.

Síntomas extraños:

• Un pie frío y el otro caliente.

• Temblor rectal antes de defecar.

Síntomas fisiopatológicos ginecológicos:

• Retraso de la primera menstruación en la pubertad, sin desarrollo de los senos.

• Amenorrea y oligomenorrea en mujeres hepatopáticas.

• Amenorrea persistente después de usar contraceptivos.

• Amenorrea en chicas con poco pecho y en viudas que sufren abstinencia.

• Dismenorrea tan violenta y dolorosa que llega a provocar desvanecimientos.

• Las menstruaciones suelen llegar con retraso, y son copiosas y prolongadas.

• Menstruaciones con coágulos como el alquitrán mezclados con sangre de color rojo vivo.

• Leucorrea amarillenta, corrosiva, en algunas ocasiones sanguinolenta.

• Metrorragias durante la etapa de la menopausia.

Modalidades de los síntomas:

• Empeora de las 4 a las 6 de la tarde, con el calor, comiendo ostras.

• Mejora con el movimiento, al aire libre, con alimentos calientes, pasada la medianoche.

Radio de acción del remedio:

• Dispareunia. Vaginismo. Anorgasmia. Frigidez. Ninfomanía. Esterilidad.

• Amenorrea. Dismenorrea. Sequedad vaginal.

Medorrhinum

Biotipo:
Mujer precipitada a pesar de su debilidad. Parece que le falte tiempo. Lo hace todo apresuradamente y no acaba nada. Se sobresalta al menor ruido, con ansia de anticipación. Dominada por complejos de culpabilidad. Tiene miedo de varias cosas, de demasiadas. A veces le parece vivir en un mundo irreal. De noche se agita pese a tener sueño. Duerme en posición genupectoral, boca abajo, con las nalgas al descubierto, el rostro oculto bajo la almohada. Vive obsesionada hasta deprimirse. Somatiza su aprensión en onicofagia, aerofagia, dolores precordiales, estreñimiento, neuralgias reumáticas.

Síntomas sexuales:
• Eretismo sexual con deseo excesivo, sensaciones vaginales en aumento.
• Le gusta tumbarse desnuda boca abajo para estirar los músculos y los nervios.
• Le gusta salir de noche, frecuentar locales luminosos, cenar, divertirse hasta que sale el sol.
• Aumento del deseo sexual tras las menstruaciones, sofocos, sudaciones.
• Pero no alcanza el orgasmo, si no es de noche, involuntariamente, mientras duerme.
• Dispareunia relacionada con flogosis pélvicas, dismenorrea, leucorrea, secreciones fétidas.
• Esterilidad que depende de infecciones pélvicas, vulvovaginitis, inflamación del cuello del útero, supuraciones.

Complejos inconscientes:
• Conflicto entre deseo de gozar sexualmente, por un lado, y el miedo a obtener placer, por otro.
• Necesidad excesiva de procurar placer a la pareja.

Síntomas psíquicos:
• Aunque esté cansada, está nerviosa y acude a la cita, pero siempre tarde.
• Sus fobias le hacen estar nerviosísima, vive en un estado de constante agitación, con fatiga.
• Agitación, impaciencia, apresuramiento, aprensión; se sobresalta al mínimo ruido.
• Por la mañana está cansada, durante el día triste; su estado anímico mejora por la noche.
• Desmemoriada en lo referente a nombres y cosas de cada día.

Síntomas extraños:
• Normalmente los senos y los pezones le duelen al tacto.

Síntomas fisiopatológicos ginecológicos:
• Dismenorrea acompañada de dolores en la región sacra y en el cóccix, y en la parte anterior de los muslos.
• Leucorrea copiosa, verdosa, que huele a salmuera, con prurito vulvar.
• Metritis persistente. Inflamación de ovarios y oviductos en lado izquierdo. Quistes y tumores pélvicos.
• Seno frío como el mármol, muy sensible al tacto.

Modalidades de los síntomas:
• Empeora por la mañana, durante el día, en la montaña.
• Mejora en posición prona, a orillas del mar, con el tiempo húmedo, por la noche.

Radio de acción del remedio:
• Esterilidad. Anorgasmia. Vaginismo. Dispareunia. Libido excesiva.
• Trastornos del comportamiento sexual femenino.

Natrum muriaticum

Biotipo:
Mujer necesitada de afecto, el cual le ha faltado de pequeña. La frustración afectiva le hace soñar el amor imposible, el hombre ideal; con nostalgia melancólica y desconsolada.

La desilusión la vuelve agresiva, irritable, ansiosa por el futuro, llena de temores.

Vive en un estado permanente de excitación sensorial, que se agudiza al final del día y por la noche. Convierte sus pesares en crisis histéricas libertorias o en llanto, pensando en sus males. Somatiza en cefaleas periódicas, dolores en los ojos, temblores, estreñimiento, dolores uterinos.

Síntomas sexuales:
• Aversión por el coito causada por desengaños amorosos o pérdida del ser querido.
• Aversión por el coito con ausencia de orgasmo, sensación de frío, sequedad vaginal.
• Vaginismo, frigidez, dispareunia, anorgasmia, esterilidad, onanismo, ninfomanía.

Complejos inconscientes:
• Frigidez y ninfomanía por deseo-rechazo del placer sexual.
• Vaginismo, frigidez por complejo de Edipo no resuelto.
• Por identificación insuficiente con el papel sexual femenino.
• Excesiva necesidad de procurar placer a la pareja.
• Conflicto entre deseo de placer sexual y miedo de obtenerlo.

Síntomas psíquicos:
• Amor frustrado, agresividad reprimida y resentimiento (síntomas clave).
• Marcada disposición a llorar, llora sin motivo aparente.
• Aflicción. Rechaza la compañía, la conversación y el consuelo.
• Irascibilidad. Cólera. Apresuramiento. Indiferencia. Distracción. Indolencia. Tristeza.

Síntomas extraños:
• Pierde peso incluso comiendo bastante.
• Cada vez que tose le lagrimean los ojos y las lágrimas le llegan a empapar el rostro.

Síntomas fisiopatológicos ginecológicos:
• Las primeras reglas aparecen con dificultad, amenorrea frecuente.
• Menstruaciones irregulares y abundantes, asociadas con lumbalgia y estreñimiento.
• Leucorrea agria, espesa, escoriante, transparente.
• Sequedad de la mucosa vaginal con dispareunia.
• Dolores uterinos. Metritis. Vulva inflamada y pruriginosa.
• Pesadez pélvica, prolapso uterino con dolores uretrales.

Modalidades de los síntomas:
• Empeora hacia las 10 o las 11, en el mar, al sol, estudiando, con el consuelo.
• Mejora al aire libre, con baños fríos, comiendo desordenadamente, sudando.

Radio de acción del remedio:
• Vaginismo. Frigidez. Dispareunia. Anorgasmia. Esterilidad. Onanismo. Ninfomanía.
• Irascibilidad. Cólera. Apresuramiento. Indiferencia. Distracción. Indolencia. Tristeza.

Platina

Biotipo:
Mujer atractiva, morena, esbelta, narcisista, orgullosa, fría. Desprecia a su entorno y todas las demás personas, en tanto que ella misma se autodisculpa siempre. Se considera una persona excepcional, en todo lo que emprende, inteligentísima.

Se comporta como una seductora a ultranza, pero la relación es decepcionante, para ella y para la pareja.

Se viste y se arregla con un estilo deslumbrante; frecuenta bares, discotecas, saunas, salones de belleza, en búsqueda de la pareja ideal, inaccesible.

Somatiza las desilusiones en forma de crisis histéricas, estreñimiento insistente, dolores en la región dorsal y en los miembros.

Síntomas sexuales:

• Desarrollo prematuro o excesivo del deseo sexual.

• Deseo sexual exagerado, especialmente en las vírgenes.

• Hipersensibilidad de los órganos genitales, que no toleran el contacto; lipotimias.

• Prurito voluptuoso espontáneo, que mantiene permanentemente el deseo.

• Vulva dolorosamente sensible durante el coito, con desvanecimientos.

• Vaginismo, espasmos y constricción. Prurito vulvar, hormigueo en los órganos genitales.

• Libido violenta. Ninfomanía. Orgasmo involuntario, también en vírgenes.

Complejos inconscientes:

• Frigidez y ninfomanía por deseo-rechazo de placer sexual.

• Narcisismo exagerado, complejo de Edipo, envidia del pene, espera del hombre ideal.

• Homosexualidad latente relacionada con la madre sexualmente insatisfecha.

Síntomas psíquicos:

• Histéricos o paranoicos, con paso de la euforia a la tristeza o a la desesperación.

• Depresión seria, agravada por cualquier contrariedad, seguida de cólera furiosa.

• Irritabilidad extrema, deseo de matar; disgusto por la vida; miedo; angustia.

Síntomas extraños:

• Sensación de aumentar de volumen en todas las direcciones.

Síntomas fisiopatológicos ginecológicos:

• Reglas adelantadas, copiosas, largas, muchos coágulos parecidos al alquitrán. Dismenorrea.

• Leucorrea como clara de huevo, fluye después de la micción, de día.

• Inflamación del útero. Ovaralgia izquierda. Quiste ovárico.

• Ptosis pélvica, prolapso, pólipos, metrorragias.

Modalidades de los síntomas:

• Empeora al final del día, por la noche, descansando, sentada, quieta estando de pie.

• Mejora moviéndose, al aire libre.

Radio de acción del remedio:

• Eretismo sexual. Ninfomanía. Vaginismo. Esterilidad. Prurito vulvar. Dismenorrea.

• Prolapso, fibromas y pólipos uterinos. Ovaritis. Ovaralgias. Convulsiones puerperales.

• Trastornos debidos a la condición de homosexualidad latente y no aceptada por la conciencia.

Psorinum

Biotipo:

Mujer baja de tono, adelgazada y triste, huraña, preocupada por su propia salud.

Muy friolera, cansada, busca constantemente reposo y calma; rechaza toda compañía.

Los trastornos más evidentes son los de la piel, que presenta un aspecto sucio; erupciones y mucho prurito.

Manifiesta estar cansada de la vida y desearía poner fin a sus sufrimientos con la muerte, aunque por otra parte le da mucho miedo.

Su apetito es excesivo. Tiene hambre por la noche. Desea alimentos ácidos y cerveza. Odia el cerdo.

Somatiza la tristeza y el ansia en fetidez cutánea, dermopatías, hemicráneas periódicas, vértigos, neuralgias tenaces, estreñimiento, micciones dolorosas, prurito generalizado.

Síntomas sexuales:

• Repulsión fortísima, neurótica hacia cualquier tipo de contacto sexual.

• Hostilidad al orgasmo. Probablemente no ha tenido un solo orgasmo en su vida.

• Frigidez acompañada de apatía, depresión, seno sensible, hipomenorrea.

Complejos inconscientes:
• Vaginismo, frigidez por complejo de Edipo no resuelto.
• Por identificación insuficiente con el papel sexual femenino.
• Miedo de morir en el momento en que puede sentir un orgasmo.
• Expectativa irracional de daños físicos en cualquier aproximación sexual.
Síntomas psíquicos:
• Ansiedad muy marcada, originada por un intenso sentimiento de culpabilidad y con miedo a todo.
• Ideas fijas y extravagantes, irracionales, misantropía, pérdida de memoria, bulimia nocturna.
• Cavilación obsesiva, silenciosa y melancólica (suicidio mental).
• Se encuentra en un estado de depresión que le lleva a pensar en el suicidio.
Síntomas extraños:
• Tristeza inexplicable que surge tras prurito, insistente.
• El cuerpo huele siempre a suciedad, aunque se haya lavado bien.
Síntomas fisiopatológicos ginecológicos:
• Amenorrea, hipomenorrea, ovulación insuficiente. Esterilidad.
• Menstruaciones irregulares escasas, nauseabundas.
• Seno hinchado y dolorido. Pezones rojos, doloridos, prurito ardiente.
• Metritis. Síntomas de involución uterina. Mastitis. Cáncer de mama.
• Trastornos de la menopausia, con sofocos, metrorragias.
• Vómito que no cesa durante el embarazo y el feto se mueve violentamente.
Modalidades de los síntomas:
• Empeora con el frío, en invierno, antes de la lluvia.
• Mejora comiendo, con el calor; en verano.
Radio de acción del remedio:
• Disfunción sexual general. Frigidez absoluta. Esterilidad.
• Conflictos psíquicos como causa de la disfunción.

Pulsatilla

Biotipo:
Encarna el tipo femenino de la mujer rubia, ojos azules, linfática, con falsa plétora. Atrae por su comportamiento agradable y dulce, afectuoso, dócil, púdico; se sonroja fácilmente. Pero también es hipócrita, celosa, envidiosa, avara, acaparadora, beata, siempre está rezando.
Tiene una aversión religiosa por el sexo opuesto; lo teme, a veces de forma casi caricaturizada; busca cualquier pretexto para escapar de él, presa del pánico. Se refugia en la madre para ser reconfortada de sus miedos y aconsejada en todo. Somatiza emotividad y miedo en cefalea, catarro, asma, dispepsia, diarrea, cistitis, enuresis, flebitis, varices, hemorroides.
Síntomas sexuales:
• Mujer solterona, sexofóbica respecto al sexo opuesto.
• Onanismo. Libido en aumento durante las reglas. Ninfomanía.
• Libido fustigada por censuras educacionales. Vaginismo. Anorgasmia.
• Ansiedad durante la relación con placer escaso o nulo en el coito.
Complejos inconscientes:
• Conflicto entre libido en aumento y represión fóbico-mística del placer sexual.
• Conflicto sexual latente con miedo a la punición. Homosexualidad latente.
• Apego excesivo a la madre. Complejo de Edipo. Envidia del pene.
Síntomas psíquicos:
• Caprichosa, mutable, contradictoria, llora con facilidad al exponer sus síntomas.
• Falta de confianza en sí misma; se reprocha a sí misma por complejo de culpabilidad.
• Introversión. Misantropía. Melancolía, tristeza, temor ante todo.
• Alucinaciones, como si un hombre desnudo accediera a su habitación.

Síntomas extraños:
• Tensión en el interior de los dientes.
Síntomas fisiopatológicos ginecológicos:
• Amenorrea, dificultad en tener la primera regla, en las chicas.
• Reglas retrasadas, débiles o que faltan, después de haberse mojado los pies.
• Reglas retrasadas, poco abundantes, de sangre negra o densa, con coágulos.
• Dismenorrea con dolores pélvicos, renales, en los muslos, diarrea, mucho nerviosismo.
• Leucorrea espesa, lechosa, de color amarillo verdoso, no irritante.
• Inflamación de los ovarios y del útero. Prolapso uterino.
• Sequedad, fístulas vaginales y congestión ovárica que inciden en el coito.
• Loquios (líquidos del puerperio) poco abundantes, insuficientes; inexistentes.
Modalidades de los síntomas:
• Empeora con el calor, con alimentos grasos, en la pubertad, durante el embarazo.
• Mejora moviéndose, al aire libre, siendo consolada.
Radio de acción del remedio:
• Libido en aumento. Ninfomanía. Onanismo. Vaginismo. Esterilidad.
• Carácter psicoasténico. Rigidez místico-fóbica. Suicidio mental.

Sepia

Biotipo:
Encarna el tipo de mujer de mediana edad, con problemas nerviosos, hepatobiliares y uterinos.

Lo ve todo «negro», experimenta falta de afecto y desinterés por el marido y por los hijos, soledad.

No tiene ganas de trabajar ni de divertirse, y evita a la gente que encuentra.

Gran tristeza. Irritabilidad habitual. Comportamiento huraño. No soporta que le lleven la contraria.

Somatiza sus estados anímicos en sofocos, sudor, abandono repentino de las fuerzas, náuseas, languidez gástrica, dispepsia, dolores hipogástricos, trastornos hepáticos y renales, estreñimiento; dolores en la región lumbosacra con enorme fatiga, irradiada a las piernas, que empeora después de comer.
Síntomas sexuales:
• Ausencia de libido. Aversión por el coito, que le irrita y le provoca náuseas con sólo pensar en él.
• Frigidez absoluta, vaginismo, dispareunia, anorgasmia, esterilidad psicógena.
• Inhibición de los impulsos. Introversión emotiva de los sentimientos.
• Horror ante cualquier tipo de manifestación espontánea sexual.
Complejos inconscientes:
• Negación inconsciente de la sexualidad. Masoquismo de represión.
• Complejo de Edipo no resuelto. Envidia del pene. Homosexualidad latente.
Síntomas psíquicos:
• Incapacidad de sentir amor, afecto, simpatía; y también incapacidad de demostrar un sentimiento que realmente experimenta.
• Depresión y languidez, llanto fácil, indiferencia hacia cualquier cosa o persona.
• Es consciente de su indiferencia afectiva, pero responde que «no puede hacer nada para evitarlo».
• Temores, ideas pesimistas, hipocondría. Inquietud egoísta; se interesa sólo por su propia salud.
• Carácter difícil, desagradable, colérico. Siempre de mal humor. Todo le molesta.
Síntomas extraños:
• Sensación de cuerpo extraño en el recto; de que el abdomen le gire sobre su propio eje; de que los ovarios sean más grandes que de costumbre; de que el útero se deslice fuera del cuerpo (cruza las piernas para detenerlo).

Síntomas fisiopatológicos ginecológicos:
• Sensación de «caída» de todos los órganos pélvicos, con micción frecuente.

• Menstruaciones irregulares, a menudo escasas, tardías; o abundantes de sangre oscura.

• Dismenorrea espasmódica, asociada con dolor dental, dolor de cabeza y cólicos anticipantes.

• Leucorrea de color amarillo verdoso, ácida, que produce escoriaciones en los muslos, pruriginosa y fétida.

• Dolores uterinos como de parto. Dolores ardientes intrauterinos. Prolapso uterino.

• Prurito vulvar, vaginal; también durante el embarazo. Dolores de parto enormes, excesivos.

Modalidades de los síntomas:
• Empeora con el consuelo, con el frío, en locales concurridos.

• Mejora con el calor, con el sueño, con alimentos ácidos.

Radio de acción del remedio:
• Frigidez, vaginismo, dispareunia, anorgasmia, esterilidad psicógena.

• Prurito vulvar. Sensación de ptosis pélvica. Hipovitalidad general.

• Dispepsia, trastornos hepáticos y renales, dolores hipogástricos, estreñimiento.

Bibliografía

Española

ALLEN, H. J.: *Los miasmas crónicos*, Buenos Aires, 1978.

ANCAROLA, R.: *Curso de homeopatía*, Madrid, 1989.

— *Materia médica homeopática jerarquizada*, Madrid, 1990.

BERTHIER, D. y JOUANNY J. J.: *Guía práctica de la homeopatía para todos*, Barcelona, 1991.

CANDEGABE, E. F.: *Materia médica comparada*, Buenos Aires, 1985.

CARRERA, J. M.: *Terapéutica homeopática en obstetricia*, Ciudad de México, 1959.

CHEPMELL, E. C.: *Homeopatía doméstica, sus verdaderos límites*, Buenos Aires, 1985.

EIZAYAGA, F. X.: *El moderno repertorio de Kent, enciclopedia médica homeopática*, Buenos Aires, 1979.

FABROCINI, V.: *Terapéutica homeopática en medicina estética*, en «Medicina biológica», n.º 1, marzo, año IV, Madrid, 1991.

— *Biomesoterapia en medicina estética*, en «Medicina biológica», n.º 2, junio, año IV, Madrid, 1991.

— y colaboradores: *Guía de las flores de Bach*, Barcelona, 1995.

HAHNEMANN, S.: *90 medicamentos homeopáticos*, Madrid, 1988.

KUSTER, K.: *Enfermedades reumáticas y su terapia antiomotóxica*, Baden Baden, 1996.

MAESISIMYND, B., PANOS, HEIMLICH, J.: *Manual práctico de homeopatía*, Colonia del Valle (México), 1988.

MARTÍNEZ, J. A.: *Farmacia homeopática: doctrina y técnica*, Buenos Aires, 1990.

MINOTTI, A. E.: *Semiología y materia médica de los tumores de mama*, Buenos Aires, 1990.

NASH, E. B.: *Fundamentos de terapéutica homeopática*, Buenos Aires, 1989.

ORTEGA, P. S.: *Los miasmas*, Ciudad de México, 1977.

PASSEBECQ, A.: *Tratamiento natural de las enfermedades del riñón, vejiga y próstata*, Madrid, 1987.

PUIGGRÒS, E.: *Homeopatía avanzada y biología*, Madrid, 1990.

RUDDOCH, H.: *Enfermedades de los niños,* Buenos Aires, 1989.

VERET, P.: *Medicina energética,* León, 1986.

VIJNOVSKY, B.: *Tratado de materia médica homeopática*, Buenos Aires, 1978.

— *Síntomas claves de la materia médica homeopática en el repertorio de Kent*, Buenos Aires, 1989.

VV. AA.: *Manual de primeros auxilios con apoyo homeopático*, Centro Homeopático de Chile, Santiago, 1988.

Francesa

ALGAZI, J.: *Homéopathie en Psychiatrie*, París, 1989.

ALLENDY, R.: *Les temperaments*, París, 1922.

BARBANCEY, J.: *Pratique homéopathique en psycho-patologie*, Lyon, 1981.

BENKEMOUN, P.: *Andrologie et sexologie homéopathiques*, París, 1982.

— *Les nouveaux homéothérapiques de la sphère sexuelle*, Cahiers de Biothérapie, París, 1983.

— *Homéopathie et impuissance masculine*, París, 1988.

BINET, C.: *Lexique Médical homéopathique*, St. Jean de Brave, 1980.

BROUSSALIAN, G.: *Symptomes cléfs*, Grenoble, 1983.

CHAVANON, P. y LEVANNIER, R.: *Memento Homéopathique d'urgence*, St. Jean-de-Barie, 1973.

CEDH, *Pratique homéopathique en Gastro-entérologie*, Lyon, 1977.

— *Pratique homéopathique en Urologie*, Lyon, 1978.

— *Pratique homéopathique en Dermatologie*, Lyon, 1979.

— *Pratique homéopathique en Médicine infantile*, Lyon, 1980.

— *Concordances homéopathiques (1)*, Lyon, 1980.

— *Concordances homéopathiques (2)*, Lyon, 1982.

— *Pratique homéopathique en Gynécologie*, Lyon, 1982.

— *Pratique homéopathique en Gériatrie*, Lyon, 1982.

CLARIS, A.: *Initiation aux thérapeutiques naturelles*, Mets, 1980.

DEMARQUE, D.: *L'homéopatie, médecine de l'experience*, Moulin les Mets, 1982.

— *Le médicament homéopathique, sa prescription*, Decines, 1975.

— *Sémiologie homéopathique*, París, 1977.

DJIAN, J.: *Homéopathie preventive et de terrain*, París, 1984.

DORFMANN, P.: *Des diathèses à l'immuno-modulation*, París, 1990.

DUFILHO, R.: *Les Symptomes mentaux en homéopathie*, Pau, 1986.

FABROCINI, V.: *Cours d'Homéopathie, médicine naturelle*, París, 1992.

— y colaboradores: *La Guide des Fleurs de Bach*, París, 1996.

GESSANT, P.: *Homéopathie et lombo-sciatalgie*, París, 1985.

GUERMOMPREZ, M., PINKAS, M., TORK, M.: *Matière médicale*, París, 1985.

HODIAMONDT, G.: *Homéopathie et physiologie*, París, 1983.

HODLER, J.: *Guide practique de homéopathie*, Soisson, 1983.

JAHR, G. H. G.: *Traitement homeopatique des Maladies de la Peau*, París, 1850.

JOLY, P.: *La consultation homéopathique*, Lyon, 1976.

JULIAN, O. A.: *Dictionnaire de Matière Médicale Homéopathique*, París, 1981.

KENT, J. T.: *La science e l'art de l'Homéopathie*, París, 1969.

— *Matière médicale homéopathique*, París, 1976.

LATHOUD, J. A.: *Etudes de Matière Médical Homéopathiques*, Levier, 1981.

NICOLAS, M.: *Psichiatrie homéopathique*, París, 1984.

MICHAUD, J.: *Le Vieillissement précoce ou Sycose*, París, 1967.

PINTO, R.: *Manuel pratique d'homéopathie*, París, 1984.

SANANES, R.: *Homéopathie traditionelle*, París, 1976.

— *Homéopathie et language du corps*, París, 1982.

— *Maux de tete... et bleus de l'ame*, París, 1986.

— *La consultation Homéopathique*, París, 1987.

TETAU, M.: *Matière médicale homéopathique clinique et biothérapie*, París, 1979-1983.

— *Homéopathie et pathologie respiratoire*, París, 1983.

— *Homéopathie et pathologie digestive*, París, 1984.

— *Homéopathie et neuropsychiatrie*, París, 1986.

— *Théorie et pratique de l'homéopathie moderne*, París, 1987.

VANNIER, L.: *La pratique de l'homéopathie*, París, 1973.

— *Caractéristiques essentielles des remèdes homéopathiques*, París, 1980.

VERET, P.: *La médecine energetique*, Mónaco, 1982.
— *La spasmophilie enfin vaincue*, Mónaco, 1985.
VOISIN, H.: *Thérapeutique et Répertoire homéopathiques du practicien*, París, 1978.
ZISSU, R.: *Matière médicale constitutionelle*, París, 1959-1964.
ZISSU, R. y GUILAUME, M.: *Manual de Médicine Homéopathique*, París, 1985.

Inglesa

ALEXANDER, F.: *Psychosomatic Medicine*, Nueva York, 1950.
ALLEN, H. C.: *The Materia Medica of the Nosodes*, Nueva Delhi, 1981.
ALLEN, T. F.: *General Symptoms Register of the Materia Medica*, Filadelfia, 1880.
BOERICKE, W.: *Materia Medica*, Nueva Delhi, 1981.
CLARKE, J. H.: *Dictionary of Practical Materia Medica*, Nueva Delhi, 1986.
FARINGTON, E. A.: *Clinical Materia Medica*, Nueva Delhi, 1982.
HERING, C.: *The Guiding Symptoms of Materia Medica*, Nueva Delhi, 1980.
SCHROYENS, F.: *Repertorium Homeopaticum Syntheticum*, Londres, 1993.
Volumes of Proceedings: Congressi 40°, 41°, 42°, 43° of International Homeopathicum Syntheticum, Londres, 1993.

Italiana

ALLEN, H. C.: *Keynotes*, Roma, 1980.
AUBIN, M. y PICARD, P. H.: *La medicina omeopatica*, Milán, 1981.
BARROS, J. y PASTEUR, S. T.: *Omeopatia, medicina del terreno*, Roma, 1984.
BARTEL, H. y KUNKER, W.: *Repertorio sintetico*, Palermo, 1991.
BELLAVITE, P. y SIGNORINI, A.: *Fondamenti della Medicina Omeopatica*, Palermo, 1992.

BEUCCI, B.: *Terapia omeopatica*, Roma, 1985.
BORNORONI, C.: *Manuale di farmacologia homeopatica*, Roma, 1994.
BOSSER, HODIAMONT, MAZZA: *Pronto soccorso e terapia omeopatica*, Palermo, 1995.
BOURDIOL, R. J.: *Omeopatia e riflessologia*, Roma, 1987.
BRIGO, B.: *Medicina omeopatica e dermatologica*, Milán, 1984.
— *Natura medicatrix: Sindromi cliniche in omeopatia e bioterapie*, Milán, 1995.
BRIGO, B. y MASCIELLO, E.: *Omeopatia*, Como, 1988.
BROUSSATIAN, G.: *Repertorio di Kent*, Palermo, 1985.
CANELLO, S.: *Teoria e metodologia omeopatica in medicina veterinaria*, Palermo, 1995.
CHARETTE, G.: *La Materia Medica Omeopatica Spiegata*, Palermo, 1992.
CLARKE, J. H.: *The Prescriber. Manuale pratico di prescrizione omeopatica*, Palermo, 1987.
— *Omeopatia facile*, Palermo, 1992.
COMITO, R.: *Introduzione allo studio dell'omeopatia*, Milán, 1995.
COULTER, H. L.: *Guida alla medicina omeopatica*, Milán, 1976.
DEL GUIDICE, N. y DEL GUIDICE, E.: *Omeopatia e bioenergetica*, Verona, 1984.
DEMARQUE, D.: *Malattie croniche e principali nosodi*, Milán, 1984.
DIOGUARDI, N. y SANNA, G. P.: *Moderni aspetti di semeiotica medica*, Milán, 1976.
DUJANY, R.: *Manuale pratico di omeopatia familiare e di urgenza*, Milán, 1982.
DUPRAT, H.: *Materia medica omeopatica*, Roma, 1980.
— *Enciclopedia Medica Italiana*, II ed., Florencia, 1976.
— *Enciclopedia Viver Sani*, Milán, 1994.
FABROCINI, V.: *L'omeopatia antiomotoxica*, Milán, 1990.

— *Corso di omeopatia*, Milán, 1992.
— *Guida pratica omeopatica-omotossico-logica nelle malattie respiratorie*, OTI, Carsoli, 1993 (agotado).
— *Guida pratica omeopatica-omotossico-logica in dermatologia*, OTI, Carsoli, 1994 (agotado).
— *Otomotossicologica e Omeopatia*. Biomesoterapia in Medicina Estetica, Universidad Urbaniana, Roma- OTI, Carsoli, 1995 (agotado).
— *Guida pratica omeopatica-omotossico-logica in gastroenterologia*, OTI, Carsoli, 1996 (agotado).
— *Guida pratica omeopatica-omotossico-logica in pediatria*, OTI, Carsoli, 1996 (agotado).
FARNETANI, I.: *Il pediatra in casa*, Milán, 1992.
FEDERICO, P.: *Manuale di omeopatia*, Roma, 1981.
FERRARELLI, F.: *Energie in omeopatie*, Cosenza, 1981.
FURLOW, W. L. *Le disfunzioni sessuali maschili*, Roma, 1982.
GARELLI, V. y GUILIANELLI, C.: *Omeopatia integrata*, Milán, 1989.
GENTILINI, P.: *Il manuale di medicina*; SEU, Roma, 1987.
GERD, H.: *Guida pratica di medicina interna*, Milán, 1989.
GRANATA G.: *Compendio di omeopatia*, Milán, 1990.
GRÉCO, J.: *Omeopatia in ginecologia*, Milán, 1995.
HAHNEMANN, S.: *Omeopatia*, Milán, 1975.
— *Organon dell'arte del guarire*, Milán, 1975.
— *Le malattie croniche*, Nápoles, 1987.
HARNACH VON, G. A.: *Manuale di pediatria*, Padua, 1970.
HARVEY-JOHNS-OWENS-ROSS: *Clinica medica*, Roma, 1975.
HODIAMONT, G.: *Trattato di farmacologia omeopatica*, Palermo, 1988-1999.
JOUANNY, J.: *Nozioni essenziali di materia medica omeopatica*, Lyon, 1979.

— *Nozioni essenziali di terapia omeopatica*, Lyon, 1980.
JULIAN, O. A. y HAFFEN, M.: *Omeopatia*, Milán, 1982.
— *Omeopatia moderna. Il terreno*, Palermo, 1989.
JULIAN, O. A.: *La Materia medica dei Nosodi*, Palermo, 1983.
KAPLAN, H. S.: *Nuove terapia sessuali*, Milán, 1986.
KENT, J. T.: *Lezioni di omeopatia*, Milán, 1978.
— *Scritti di Clinica Omeopatica*, Como, 1995.
— *Materia medica dei nuovi rimedi*, Como, 1992.
— *Ripertorio della Materia Medica Omeopatica*, in 3 vols. Palermo, 1991-1992.
— *Lezioni di materia medica omeopatica*, 1 vol. Palermo, 1995.
LENZI F. y CANIGGIA, A.: *Semeiotica medica*, Turín, 1974.
LODISPOTO A.: *Tipologia del rimedio omeopatico*, Roma, 1987.
— *Kentismo e l'analisi repertoriale*, Roma, 1987.
— *Storia dell' omeopatia in Italia*, Roma, 1987.
— *Terapia clinica omeopatica*, Roma, 1992.
MASCI, V.: *Omeopatia, Tradizione e attualità*, Milán, 1995.
MASTER, W.H. y JOHNSON, V. E.: *L'atto sessuale nell'huomo e nella donna*, Milán, 1972.
— *Patologia e terapia del rapporto coniugale*, Milán, 1972.
MECONI, F.: *Forza vitale e omeopatia*, Roma, 1987.
MICCICHÈ, G. M.: *Omeopatia e pediatria*, Milán, 1995.
MORUZZI, G. *Fisiologia*, Turín, 1975.
MOSSINGER, P.: *Omeopatia e Medicina scientifica*, Palermo, 1991.
NEGRI, M.: *Patologia e clinica medica*, Roma, 1979.
PESCETTO-DE CECCO-PECORARI: *Ginecologia*, Roma, 1980.

POMMIER, L.: *Dizionario omeopatico di urgenza*, Palermo, 1989.

RECKEWEG, H. H.: *Materia Medica Omeopatica*, Milán, 1990.

ROSSI, E.: *Kent-Materia Medica Comparata*, Milán, 1995.

SACCHETTI, C. y PONASSI, A.: *Semeiotica medica*, Padua, 1976.

SERAFINI, U.: *Compendio di medicina interna*, Florencia, 1980.

SHEPHERD, D.: *Piccolo manuale di pronto soccorso omeopatico*, Roma, 1980.

SODEMAN, W. y SODEMAN, W.: *Fisiopatologia,* Padua, 1978.

STEGNAGNO, M.: *Omeopatia Bioenergetica*, Milán, 1995.

TEODORI, U.: *Trattato di patologia medica*, Roma, 1977.

TETAU, M.: *La Materia Medica Omeopatica Clinica e Bioterapia*, Palermo, 1995.

VANNIER, L.: *L'omeopatia nelle malattie acute*, Roma, 1979.

— *La tipologia omeopatica*, Como, 1983.
VITHULKAS, G.: *La scienza dell'omeopatia*, Verona, 1986.

— *Le essenze rubate*, Roma, 1988.

ZISSU, R.: *Introduzione all'omeopatia. La spasmofilia*, Palermo, 1989.

VV. AA.: *Dizionario Medico*, IV ed., Florencia, 1987.

— *Guida clinica all'esame di laboratorio*, EMS, Milán, 1987.

— *Informatore omeobioterapico*, Palermo, 1994.

— *Radar Software Inglese-Italiano*, Marina di Pietrasanta, 1996.

En portugués

EGITO, J. L.: *Homeopatia*, Sao Paulo, 1980.

FUHNER, H.: *Toxicologia medica*, Lisboa, 1956.

HUI BON HOA: *Compendio de Técnica Repertorial Homeopàtica*, Sao Paulo, 1974.

KOSSAK-ROMANACH, A.: *Homeopatia in 1000 conceitos*, Sao Paulo, 1984.

— *Agravaçoes Dermatologicas em Homeopatia*, Tese Esc. Medic. Cirurgia, Río de Janeiro, 1977.

LOBO, F. S.: *O Esino da Medicina no Rio de Janeiro - Homeopatia*, Río de Janeiro, 1968.

PLAZY, M.: *Pesquisa Experimental Moderna en Homeopatia*, Río de Janeiro, 1969.

Índice analítico

Colitis: inflamación del colon, 126, 127

Coma, 84

Condilomas, 149, 150, 164, 165, 169, 170

Congestión: acumulación de sangre en un órgano o en una región del cuerpo, 30, 53, 63, 66

Conjuntivitis, 66, 68, 77

Convulsiones: contracciones musculares bruscas involuntarias, 30, 31, 39, 40, 70, 74, 83, 96, 101, 143, 179, 181-187, 191, 251

Corea: convulsiones, 182-184, 208

Costra, 33-36, 48-50, 71, 72, 76, 78, 146, 156, 159, 162, 166

Coxalgias: dolores en la articulación coxofemoral, 195

Coxodinia: dolor en el cóccix, 200

Debilidad, 28, 32, 60, 88, 114, 127, 128, 136, 142-144, 154, 163, 178, 191, 195, 196, 199, 223, 225, 226, 242, 249

Delirio, 155

Delirio erótico, 224, 225

Dentición, 25, 26, 28-30, 51, 93, 97, 100-104, 107, 163, 182-184

Depresión, 117-119, 129, 133, 135, 137, 138, 142, 144, 146, 149, 154, 155, 160, 164, 185, 186, 206, 210, 212, 215, 225, 230, 239-242, 244, 246, 247, 251-253

Dermatitis: enfermedad inflamatoria cutánea, 33, 76, 79, 80, 152-165, 167, 169, 171

Dermatomicosis: infección cutánea causada por micetos, 154, 169

Dermatopatías, 155

Dermatosis: enfermedades cutáneas no inflamatorias, 152, 154-156, 158, 161, 166-168, 209

Deseo sexual, 218, 221, 223-225, 229, 230, 233, 241, 248, 249, 251

Diarrea, 25-31, 34, 36, 46, 70, 79, 81

Digestión, 28, 29, 84, 98, 130-133, 152, 171, 185, 192

Dismenorrea, 134, 139, 207, 208, 211, 240, 242-249, 251, 253, 254

Disnea: ahogo, 42, 47, 50, 54, 56-58, 62, 64, 65, 70, 77, 78, 124, 125, 134, 136, 139, 140, 143-146, 191, 206, 211, 242, 246

Dispareunia, 234-254

Dispepsia: dificultad de digestión con síntomas diversos, 29, 50, 79, 85, 126, 128-130, 132, 133, 206, 241, 244, 246, 252-254

Eccema: erupción cutánea, 33-36, 78-80, 96, 149-159, 161-169, 241

Eclampsia: convulsiones durante el embarazo, 183

Embarazo, 129, 133, 183, 193, 205, 206, 211-215, 234, 236, 239, 242, 252-254

Emoción: modificación intensa y aguda del estado afectivo, 117, 134, 138, 141, 183, 186, 205, 229

Emprostótonos: contracción tónica de los músculos anteriores del tronco y curvatura del cuerpo hacia delante en epilepsia, 185

Enantema: erupción que aparece en las mucosas, 66, 68, 69, 71

Encefalopatías: enfermedades cerebrales, 71, 74

Endocarditis, enfermedades del endocardio, 135, 144

Endocrino: que afecta a las glándulas de secreción interna, 99-101, 130, 170, 176, 202, 206

Enfisema: incremento patológico de aire en los pulmones, 59, 74

Enteralgias: dolores intestinales, 100

Enteritis: inflamación del intestino delgado, 81, 102

Enterocolitis: inflamaciones del intestino delgado y grueso, 81

Enuresis: incontinencia de la vejiga, 79, 96, 107, 221, 252

Epicondilitis: afección del codo, 201, 202

Epigástrico: de la región central de la mitad superior abdominal (hinchazón, dolor), 130, 247

Epilepsia, 182, 184-187

Epistaxis: sangre de la nariz, 62, 70, 75, 125, 129, 210, 241, 245

Epitelioma, 149, 151, 152, 158, 159, 163, 167, 169
Equimosis, 147, 148, 152, 153, 163, 164, 211
Erección, 69, 218, 221, 223, 224, 226, 228, 230
Eretismo: estado de aumento de la excitabilidad, 100, 134, 135, 137, 145, 158, 184, 192, 223, 229, 240, 249, 251
Erisipela: infección dermoepidérmica, 70, 147, 149, 151, 152, 155, 158, 159, 162-164, 167
Eritema: lesión cutánea, 80, 147-162, 169, 173, 174
Erotómano, 231
Eructos, 41, 82, 84-89, 91, 130, 132, 133, 153, 212, 213, 240, 241, 246
Erupción, 33, 69-71, 151, 152, 159, 163, 173, 183
Escalofríos, 40, 46, 47, 62, 64, 67, 72-74, 125, 130, 144, 213, 228
Escarlatina, 67, 69, 70, 72, 147, 151, 155, 156, 163, 167
Escarlatinela, 69
Esclerodermia: dermatopatía localizada en cualquier región o sistémico-progresiva, 139, 148, 149, 157, 159, 161
Esclerosis, 125, 129, 148, 154, 157, 192, 218, 241
Escoliosis: desviación lateral del raquis, 206, 207
Escoriación: pérdida de sustancia cutánea, 91, 147, 148
Escroto, 150, 166, 167, 170, 172, 225, 228, 229, 232
Espasmo, 51, 59, 77, 141, 145, 185, 234
Espasmofilia: hiperexcitabilidad de los nervios motores, 188
Espermatorrea: pérdida involuntaria frecuente de esperma sin orgasmo sexual, 225, 227, 228, 230
Espinillas, 150, 161, 168, 170
Estasis, 130, 136, 139, 145, 148, 153, 171, 172, 176, 206
Esterilidad, 236-254
Estreñimiento, 28, 82, 85, 96-104, 126-129, 131-133, 165, 171, 176, 181,

185, 192, 207, 212, 241, 244, 245, 248-251, 254
Euforia, 104, 106, 113, 114, 117, 134, 142, 143, 154, 155, 164, 185, 251, 262
Eupareunia, 235
Evacuación, 96-98, 103, 126
Exantema: erupción cutánea o enfermedad exantemática, 66, 68-71, 152-154, 156-161, 163-166, 168
Exantemática, enfermedad, 40, 66, 69, 71
Excitación, 101, 126, 133, 134, 138, 139, 183, 218, 225, 229, 231, 232, 240, 246-248, 250
Expectoración, 41-45, 47-50, 56-65, 75, 77, 78, 124, 125, 139, 140
Eyaculación, 218, 223-226, 229-231, 236

Faringitis, 47, 66
Faringodinia, 69
Fiebre, 30, 39, 40, 45-54, 56, 57, 59-74, 76, 79, 81, 97, 99, 125, 127-129, 154, 156, 181, 183, 184, 195, 197, 203, 206, 214, 216
Fibroma: neoplasia benigna, 220, 239
Fibrositis: inflamación del tejido conectivo (reumatismos extraarticulares, periartritis, bursitis, tendinitis, etc.), 195
Fisuraciones: fístulas, 166
Flatulencia: producción enorme de gas intestinal, 27, 28, 83, 85-97, 100, 127, 128, 130, 131, 185, 245, 248
Flebitis: inflamación de una vena, 140, 145, 252
Fobia: miedo patológico, 73, 220, 226, 242, 244
Fóbico, 151, 165, 170, 177, 186, 203, 226, 252
Foliculitis: folículo pilífero inflamado, 148, 169
Forunculosis, 151, 153, 154, 157, 161, 162, 165, 166, 169
Fotofobia: intolerancia a la luz, 66, 73, 125, 181, 189
Frigidez: falta de orgasmo, 212, 224, 228, 232-234, 237, 239-248, 250-254

Prostatitis: inflamación de la próstata, 219, 220

Prostatorrea: emisión de líquido prostático independiente de la eyaculación, 219, 220

Prurigo: dermatosis crónica muy pruriginosa, 159, 160

Prurito, picor: sensación paradolorífica que induce a rascarse, 34, 69, 71, 72, 76, 77, 79, 80, 90, 91, 95, 96, 129, 131, 132, 144, 148, 150-168, 172, 173, 175, 209, 210, 216, 225, 231, 233, 235, 245, 247, 249, 251, 252, 254

Psicomotriz, inestabilidad, 98, 105, 106, 108, 110, 114, 179

Psiconeurosis, 206, 231

Psicosomatización: la psique transforma en síntomas físicos las emociones y los problemas mentales, 131, 133, 200

Psoriasis: dermatosis crónica caprichosa, imprevisible, cuyos dibujos cutáneos extravagantes aparecen y desaparecen, 148-150, 154, 156, 159, 161-169, 172, 174, 175, 241

Ptosis: desplazamiento descentente de un órgano, 133, 171, 199, 239, 251, 254

Puerperio: periodo que va del final del parto a la reanudación de las menstruaciones, 182, 183, 214, 253

Pus: exudación purulenta resultante de una inflamación, 34, 35, 50-52, 72, 157, 161, 165, 173, 203, 219, 220

Pústulas, 79, 150, 152-155, 157-167, 169, 170

Quemaduras, 148, 155, 157, 159, 167

Quistes: vejigas membranosas, 157, 160, 161, 246, 249

Raquialgias: dolores en el raquis, 195

Rectal, síntoma o signo, 26, 28, 90, 97-100, 103, 104, 126, 127, 133, 203, 248

Rectocolitis: inflamaciones rectales referidas al colon, 128

Resfriado: catarro vírico por Rhinovirus, 48, 54, 72, 74, 78

Reumatismo, 194-198, 200, 201

Rinitis: inflamación de la mucosa nasofaríngea, 34, 46-50, 52, 56, 60, 74, 76-79, 125, 206

Rinofima: acné rosácea hipertrófica, 157, 164, 170

Rinorrea: secreción nasal, 49, 52, 67-69, 77, 78

Rinosinusitis: rinitis asociada a sinusitis, 52

Rubéola, 67-69, 147, 155, 156

Sabañones, 143, 150, 157, 158, 162, 163, 166, 167, 206

Salivación, 30, 48, 62, 73, 84

Sarampión, 28, 60, 66-69, 72, 110, 155

Sarna, 149

Seborrea: dermatosis por alteración de las glándulas sebáceas, 154, 161-163, 168, 169

Sexualidad, referencia a la esfera de los aspectos sexuales, 223, 228, 232, 234, 240, 253

Sinobronquitis: sinusitis acompañada de bronquitis, 59

Sinusitis, 40, 46, 48, 52, 53, 60, 182

Sofocos, 77, 210-212, 244, 246, 249, 252, 253

Somnolencia, 85, 97, 108, 109, 114, 130-132, 180, 191

Sonambulismo, 104, 106-109, 114, 117

Sudación, 35, 36, 41, 50, 51, 61, 66, 68, 70, 71, 74, 78, 80, 140, 142, 147, 148, 151, 154, 156-158, 160, 164-170, 180, 190-192

Sueño, 25, 26, 50, 58, 78, 91, 97, 99, 106-109, 117, 133, 141, 146, 159, 160, 164, 168, 185, 186, 199, 205, 216, 219, 221, 222, 224, 225, 229, 230, 233, 243, 249, 254

Supuración, 48, 54, 55, 71, 161, 163, 168-170, 172, 218, 219, 225

Taquicardia: arritmia sinusal elevada, 125, 127, 134-138, 143, 185, 191, 206

Temblor, 41, 107, 108, 127, 178, 190-192, 225, 229, 248

www.ingramcontent.com/pod-product-compliance
Lightning Source LLC
Chambersburg PA
CBHW080131270326
41926CB00021B/4437